*Das Gehirn und sein Ge*

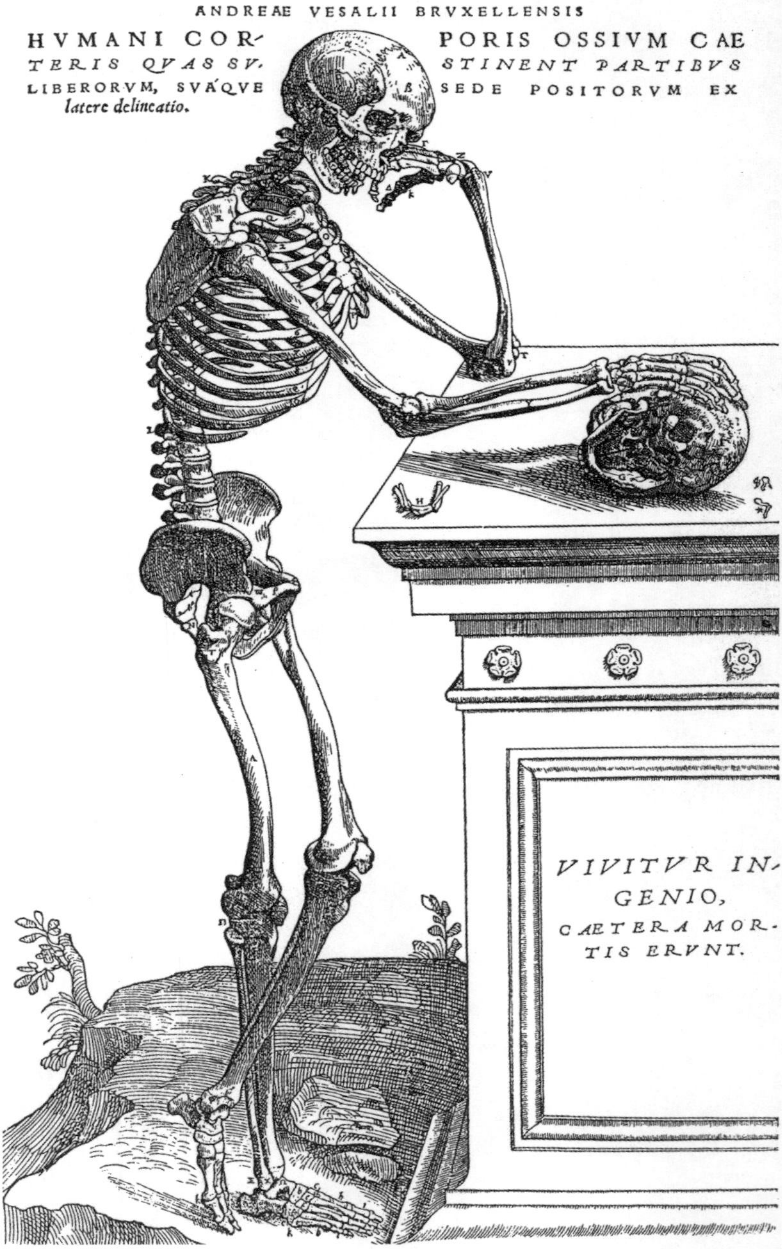


*Vivitur ingenio, caetera mortis erunt* – Man lebt fort durch den Geist, alles übrige ist des Todes. Andreas Vesalius *De humani corpore fabrica*. Basel 1543.

# Das Gehirn und sein Geist

*Im Auftrag*
*der Akademie der Wissenschaften zu Göttingen*
*herausgegeben von*
*Norbert Elsner und Gerd Lüer*

WALLSTEIN VERLAG

# Inhalt

# Einführung

*Die Menschen sollten wissen, daß von nichts anderem als dem Gehirne unsere Freuden, unser Entzücken, Lachen und Vergnügen herrühren, woher auch Kummer und Schmerzen, Angst und Trauer stammen. Mit ihm vor allem denken und überlegen, sehen und hören wir und unterscheiden das Häßliche vom Schönen, das Schlechte vom Guten und das Angenehme vom Unangenehmen* [...]. *Dasselbe Organ läßt uns in Raserei und Wahnsinn verfallen, und es treten Angst und Furcht an uns heran, sowohl des Nachts als auch am Tage, dazu Schlaflosigkeit, Irrtümer, unpassende Sorgen, Nichterkennen der wirklichen Lage und auch Vergessen. Alles dies erleiden wir durch das Gehirn, wenn es nicht gesund ist* [...]. *Deshalb bin ich der Meinung, daß das Gehirn im Menschen die größte Macht hat.*

(Hippocrates, 460-370 v. Chr.)*

»Das Gehirn und sein Geist«, so lautete im Wintersemester 1999/2000 der Titel einer Ringvorlesung an der Georg-August-Universität zu Göttingen. Manche der Zuhörer, nicht zuletzt auch einige der eingeladenen Redner, fanden, daß dies trotz der Berufung auf Hippocrates ein merkwürdiger Titel sei. Nicht so sehr, was das Begriffspaar Gehirn und Geist betrifft, denn das, was gemeinhin ›Geist‹ genannt wird, hat sicherlich mit dem Gehirn zu tun. Aber nur mit dem Gehirn? Und noch dazu in dieser Verknüpfung?

Es gibt da nämlich einen merkwürdigen Sprachgebrauch, der nachdenklich stimmt: Niemand sendet einem Freunde hirnliche Grüße oder wünscht ihm mit ganzem Hirne alles Gute zum Geburtstag, und daß jemand sein Gehirn in Heidelberg verloren haben könnte, klingt ebenfalls befremdlich. Muß es da nicht Unverständnis, ja Ärgernis, erregen, wenn das Gehirn und ›sein‹ Geist plakatiert werden? Heißt das nicht, vorschnell eine materialistische Position einzunehmen, die den Geist als eine Art Sekretionsprodukt des Gehirns ansieht? Ganz so abwegig, mag mancher erwidern, wäre eine solche Ansicht ja durchaus nicht, könnte man sich hierbei doch auf eine lange Reihe berühmter Forscher des ausgehenden 19. und des beginnenden 20. Jahrhunderts berufen, die in der Architektur des Gehirns ein Spiegelbild des Aufbaus unseres Geistes sahen.

Aber seitdem sind auch schon wieder hundert Jahre vergangen, hundert Jahre intensiver Hirnforschung auf zellulärer und neuerdings mole-

* Für die Übersetzung des zitierten Abschnittes aus dem griechischen Urtext der hippokratischen Schrift *Über die heilige Krankheit* danken wir Herrn Prof. Dr. Günther Patzig.

kularer Ebene. Und doch haben alle diese Bemühungen keine hinreichende naturwissenschaftliche Erklärung für das Postulat erbracht, daß der Geist notwendigerweise aus der Anordnung und dem Zusammenspiel der Nervenzellen des Gehirns entstünde. Nicht ganz unbegründet ist da wohl der Verdacht, daß der heutige, gerade in der Neurobiologie zu beobachtende Paradigmenwechsel, der weg vom systemischen Ansatz und hin zur molekularen Analyse geführt hat, auch nur wieder ein weiteres – und noch längst nicht das letzte – Kapitel der bisher nicht sonderlich erfolgreichen Bemühungen ist, aus der Aktivität und der Architektur des Gehirns den Geist – *seinen* Geist? – erklären zu wollen.

Aber ist Resignation angebracht, nur weil die Fragen geblieben und rasche Antworten nicht in Sicht sind? Vielleicht ist es gerade in einer solchen Situation sinnvoll, von Zeit zu Zeit eine Bestandsaufnahme zu machen und aufzuzeigen, wie die Mechanismen der Hirnfunktionen mit dem, was man Geist und Bewußtsein nennt, korrelieren. Ob sich daraus schon Kausalbezüge ableiten lassen, ja, ob man gar schon soweit ist, ›geistige‹ Leistungen des Gehirns maschinell nachahmen zu können, das sind offene Fragen. Ihnen nachzugehen, war eines der Anliegen dieser Ringvorlesung, deren provokanter Titel den durchaus erhofften Widerspruch gefunden hat.

Den Fachkollegen aus den Bereichen der Philosophie, Biologie, Psychologie, Neurologie, Psychiatrie und der Musikwissenschaft ist zu danken, daß sie den ganzen Facettenreichtum moderner Hirnforschung dargestellt haben. In ihren Beiträgen, die in diesem Sammelband vereinigt sind, werden philosophische und erkenntnistheoretische Aspekte ebenso behandelt wie biologische und medizinische Fragen. Ferner werden moderne bildgebende Verfahren vorgestellt, die sowohl in der Grundlagenforschung als auch in der Klinik von besonderer Bedeutung sind. Hinzu treten Beiträge über die Leistungen des Gehirns bei Sprach- und Musikerkennung sowie über die Erfahrungsbildung und ihre neurobiologischen Grundlagen. Nicht zuletzt aber haben die Vertreter der Geisteswissenschaften für die notwendige Klärung von Begriffen wie ›Geist‹ und ›Bewußtsein‹, ›Person‹ und ›Persönlichkeit‹ gesorgt, die von den Naturwissenschaftlern oftmals allzu sorglos verwendet werden. So ist diese Ringvorlesung und die daraus entstandene Veröffentlichung auch ein Beispiel dafür, daß die so oft totgesagte *universitas litterarum* durchaus lebendig ist und trotz aller Spezialisierung der Fächer vielfältige Beziehungen zwischen – vielleicht nur scheinbar – weit entfernten Gebieten ermöglicht.

*Göttingen, im Frühjahr 2000* *Norbert Elsner und Gerd Lüer*

# Leib und Seele – das aristotelische Paradigma

von

Günther Patzig

Von den Veranstaltern dieser Vortragsreihe bin ich eingeladen worden, etwas von seiten der Philosophie zu den zentralen Themen, über die hier gehandelt werden soll, beizutragen. Es schwebte den Veranstaltern wohl vor, daß durch Rückgriff auf klassische philosophische Theorien der Thematik eine historische Tiefenperspektive gegeben werden könnte und daß außerdem auch durch einen professionellen Philosophen etwas über die systematischen Aspekte der Leib-Seele-Diskussion im Rahmen der Philosophie eingebracht werden könnte. Beiden plausiblen Erwartungen möchte ich nach Maßgabe meiner Kompetenz und im Rahmen der zur Verfügung stehenden Zeit entsprechen. Ich möchte Ihnen zunächst den Übergang von der platonischen Auffassung der Seele zu der aristotelischen ›Psychologie‹ vor Augen führen. Dabei kann deutlich werden, daß unsere heutigen vorwissenschaftlichen Auffassungen von der Seele und vom Verhältnis des Körpers zu dem, was wir ›Seele‹ nennen, und über den radikalen Unterschied von mentalen und physischen Phänomenen, von Konzepten geprägt sind, die vor langer Zeit in Griechenland entwickelt wurden. Zugleich wäre ich natürlich sehr erfreut, wenn es mir gelänge, in Ihnen einen gewissen Respekt für die Denkschärfe und Originalität, die wir bei Platon und Aristoteles finden, zu erwecken und Ihnen den Eindruck zu vermitteln, daß es sich auch heute aus systematischem Interesse an philosophischen Problemen lohnen kann, sich mit den Schriften dieser Autoren in kritischem Nachdenken zu beschäftigen.

Diese erwünschte Nebenwirkung ist aber einem sachlichen Zweck untergeordnet, und damit komme ich auf die zweite Erwartung, die man vernünftigerweise an einen philosophischen Vortrag im Rahmen einer solchen Reihe richten kann: Es läßt sich nach meiner Ansicht ohne Gewaltsamkeit eine Verbindung einerseits zwischen Platon und dem heutigen psychophysischen Dualismus und auf der anderen Seite zwischen Aristoteles und heutigen monistischen Auffassungen, insbesondere funktionalistischen Theorien und Identitätstheorien des Bewußtseins, herstellen. Gegen Ende meines Vortrags soll daher auf solche sachlichen Berührungspunkte hingewiesen und etwas zum gegenwärtigen Stand der Diskussion auf philosophischer Seite gesagt werden. Ich hoffe, daß ich die Dinge, die ich Ihnen vortragen möchte, nicht ungebührlich vereinfacht habe. Andererseits ist es bei Zuhörern, die in ihrer Mehrheit, wie ich annehme, nicht Philosophen vom Fach sind, wohl unvermeidlich, mit verdeutlichenden Kontrastierungen und Akzentsetzungen zu arbeiten.

Der Ausdruck ›Psyche‹, dessen sich Platon und Aristoteles wie selbstverständlich bedienen, weist in leicht nachvollziehbarer Weise auf ursprüngliche Vorstellungen hin, denen er bei den Griechen, wie in paralleler Weise auch bei anderen Völkern, entspringt: ›Psyche‹ kommt von ›psychein‹, was ›hauchen‹ bzw. ›atmen‹ bedeutet. Die Seele wird hier als das begriffen, wodurch sich der Lebendige auffällig vom Toten unterscheidet. Der Tote hat sein Leben ›ausgehaucht‹, wie wir auch heute noch sagen: Er atmet nicht mehr. Die ›Psyche‹ ist das Lebensprinzip, das den Körper im Tod verläßt. Es ist dasjenige, um das vermindert der lebende Mensch zum Leichnam wird. Diese Vorstellung verbindet sich bei den Griechen, wie auch bei anderen Völkern, mit jener anderen Ansicht, die durch das Phänomen des Traums angeregt wird: Während der Mensch schläft, ruhig, wie tot daliegt, erlebt ein schattenhafter Doppelgänger, das Traum-Ich, eine Reihe von zum Teil erstaunlichen Dingen. Während wir heute, als aufgeklärte Realisten, die Sache so auffassen, daß wir, die realen Personen, im Schlaf eben bloß träumen, zum Beispiel mit einem alten Freund zusammenzutreffen, legen sich die Menschen der Frühzeit dieses Phänomen anders zurecht, nämlich so, daß unser Traum-Ich *tatsächlich* den Freund aufsucht und mit ihm spricht. So wie nun das Traum-Ich den Menschen während seines Schlafs vorübergehend zu seinen Abenteuern verläßt, so verläßt es ihn endgültig im Tod; der Mythos malt aus, was danach mit ihm geschieht.

Bei Homer (um 800 vor Christus) können wir deutlich sehen, daß dieses Schatten-Ich, die ›Psyche‹, das Phantom, beim Tod des Helden, ›sein Schicksal beklagend‹ (zum Beispiel *Ilias*, Buch XVI, Vers 857), in die Unterwelt abscheidet, während ›der Held selbst‹ (in diesem Falle Patroklos), das heißt also sein Körper, verbrannt wird. So heißt es ja auch gleich in den ersten Versen der *Ilias* im Anfang des ersten Buches, der Zorn des Achill habe »viele kräftige Seelen von Helden in die Unterwelt geschleudert, *sie selbst* aber zur Beute von Hunden und Vögeln gemacht«. Wiederum ist also ›der Mensch selbst‹ sein Körper. Dies Verhältnis hat sich nun zwischen Homer bis zu Platon (um 400 vor Christus) umgekehrt, jedenfalls für wichtige Teile der griechischen Bevölkerung. Als Beleg wird man bei dem Mangel an schriftlichen Zeugnissen vor allem die Lehren von der Seelenwanderung anführen, die uns zum Beispiel für *Pythagoras* und seine Anhänger in Unteritalien (um 500 vor Christus) si-

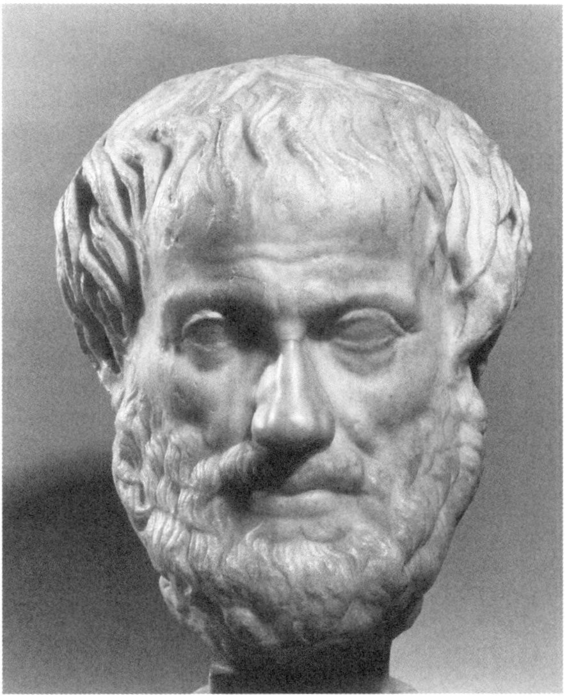

Kopf des Aristoteles (384-322 v. Chr.). Römische Büste nach einem griechischen Original des 4. Jahrhunderts v. Chr. Fundort unbekannt; Höhe 29 cm. Antikensammlung des Kunsthistorischen Museums Wien.

cher bezeugt sind. Die Lehre von der Seelenwanderung wird aber auch sonst verbreitet gewesen sein, ohne daß wir deshalb schon etwa indische Einflüsse voraussetzen müßten. Solche ›archetypischen‹ Vorstellungen können in verschiedenen Kulturen auch unabhängig voneinander entstehen. Nach dieser Auffassung ist der eigentliche Mensch die Seele, das Personenzentrum, während der Körper, den sie verlassen kann, um in einen anderen Körper überzuwechseln, nur ihre zeitweilige irdische Hülle ist. Es war nun Platon, der diesen Leib-Seele-Dualismus, unter entschiedener Abwertung des Körpers, paradigmatisch und mit rationalen Argumenten entwickelt hat. Besonders das Christentum hat dann im Verlauf der historischen Entwicklung als Resonanzboden solcher Vorstellungen gewirkt. Bei Platon ist die Identifizierung des eigentlichen Menschen mit seiner Seele in den systematischen Zusammenhang seiner Ideenlehre eingebettet, die wir hier fast ganz beiseite lassen müssen. Jedoch ist es für unsere Erörterungen förderlich, daß Platon sich verpflichtet fühlte, *Argumente* für seine Auffassung vorzulegen. Ein klares Indiz für den Vorrang der Seele vor dem Körper ist für Platon, daß der Körper vergänglich, die Seele aber unsterblich ist. Dies sollen die je nach Zählung drei oder vier Unsterblichkeitsbeweise stützen, die Platon im Dialog *Phaidon* seinem Sokrates bei dessen Gesprächen mit seinen Freunden am Tage seiner Exekution im Gefängnis in den Mund legt. Diese Argumente sind aufschlußreich, weil sie zeigen, daß die Seele für Platon ursprünglich und bruchlos Lebensprinzip ist und zugleich als ›Erkenntnissubjekt‹ in Anspruch genommen wird. Von den Beweisen zielen der erste und der vierte auf die Seele als Lebensprinzip, die beiden anderen Beweise auf die Seele als Subjekt eines rationalen Wissens. Ich möchte nur kurz jeweils auf die Beweisidee und auf die nächstliegenden Einwände eingehen:

Erster Beweis: Alles, was entsteht, entsteht aus seinem Gegenteil, wo es ein solches Gegenteil gibt: Größeres entsteht aus Kleinerem, Krankes aus Gesundem und umgekehrt, Wachen aus Schlaf, Schlaf aus Wachen. Leben ist dem Totsein, Geburt dem Sterben entgegengesetzt. Oft kennen wir beide Übergänge von A zu B und von B zu A. So beim Schlafen und Wachen: Einschlafen und Aufwachen sind diese beiden Übergänge. Der Übergang vom Leben zum Tod ist uns aus der Erfahrung bei anderen Menschen ebenfalls bekannt. Nach dem allgemeinen Grundsatz können wir aber sicher sein, daß es auch einen entgegengesetzten Übergang vom Totsein zum Leben geben muß. Sterben ist Trennung der Seele von ihrem Körper; Geburt müßte daher, nach dem allgemeinen Grundsatz, Wiedereinkörperung einer Seele in einen anderen Körper sein (*Phaedon* 70c-72d).

Ein naheliegender Einwand gegen diesen Beweis wird sich gegen den allgemeinen Grundsatz der Symmetrie der Übergänge richten. Es gibt nun einmal nicht überall einen Rückweg: beim Altern nicht, beim Reden und Handeln nicht, und der zweite Grundsatz der Thermodynamik (von dem Plato natürlich noch nichts wissen konnte) schließt einen solchen Rückweg bei der globalen Umwandlung anderer Energieformen in Wärme aus. Auch wo es einen solchen Übergang in beiden Richtungen gibt, ist keine Garantie gegeben, daß dieser Weg auch immer beschritten wird: Nicht jeder, der krank geworden ist, wird wieder gesund. Die Prämissen reichen also zum Erweis der These nicht aus.

Beim zweiten Beweis liegt die Idee Platons darin, daß wir bestimmte Begriffe, zum Beispiel den der vollkommenen Gleichheit, kennen und anwenden, die wir aus der Abstraktion über Gegenstände der Erfahrung nicht gewonnen haben können. Es gibt ja keine vollkommen gleichen empirischen Gegenstände. Daher müssen wir, das heißt unsere Seele, vor unserer Geburt, das heißt vor der Einkörperung in die empirische Welt, solche Gegenstände kennengelernt haben, die dergleichen Begriffe exakt repräsentieren. Also kann die Seele auch ohne Körper existieren, also ist sie unsterblich (*Phaedon* 72e-77d).

Der wichtigste Einwand gegen diesen Beweis richtet sich gegen den Grundsatz, daß wir bei der Begriffsbildung in jedem Falle auf die Kenntnis von Erfahrungsgegenständen, die Exemplare des Begriffs sein könnten, angewiesen sind. Dies gilt eben nicht: Wir können zum Beispiel den von Platon als Beispiel verwendeten Begriff vollkommener Gleichheit durch *Idealisierung* gewinnen. Platon sah noch nicht vor sich, daß es verschiedene Arten der Begriffsbildung geben kann, von denen Abstraktion aus der Erfahrung eben nur eine ist. Die ›durchschnittliche Familie‹, die 1,8 Kinder hat, brauchen wir weder hier noch in einer anderen Welt kennengelernt zu haben, um von ihr vernünftig reden und den Begriff der ›durchschnittlichen Familie‹ in entsprechenden Zusammenhängen sinnvoll verwenden zu können.

Der dritte Beweis stellt auf die Eigenschaft der Seele ab, Subjekt rationaler Erkenntnis zu sein, die, nach Platons ontologischen Auffassungen, nur in einem Bereich zeitloser Wahrheiten und im Hinblick auf unvergängliche Ideen erreichbar ist. Die Seele ist daher diesem zeitlosen und unvergänglichen Bereich der Ideen zugewandt und zugeordnet, während der Körper mit seinen vielfältigen Bedürfnissen und Begierden auf den Bereich hinfälliger und vergänglicher irdischer Dinge eingestellt ist. In einer solchen intentionalen Beziehung kommt, so Platon, eine innere Verwandtschaft zum Ausdruck. Wenn nun der Körper (wie die ägyptischen Mumien eindrucksvoll zeigen, auf die Platon tatsächlich hinweist) den Tod noch für lange Zeit überdauern kann, sollte dann die Seele, die doch dem Unvergänglichen verwandt ist, den Tod des Individuums nicht noch viel eher (a fortiori) überdauern können (*Phaedon* 78b-84b)?

Der wichtigste Einwand richtet sich hier gegen die These, daß intentionale Beziehungen der beschriebenen Art eine Assimilation an den Gegenstandsbereich, dem solche Beziehungen gelten, bewirken müßten. Es ist aber nur kontingent, wenn zum Beispiel einige Meeresforscher auch flüssig schreiben können oder ein Wüstenexperte einen trockenen Humor an den Tag legt.

Der vierte Unsterblichkeitsbeweis arbeitet mit Grundsätzen der platonischen Ideenlehre und wird von Platon, wie in dem Dialog ausdrücklich gesagt wird, als der stärkste Beweis für die Unsterblichkeit der Seele angesehen. Es würde uns aber zuviel Zeit kosten, diesen Beweis zu analysieren (zumal der Text in manchen Stellen durchaus dunkel ist) und die auch hier naheliegenden Einwände zu nennen. Ich nehme an, daß auch so schon der starre Dualismus Leib – Seele für Platon hinreichend dokumentiert ist. Die an sich interessante und historisch sehr folgenreiche *Dreiteilung* der Seele in ein Zentrum des Begehrens, des Wollens und des Denkens, die Platon in späteren Dialogen (vor allem im *Staat*) vorgenommen hat, ändert an diesem Dualismus nichts. Immerhin dürfte diese Dreiteilung Aristoteles zu seiner eigenen, freilich ganz anders orientierten Dreiteilung der Seelenfunktionen angeregt haben, die seiner Lehre von Pflanzen-, Tier- und Menschenseelen zugrunde liegt. Nebenbei möchte ich erwähnen, daß eine solche Dreiteilung der seelischen Faktoren auch lange Zeit in der Psychologie, in der Dreiheit von ›Denken‹, ›Fühlen‹ und ›Wollen‹ vorgeherrscht hat und daß wohl auch Freuds Seelenmodell mit der Dreiteilung in ›Es‹, ›Ich‹ und ›Über-Ich‹ von Platons Dreiteilung der Seele beeinflußt sein dürfte.

Aristoteles hat vermutlich längere Zeit an der platonischen Körper-Seele-Polarität festgehalten, die zwei Substanzen einander fast feindlich gegenüberstellt, die nur kontingent miteinander verbunden zu sein scheinen. Dafür könnte man die Fragmente seines Dialogs *Eudemos* anführen, der um 354 vor Christus entstanden sein dürfte, als Aristoteles etwa 30 Jahre alt war. Es ist jedoch unsicher, ob die in solchen populäreren Schriften von Aristoteles vorgetragenen Ansichten als seine eigentlichen Lehrmeinungen in Anspruch genommen werden können. Jedenfalls begegnen wir in der Hauptschrift zur Seelenlehre, der Schrift *Peri psyches* (lat. *De anima*), die etwa zwanzig Jahre später geschrieben sein dürfte, einer radikal veränderten Position, einem neuen ›Paradigma‹, wie man, freilich etwas modisch, sagen könnte.

Um des Aristoteles Auffassung von der Seele zu verstehen, ist es wichtig, sich folgendes bewußtzumachen: Aristoteles versteht unter ›Psyche‹ – wie alle Griechen – zunächst genau das, was lebende Dinge von unbelebten unterscheidet. Auch Pflanzen haben für ihn teil an der ›Psyche‹. Sie haben die Fähigkeit zur Selbsternährung und Fortpflanzung, die nichtbelebte Gegenstände nicht besitzen. Bewußtsein ist ein Aspekt, den einige Lebewesen zusätzlich haben und der ebenfalls in der Beschreibung ihrer ›Psyche‹ berücksichtigt werden muß. Es gibt für Aristoteles eine kontinuierliche Skala von aufsteigenden Naturformen: Pflanzen wachsen, reifen und welken, Tiere haben neben diesen Fähigkeiten auch die Wahrnehmung, die Fähigkeit, etwas zu begehren (orexis), und die Fähigkeit, sich zu bewegen. Aristoteles zeigt schön, daß hier wesentliche Funktionszusammenhänge bestehen: Ein Tier, das sich bewegen kann, muß Wahrnehmungsorgane haben; was etwas wahrnehmen kann, kann auch den Unterschied zwischen angenehm und unangenehm registrieren und die Fähigkeit entwickeln, etwas, zum Beispiel Nahrung, zu begehren und etwas Unangenehmem auszuweichen, und dies wiederum ist nur sinnvoll, wenn das Lebewesen auch die Fähigkeit hat, sich selbst zu bewegen (*De anima*, III 12, 434 a 30 ff.).

Aristoteles macht im ersten Buch von *De anima* klar, daß die bis dahin von anderen Philosophen entwickelten Konzepte des Verhältnisses von Seele und Körper der Sache nicht adäquat sein können: Nicht die Addition zweier einander fremder Dinge oder Substanzen wie bei Platon (oder Descartes), aber auch nicht die These von zwei Teilen, aus denen ein Ganzes wird, kann zur Grundlage einer Seelenlehre gemacht werden. Man kann nicht sagen, daß ein Tier oder der Mensch aus einem Körper und einer Seele zusammengesetzt sind, wie man auch nicht sagen könnte, daß eine Vase aus Glas und ihrer Form zusammengesetzt ist. Zwischen Seele und Körper muß vielmehr eine engere Verbindung als die zwischen bloßen Teilen eines Ganzen bestehen. Wenn jemand Zahnschmerzen hat und deshalb zum Zahnarzt geht, so kann man nicht, auf der Basis der Redeweise von zwei Teilen, aus denen eine Person zusammengesetzt ist, sagen, seine Seele habe Schmerzen und sein Körper bewege sich in Richtung auf den Zahnarzt. Es ist vielmehr dasselbe Individuum, derselbe Mensch, der Schmerzen hat und der deshalb zum Zahnarzt geht. Hören wir nun, sozusagen im – freilich verdeutschten – ›Originalton‹, wie Aristoteles über diese Probleme redet (*De anima*, I, 1, 403 a 2 ff.):

> Es gibt ein Problem hinsichtlich der Affektionen der Seele: sind sie sämtlich zugleich auch Affektionen dessen, das diese Seele hat, oder gibt es solche, die allein der Seele zukommen? Eine Antwort hierauf ist notwendig, aber nicht leicht zu geben. Es scheint in den meisten Fällen, daß die Seele nicht ohne den Körper affiziert wird und aktiv werden kann: zum Beispiel Zorn empfinden, zuversichtlich sein, etwas begehren und überhaupt etwas wahrnehmen. Am ehesten könnte das rationale Denken der Seele allein zukommen; aber wenn Denken so etwas wie Vorstellen (phantasia) ist oder wenigstens nicht ohne Vorstellungen auskommt, könnte auch Denken nicht ohne den Körper vorkommen.

Ob es mit dem Denken wirklich so ist, läßt Aristoteles einstweilen offen. Deshalb muß der Psychologe bei seiner Erklärung und Beschreibung der psychischen Phänomene eine psychophysische Sprache benutzen, die der Tatsache Rechnung trägt, daß die Begriffe von seelischen Affekten einen Hinweis auf das jeweils vorliegende materielle Substrat enthalten müssen (*De anima*, I, 1, 403 a 25 ff.):

> Die Definitionen müssen aber von folgendem Typ sein: zornig sein besteht in einer bestimmten Veränderung eines bestimmten Organismus oder eines Teils oder einer Disposition eines Organismus unter der Einwirkung von etwas und mit dieser oder jener Zielrichtung ... Ein Naturwissenschaftler würde einen Affekt anders als ein Dialektiker definieren: dieser, der Dialektiker, würde Zorn vielleicht als das Bedürfnis nach Vergeltung (empfangenen Unrechts), jener, der Naturwissenschaftler, vielleicht als Kochen des Blutes in der Herzgegend definieren [Wir sagen ja noch heute gelegentlich, daß uns etwas ›das Blut kochen‹ läßt, und erinnern uns daran, daß in inzwischen glücklicherweise vergangenen Zeiten gerne von der ›kochenden Volksseele‹ gesprochen wurde]. Der eine gibt die Materie an, der andere die Form und die Wesensbestimmung. Denn dies ist die Wesensbestimmung der Sache, die freilich nur in einer bestimmten Materie existieren kann.

Aristoteles gibt ein analoges Beispiel:

> So ist auch die Wesensbestimmung eines Hauses etwa: ein Obdach, das gegen Vernichtung durch Wind, Regen und Hitze schützt. Der eine wird ein Haus als Steine, Ziegel und Balken beschreiben, ein anderer wird sagen, ein Haus sei die an dieser Materie realisierte zweckmäßige Form. Wer von den beiden ist nun der Naturwissenschaftler? Derjenige, der nur das Material beschreibt und die Wesensbestimmung vernachlässigt? Oder der, den nur die Wesensbestimmung interessiert? Ist es nicht vielmehr derjenige, der beides miteinander vereinigt? (*De anima*, I 1, 403 b 3 ff.)

Nach dieser grundsätzlichen Klärung über den Status und die Eigenart der Gegenstände der Psychologie referiert und kritisiert Aristoteles nach seiner üblichen Manier die Lehrmeinungen seiner Vorgänger. Besonders kritisch wendet er sich, wie nicht anders zu erwarten, gegen die Additionstheorien, nach denen zwei im Prinzip einander fremde Substanzen, Seele und Körper, miteinander kombiniert werden (*De anima*, I 3, 407 b 13 ff.):

> Die meisten Theorien über die Seele haben folgenden seltsamen Zug gemeinsam: sie ordnen der Seele einen Körper zu, setzen sie geradezu in einen Körper ein, sagen aber nichts darüber, warum in diesen Körper oder in welchem Zustand dieser Körper sein müsse. Aber das wäre sicherlich notwendig. Denn nur aufgrund der Gemeinschaft kann das eine aktiv sein und das andere Einwirkungen erfahren und das eine vom anderen bewegt werden. Eine solche Wechselwirkung ist aber

> nicht möglich zwischen irgendwelchen beliebig herausgesuchten Partnern. Diese Theoretiker begnügen sich damit zu sagen, was für ein Ding die Seele ist; über den Körper, der sie aufnehmen soll, sagen sie weiter nichts, so als ob es möglich wäre, daß irgendeine Seele, wie in den Mythen der Pythagoreer, in einen beliebigen Körper eintaucht. Jeder Körper hat, scheint es, seine ihm gemäße Form und Gestalt. Sie reden wie einer, der behauptet, daß sich die Baukunst in Flöten verkörpert. Jede Kunst muß ihre eigenen Instrumente benutzen, und die Seele gebraucht ihren Körper als Werkzeug.

Nach seiner kritischen Darstellung der früheren Theorien entwickelt Aristoteles am Anfang des zweiten Buchs von *De anima* die Grundsätze seiner eigenen Auffassung. Der Vorschlag, Leib und Seele als zwei einander bloß koordinierte selbständige Dinge aufzufassen, ist erledigt; ebenso hat sich das Modell des Verhältnisses zweier Teile eines Ganzen als wenig tragfähig erwiesen. Aristoteles entwickelt nun ein anderes Modell, zu dem ihm das schon in anderen Gebieten der Philosophie und Wissenschaft bewährte Begriffspaar ›Eidos‹ (Form) und ›Hyle‹ (Material) den Ansatzpunkt bietet. Hören wir ihn wieder selbst (*De anima*, II 1, 412 a1 ff.):

> Soviel über das, was unsere Vorgänger über die Seele gesagt haben. Wir wollen nun einen neuen Anfang machen und versuchen zu sagen, was die Seele ist und wie eine umfassende Begriffsbestimmung lauten könnte. Nun ist ein Typ dessen, was es überhaupt gibt, die Substanz, und wir sprechen von Substanz (1) im Fall des Materials [des Stoffes], die nicht für sich schon ein bestimmtes Ding ist [Beispiel: Holz als Material für ein Boot]. Ein anderer Fall von Substanz ist (2) die Gestalt oder Form, kraft welcher etwas ein bestimmtes Ding genannt wird [im Beispiel: die Gestalt des Bootes, die das Material, im Beispiel Holz, zu einem bestimmbaren und benennbaren Gegenstand macht], und (3) nennen wir Substanz das aus beidem Hervorgehende [im Beispiel: eben das hölzerne Boot]. Das Material ist Möglichkeit, die Form ist Wirklichkeit, und dies in wieder zwei Weisen: erstens wie ein Wissen, zweitens wie die Ausübung des Wissens.

Der Übergang von der Möglichkeit zur von Aristoteles so genannten ›ersten‹ Wirklichkeit, der ›Próte entelécheia‹, wäre, in unserem Beispiel, die Realisierung eines Bootes aus dem Material, das nur der Möglichkeit nach ein Boot ist. Der Übergang dann von der sogenannten ›ersten‹ zur ›zweiten‹ Wirklichkeit (Entelechie) wäre dann der Übergang vom bloßen Bereitliegen des Boots zu seinem Gebrauch, das heißt der Aktualisierung der Funktion, für die Boote gemacht werden. Weiter Aristoteles:

> Vor allem scheinen die Körper Substanzen zu sein, unter ihnen wieder vor allem die natürlichen, weil diese die Basis aller anderen Körper sind. Einige natürliche Körper besitzen Leben, andere nicht. Unter Leben verstehen wir Selbsternährung, Wachstum und Dahinwelken. Also ist jeder natürliche Körper, der Leben hat, eine Substanz, und zwar eine vom zusammengesetzten Typ (3) ... Die Seele ist daher notwendigerweise Substanz vom Typ (2), nämlich als Form eines natürlichen Körpers, der möglicherweise Leben hat. Diese Substanz ist Entelechie (Wirklichkeit); daher ist die Seele die Wirklichkeit eines solchen Körpers. Es gibt nun zwei Arten von Wirklichkeit: Wissen ist von der einen, die Ausübung oder Anwendung des Wissens von der anderen Art. Die Seele ist offenbar von der Art des Wissens; denn Schlaf und Wachen setzen beide das Vorhandensein der Seele voraus; Wachen entspricht dabei der Ausübung des Wissens, Schlaf ist analog dem Besitz des Wissens ohne seine aktuelle Ausübung. Daher ist die Seele ›die erste Wirklichkeit eines natürlichen Körpers, der potentiell Leben hat‹.

Dies ist die Definition, die Aristoteles in *De anima* für seine Behandlung der Seele zugrunde legt. Wie oft in den Aristotelischen Texten faßt eine solche Definition eine ganze Theorie aufs knappste zusammen, so daß man sich beim Durchdenken dieser Definition die einzelnen Schritte, die zu ihr geführt haben, rekapitulierend verdeutlichen kann. Ähnlich gibt er eine Definition des Prozesses in der Physik, Definitionen der Eudaimonie und der ›sittlichen Tüchtigkeit‹ in der Nikomachischen Ethik und eine (sehr berühmte) Definition der Tragödie in der ›Poetik‹. Aristoteles fährt nun fort:

> Daher braucht man auch nicht erst zu untersuchen, ob Seele und Körper eins sind, wie man ja auch nicht fragt, ob das Wachs und die ihm aufgeprägte Gestalt eines sind, und auch ganz allgemein nicht gefragt wird, ob das Material und das, wofür es Material ist, eines sind. ›Eins‹ und ›sein‹ sind mehrdeutige Ausdrücke; aber die Entelechie ›ist eines‹ im strengsten Sinne. (II 1, 412 b 6 ff.)

Diese Auffassung versucht Aristoteles nun noch an zwei weiteren wichtigen Beispielen oder vielmehr Analogien deutlicher zu machen: an einem Werkzeug und an einem Körperteil, die beide durch ihre besondere Funktion definierbar sind. Auf diese Funktion kommt es vor allem an: Die Seele eines Organismus ist eben dies, was ihn funktionsfähig macht und erhält:

> Wenn ein Werkzeug, sagen wir eine Axt, ein natürlicher Körper wäre, so wäre sein Wesen eben die Fähigkeit, durch Schlag zu spalten, und

> dies wäre seine Seele. Würde diese seine Seele, die Schneidfähigkeit, ihr genommen, so wäre es, bei gleichen Materialien, keine Axt mehr, sondern nur noch eine ›sogenannte Axt‹. (II 1, 412 b 12 ff.)

Entsprechend bei Körperteilen:

> Wäre das Auge ein Lebewesen, dann wäre Sehfähigkeit seine Seele; denn durch Sehfähigkeit wird ein Auge definiert. Der Augenkörper ist Material für das Sehen und die Sehfähigkeit, und wenn diese verloren ist, ist das Auge kein Auge mehr, außer dem Namen nach, wie die Augen von Statuen oder auf Gemälden. Was für den Körperteil gilt, gilt aber auch für den ganzen Organismus: So wie Sehfähigkeit auf das Auge, so ist Wahrnehmungsfähigkeit allgemein auf den ganzen Körper bezogen. (II 1, 412 b 18 ff.)

Daraus folgt, daß ebenso wenig ein Körper ohne seine Form, seine Seele, das heißt seine Funktionsfähigkeit, ein Organismus sein kann, so wenig wie das Auge Auge bleibt, wenn es erblindet. Es folgt aber ebenso, daß für Aristoteles die Seele, insofern sie doch die Form eines organischen Körpers ist, nicht von ihm getrennt gedacht werden kann, so wenig man real die Form einer Glasvase von dem Glas trennen kann, an dem sie realisiert ist.

Es dürfte deutlich sein, daß Aristoteles hier eine Auffassung entwikkelt, die den gegenwärtigen, insbesondere funktionalistischen Theorien im Rahmen einer psychophysischen Identitätsauffassung in den Hauptpunkten nahekommt. Dies Bild wird nun freilich dadurch gestört, daß Aristoteles im berühmten – und leider sehr dunklen – fünften Kapitel des dritten Buches der *De anima* noch eine weitere Hypothese entwikkelt, nach der jedenfalls *eine* Seelenfunktion, die wir nur bei Menschen finden, nämlich das rationale Denken, von jeder materiellen Basis unabhängig sein könnte. Diese Seelenfunktion oder dieser Seelenteil, wie Aristoteles gelegentlich auch sagt, heißt bei ihm ›Nous‹, was wir mit ›Geist‹ oder ›Vernunft‹ zu übersetzen pflegen; und allein er kann den Tod des Individuums überdauern. Freilich faßt Aristoteles diesen Seelenteil als ein überindividuelles Prinzip auf. Das hat der christlichen Interpretation des Aristoteles im Mittelalter große Schwierigkeiten gemacht, weil sich daraus die Unsterblichkeit der Seele im christlichen Sinne nicht ableiten ließ. (Versucht hat man es immerhin!)

Gestützt auf diese Lehrmeinung des Aristoteles rücken nun manche Ausleger Aristoteles wieder an den platonischen Dualismus heran: Das, was wir vor allem als mentales – im Gegensatz zum physischen – Phänomen ansehen, nämlich das Bewußtsein und insbesondere das Selbstbewußtsein des Menschen, setze Aristoteles mit dem ›Nous‹ gleich, und da dieser vom Körper unabhängig gedacht wird, entstehe auch bei Aristoteles eine nicht weiter überbrückbare Kluft zwischen den Phänomenen des Bewußtseins und ihrer organisch-physischen Basis. Die Identitätstheorie, die Aristoteles entwickelt, gelte daher eigentlich nur für den Bereich funktionaler Leistungen der Organismen, die auch ohne Rücksicht auf solche Bewußtseinsphänomene beschrieben werden können. Auch die Wahrnehmungstheorie bei Aristoteles lasse sich als die Beschreibung eines biologischen Regelsystems verstehen, das die Organismen dazu befähigt, Informationen aus der Umwelt irgendwie zu verarbeiten und sich mit ihrer Hilfe biologisch zweckmäßig zu verhalten. Der Innenaspekt der Wahrnehmung, ihre Erlebnisqualität, bleibe in der Theorie des Aristoteles ganz aus dem Spiel. Ich möchte demgegenüber zeigen, daß diese Interpretation nicht zutrifft. Es ist nicht richtig, daß Aristoteles die Phänomene des Innenaspekts der Wahrnehmung vernachlässigt und Bewußtsein und Selbstbewußtsein auf die Aktivitäten des Geistes oder der Vernunft eingeschränkt hätte. Für unseren Zweck muß eine einigermaßen schematische Darstellung der Wahrnehmungstheorie des Aristoteles ausreichen. Die Wahrnehmung kommt für ihn dadurch zustande, daß von den Objekten bestimmte Reize ausgehen und in den spezifischen Sinnesorganen von Organismen Prozesse auslösen, die zu einem Zentralorgan, nach Aristoteles beim Menschen dem Herzen, weitergeleitet werden, von dem aus dann entsprechende Reaktionen des Organismus, insbesondere Muskelbewegungen, eingeleitet werden. Aristoteles sagt ausdrücklich, daß, eigentlich gesprochen, nicht das Auge sieht und auch nicht das Zentralorgan, sondern daß der *Mensch* mittels des Auges und des Zentralorgans sieht.

Daß Aristoteles das Herz, nicht das Gehirn, als dieses Zentralorgan ansieht, liegt daran, daß dieses Zentralorgan als solches mit allen Teilen des Körpers in Verbindung stehen muß. Zur Zeit des Aristoteles waren die anatomischen Kenntnisse, aus Sektionen gewonnen, erst so weit entwickelt, daß als ein solches allumfassendes System nur das der Blutgefäße bekannt war. Daß auch das Nervensystem, vom Gehirn ausgehend, einen ähnlich verzweigten Apparat bildet, ist erst zwei Generationen später, durch den bedeutenden Arzt Herophilos von Alexandria, entdeckt worden. Über den Mechanismus der Informationsverarbeitung in den Sinnesorganen und über die Weitergabe an das Zentralorgan sagt Aristoteles wenig. Seine Grundthese ist, daß die Form, nicht die Materie der Außenweltobjekte von den Wahrnehmungsorganen aufgenommen werde (*De anima*, II 12, 424 a 17 ff.), so »wie das Siegellack die Form des Siegelringes, aber nichts von seiner Materie aufnimmt«. Dies läßt sich zwanglos der heutigen Auffassung zuordnen, nach der in den elektrochemischen Kodierungen der Umweltreize im Wahrnehmungsapparat ausgewählte *strukturelle* Eigenschaften der Umwelt erhalten bleiben, die dann in den entsprechenden Zentren des Cortex entschlüsselt werden können. Auf den Erlebnisaspekt, auf die Dimensionen des Bewußtseins und des Selbstbewußtseins geht Aristoteles erst im Zusammenhang mit der Frage ein, woher wir eigentlich jeweils wissen, daß wir etwas sehen, wenn wir etwas sehen, und zweitens, wie wir die Verschiedenheit der Objekte verschiedener Sinnesorgane, zum Beispiel eine Farbe und einen Geschmack, voneinander unterscheiden können. Diese Frage wird, freilich in Formulierungen, die letzte Deutlichkeit nicht erreichen, im Kapitel *De anima* III 2, 425 b 12 ff., beantwortet:

> Wenn wir etwas sehen, so sind wir uns dessen bewußt, daß wir sehen. Dies Bewußtsein ist nicht selbst ein Sehen im gewöhnlichen Sinne, noch ist es eine andere spezifische Wahrnehmung; es gibt daher eine spezifische Leistung des zentralen Wahrnehmungsorgans, die uns die Tätigkeit der Sinnesorgane jeweils offenbar macht und präsentiert. Entsprechend ist es eine Leistung dieses generellen Sinnesorgans, der ›Koiné aisthesis‹, daß wir die kategoriale Verschiedenheit der Objekte verschiedener Sinnesorgane als solche erkennen können: Daß Weiß von Schwarz verschieden ist, sehen wir; daß Weiß und Süß voneinander verschieden sind, können wir weder sehen noch schmecken; aber es wird uns durch das beiden Wahrnehmungstypen gemeinsame Wahrnehmungszentrum präsentiert.

Ein weiterer einschlägiger Text zu dieser These findet sich noch im neunten Buch der *Nikomachischen Ethik*:

> Wer etwas sieht, nimmt zugleich wahr, daß er etwas sieht; wer etwas hört, nimmt zugleich wahr, daß er etwas hört. Wer geht, ist dessen gewahr, daß er geht, und entsprechend gibt es bei den anderen Aktivitäten etwas, das wahrnimmt, daß wir tätig sind, also wahrnimmt, daß wir wahrnehmen, wenn wir wahrnehmen, und wahrnimmt, daß wir denken, wenn wir denken. Aber Wahrnehmen, daß wir wahrnehmen oder denken, ist Wahrnehmen, daß wir existieren; denn menschliche Existenz ist durch Wahrnehmen oder Denken definiert, und Wahrnehmen, daß man lebt, ist etwas schon bloß für sich genommen Erfreuliches. (*Eth. Nic.* IX 9, 1170 a 29 ff.)

Auch für Aristoteles, so lehrt diese Stelle, hat menschliches, und wohl auch nicht bloß menschliches Leben diesen Innenaspekt, ohne daß dieser mit der Leistung der ›Psyche‹ ganz zusammenfiele.

Aber trotz dieses Innenaspektes hält Aristoteles daran fest, daß die Vorgänge im Organismus und die seelischen Erlebnisse miteinander identisch sind. Sie sind nur begrifflich voneinander zu unterscheiden: Dasselbe kann, wir hörten es, einmal als Wunsch nach Vergeltung erlittenen Unrechts und dann auch als ein spezieller Prozeß im Organismus (›Kochen des Blutes in der Herzgegend‹) aufgefaßt werden.

Die Philosophie der Neuzeit hat sich lange dem cartesischen Dualismus angeschlossen, der seinerseits an Platons Dualismus anknüpfte. Für diejenigen, die den Dualismus als steril und als der Entwicklung der neurophysiologischen Erkenntnisse unangemessen empfinden, hat Aristoteles das Rahmenkonzept einer funktionellen Analyse entwickelt, das, so meine ich, auch heute noch als Orientierungspunkt für unser Nachdenken nützlich sein kann.

John Ackrill hat das 1981 in seinem Buch *Aristotle the Philosopher*, das seit 1985 auch in deutscher Übersetzung vorliegt, so treffend gesagt, daß ich ihn hier zitieren möchte:

> Die moderne Physik und Physiologie haben ein völlig neues Verständnis des Gehirns und des Nervensystems erreicht. Aber wenn die Philosophie eine bessere Antwort auf das Leib-Seele-Problem hat als die Griechen, dann nicht wegen solcher naturwissenschaftlicher Fortschritte, sondern wegen der Verfeinerung und Subtilität der von den Problemen provozierten Begriffsanalysen. Aber es ist keineswegs sicher, daß wir tatsächlich eine bessere Antwort haben. Es gibt keine Übereinstimmung darüber, was die richtige Antwort sein könnte, und die zur Zeit konkurrierenden Antworten können in ihren wesentlichen Zügen schon bei den griechischen Philosophen gefunden werden (S. 58, meine Übersetzung).

Es bleibt mir nun nur noch wenig Zeit, um etwas über den gegenwärtigen Stand der philosophischen Debatte zum Leib-Seele-Problem zu sagen: Ich benutze dabei die übersichtliche Darstellung, die P. Bieri in der Einleitung des von ihm herausgegebenen Buchs *Analytische Philosophie des Geistes* gegeben hat:

> Ein Problem ist das Leib-Seele-Problem besonders deshalb, weil wir drei grundsätzliche Aussagen haben, die uns jeweils einzeln einleuchten, die aber miteinander nicht kompatibel sind. Diese drei Sätze sind:
> (1) Mentale Ereignisse sind nicht-physische Ereignisse.
> (2) Mentale Ereignisse sind im Bereich physischer Ereignisse kausal wirksam.
> (3) Der Bereich der physischen Ereignisse ist hinsichtlich der Kausalrelation in sich abgeschlossen.

Je zwei Sätze aus dieser Gruppe implizieren die Negation des jeweils dritten Satzes. Die Lösung des Problems kann offenbar nur darin bestehen, daß wenigstens einer der drei Sätze aufgegeben wird. Da der Satz (1) intuitiv besonders gut gesichert scheint, denkt man wohl zuerst an den Satz (2). Die beiden Möglichkeiten, die sich nach Aufgabe des Satzes (2) ergeben, sind der psychophysische Parallelismus und der psychische Epiphänomenalismus. Das heißt, daß entweder Kausalrelationen zwischen dem Bereich der mentalen Ereignisse einerseits und dem Bereich der physischen Ereignisse andererseits ganz geleugnet werden (Parallelismus) oder lediglich Kausalbeziehungen in einer Richtung, aus dem physischen Bereich in den Bereich mentaler Phänomene, zugelassen werden (Epiphänomenalismus). Gegen den psychophysischen Parallelismus spricht eindeutig, daß zum Beispiel Schmerzen häufig durch physische Einwirkungen hervorgerufen werden; gegen den Epiphänomenalismus spricht, weniger eindeutig, daß er uns vor die Konsequenz stellt, unser Leben würde genauso verlaufen, auch wenn es überhaupt keine mentalen Erlebnisse gäbe. Den dritten Satz, nämlich das methodologische Prinzip, daß Kausalerklärungen für physische Ereignisse im physischen Bereich und nur dort gesucht werden müssen, wird man im Hinblick auf die Entwicklung der modernen Wissenschaften ebensowenig aufgeben wollen wie Satz (2), obwohl einige Neurophysiologen, wie etwa John Eccles, keine Bedenken haben, diesen methodischen Grundsatz zu durchbrechen. Ich halte dies aber für einen eher verzweifelten Ausweg.

Eccles versucht, bei der Darstellung seiner ›Dualist-Interactionist-Hypothesis‹ das Problem der Interaktion zweier kategorial verschiedener Bereiche, des Mentalen und des Physisch-Materiellen, dadurch zu entschärfen, daß er die *Einwirkung* des ›selbstbewußten Geistes‹ (self-conscious mind) auf Teile des Cortex als schwach, tentativ und subtil bezeichnet. Es bedarf auch einer ›langen Inkubationszeit‹, bis der Geist in der Lage ist, ›to evoke discharges from the motor pyramidal cells‹ (am angegebenen Ort, S. 217). Eine Interaktionstheorie wird aber nicht dadurch akzeptabler, daß dem ›Mind‹ eine langsame, schwache und ›tentative‹ Einwirkung zugeschrieben wird; diese bleibt ebenso unerklärlich, wie es eine schnelle, starke und zielsichere Einwirkung wäre. (Auch eine geflüsterte Lüge ist eine Lüge!) Bei Eccles' Cortex legt sich die Vorstellung eines großen und leichten Luftballons nahe, der, von einem Windhauch bewegt, die Tasten eines Klaviers zu leisem Klingen bringt. Aber natürlich bleibt auch ein noch so leicht schwebender Luftballon ein physischer Gegenstand.

Dem Kenner der Philosophiegeschichte wird hier sogleich die Parallele zu Anaxagoras (um 450 vor Christus) einfallen, der in seinem ›Nous‹ –

was mit ›Mind‹ oder ›Geist‹ übersetzt wird – ein eigentlich als Gegensatz zur Materie konzipiertes Bewegungsprinzip in seine Kosmologie einführte (f. B 12, Diels). Da man sich damals Realität ohne Materialität nicht vorstellen konnte, bezeichnete Anaxagoras den Nous als den ›zartesten‹ und ›reinsten‹ Stoff. Hier wie dort die gleiche Strategie, leider auch der gleiche Mißerfolg!

Also scheint es geraten, den *ersten* Grundsatz einer kritischen Überprüfung zu unterziehen; und in diese Richtung ist die Diskussion innerhalb der analytischen Philosophie des Geistes in den letzten Jahrzehnten auch gegangen: Mentale Phänomene sind in Wirklichkeit eine besondere Klasse von physischen Ereignissen. Sie sind dasselbe wie physische Phänomene in dem Sinne, in dem zum Beispiel Wasser *dasselbe* ist wie eine Ansammlung von $H_2O$-Molekülen oder in dem Sinne, in dem ›Gene‹ bestimmte Desoxyribonukleinsäure-Moleküle sind. Es kommt nun darauf an, die intuitive Evidenz, daß zum Beispiel Schmerzen wesentlich verschieden sind von bestimmten, ihnen entsprechenden Erregungszuständen in bestimmten Arealen des zentralen Nervensystems, durch Argumente aufzulösen oder wenigstens abzuschwächen. Eine der hier einschlägigen Argumentationsstrategien ist die von Thomas Nagel (*Physicalism*, Philosophical Review 1965), der vorschlagen hat, nicht unmittelbar das *Erlebnis*, die Schmerzen, die Wünsche et cetera mit den einschlägigen Gehirnzuständen oder Gehirnprozessen zu identifizieren, sondern vielmehr den *Sachverhalt*, daß eine Person eine solche Empfindung, Schmerzen, Wünsche hat, mit dem anderen Sachverhalt, daß ihr Körper sich in einem bestimmten Zustand befindet.

Dadurch wird zum Beispiel der naheliegende Einwand erledigt, daß ein Zahnschmerz doch *im Zahn* oder sonst ein Schmerz beispielsweise *im Schienbein* lokalisiert werden könne, ein Gedanke sogar überhaupt keinen Ort habe, obwohl die jeweils zugeordneten physiologischen Prozesse eindeutig *im Gehirn* lokalisiert werden müssen. Denn der Zustand, in dem sich jemand befindet, der Zahnschmerzen hat, ist an derselben Stelle lokalisierbar wie der Zustand, den er hat, wenn sich in seinem Gehirn korrelative Prozesse abspielen, nämlich genau dort, wo sich diese Person jeweils aufhält. Offensichtlich ist auch das ›Im-Schienbein-Sein‹ eines Schmerzes kategorial verschieden davon, daß zum Beispiel ein Entzündungsherd im Zahnwurzelkanal sitzt. Dies wird ja schon durch die Existenz von Phantomschmerzen deutlich gemacht.

Ein weiterer Standardeinwand gegen die Identifizierung geht dahin, daß Erlebnisse schon deshalb in keinem Sinne des Wortes ›identisch‹ mit Zuständen im zentralen Nervensystem sein können, weil wir zu unseren Erlebnissen einen unmittelbaren, privilegierten Zugang haben und daher, wenn wir ein Erlebnis *X* haben, unmittelbar wissen, daß wir ein solches Erlebnis haben, während wir zweifellos nicht in der gleichen Weise unmittelbar und irrtumsfrei wissen können, daß wir in dem physisch und neurophysiologisch definierten Zustand *Y* sind, der, nach der Voraussetzung der Theorie, mit *X* identisch sein soll. Dies zeige schon, daß *X* und *Y* nicht miteinander identifiziert werden können. Aber auch dieser Einwand ist nicht durchschlagend, wie folgendes analoges Beispiel zeigt: Mein freundlicher Hausnachbar mag, ohne daß ich das weiß, identisch sein mit dem Präsidenten des hiesigen Schach-Clubs; aber ich kann wissen, daß ich meinen freundlichen Nachbarn heute gesehen habe, ohne zu wissen, daß ich den Präsidenten des hiesigen Schach-Clubs gesehen habe. Die behauptete Identität braucht keine Bedeutungsidentität zu sein, sondern es genügt eine faktische Identität wie in unserem Beispiel die des freundlichen Nachbarn mit dem Schach-Club-Präsidenten. Obwohl in dieser Weise manche der Standardeinwände gegen eine psychophysische Identitätsthese aufgefangen werden können, ist doch in der weiteren Diskussion die Identifizierung von bestimmten Prozessen im Nervensystem mit bestimmten Erlebnisqualitäten aufgrund eindeutiger Korrelationen eher unplausibel geworden. Solche Argumente haben zur Formulierung des Programms eines *Funktionalismus* geführt, der damit rechnet, daß in verschiedenen Organismen durchaus verschiedene materielle Realisierungen analoger mentaler Zustände denkbar sind. Wichtig ist dabei vor allem die Funktion, die solche Erlebnisse wie Intentionen, Schmerzen, Wünsche im Leben der Organismen ausüben; eher nebensächlich ist die Art, wie dieses Programm im Organismus jeweils materiell realisiert wird, obwohl irgendeine, hinreichend komplexe materielle Basis vorausgesetzt werden muß. Als auf einen analogen Fall wird in diesem Zusammenhang gern auf die Informatik verwiesen, in deren Bereich ja auch identische Programme (Software) durch technisch und materiell voneinander abweichende Anlagen (Hardware) realisiert werden können. Auch dies besonders von Hilary Putnam vertretene und einige Jahre lebhaft diskutierte Konzept ist inzwischen Gegenargumenten ausgesetzt worden, die seine ursprüngliche Attraktivität aufgezehrt haben. Die Diskussion ist also auch hier nach wie vor im Fluß.

Ich hoffe, ich habe mit diesen knappen Bemerkungen doch eine gewisse Vorstellung vermitteln können von der Differenziertheit der Diskussion, die im Rahmen der analytischen Philosophie über das Leib-Seele-Problem zur Zeit geführt wird. Die bewundernswerten Entdeckungen und Fortschritte der Neurophysiologie bilden dabei den Ausgangspunkt und machen deutlicher, was es eigentlich ist, worüber philosophische Aufklärung gewünscht wird. Das begriffliche Instrumentarium und die Argumentationsstrategien der Naturwissenschaftler scheinen aber manchmal hinter die in der modernen philosophischen Diskussion erreichten Einsichten, ja gelegentlich sogar hinter Aristoteles zurückzufallen. Wenn ich zur Begründung dieser Bemerkung Beispiele nennen sollte, so würde ich etwa auf die Kühnheit hinweisen, in der John Eccles seinen ›self-conscious mind‹, der selbst körperlos sein soll, ins neuronale Geschehen aktiv eingreifen läßt, oder auf die Thesen von Rupert Riedl in seinem Buch *Biologie der Erkenntnis*, nach denen Kants Apriori sich auf die durch Selektion herausgebildeten ›Vorurteile‹ reduzieren lasse. Kant wollte nicht bloß das Faktum aufweisen, daß wir die apriorischen Anschauungsformen und begrifflichen Kategorien immer schon anwenden, sondern zeigen, daß sie für alle Erfahrung objektiv gültig sind. Die Idee, daß sie angeborene Mechanismen seien, die uns das Überleben sichern, hat Kant schon bei Hume lesen können. Aber das genügte ihm nicht: Er wollte zeigen, daß eine einheitliche Naturerfahrung nur auf der Basis *dieser* Formalprinzipien *möglich* ist. Mit dieser These muß sich auseinandersetzen, wer Kants Lehre vom Apriori philosophisch überprüfen will. Dies sage ich nicht als Vorwurf, denn man kann nicht erwarten, daß jemand außer in seinem eigentlichen Fach auch noch den Diskussionsstand anderer Disziplinen voll überblickt, sondern als Hinweis darauf, daß eine Belebung der interdisziplinären Kontakte für die Behandlung dieser schwierigen Fragen nützlich ist.

Das Leib-Seele-Problem hat ebensowenig wie das Problem der Willensfreiheit oder das des Ursprungs der Welt bisher eine überzeugende Lösung gefunden. Immer wieder einmal wird gesagt, es handle sich um Scheinprobleme; aber auch das hat nicht überzeugt. Man könnte auch an *Goethe* denken und sein berühmtes Wort: »Das schönste Glück des denkenden Menschen ist es, das Erforschliche erforscht zu haben und das Unerforschliche ruhig zu verehren«. Ach, wenn der große Mann uns doch auch gleich ein Kriterium an die Hand gegeben hätte, mit dem wir beides, Erforschliches und Unerforschliches, im Einzelfall voneinander unterscheiden könnten! So ein Kriterium gibt es leider nicht, und daher kann das Fazit vernünftigerweise nur lauten: *Weiter nachdenken!*

## *Literaturhinweise*

Ackrill, J.: Aristotle the philosopher. Oxford 1981. (Deutsche Übersetzung: Aristoteles. Eine Einführung in sein Philosophieren. Berlin 1985).

Aristoteles: De anima. (Ed.) Ross W. D. Oxford 1956.

Aristoteles: Über die Seele. Übersetzt von W. Theiler. In: Aristoteles' Werke in deutscher Übersetzung. Bd. 13. (Hrsgg.) Grumach, E. und Flashar, H. Berlin 1959.

Barnes, J., Schofield, M. and Sorabji, R.: Articles on Aristotle. Vol. 4. Psychology and Aesthetics. London 1979.

Bieri, P.: Analytische Philosophie des Geistes. 3. Aufl. Weinheim 1997.

Eccles, J. C.: The human mystery. Berlin 1979.

Frede, D.: Platons Phaidon. Der Traum von der Unsterblichkeit. Darmstadt 1999.

Freud, S.: Neue Folge der Vorlesungen zur Einführung in die Psychoanalyse. In: Freuds Werke. Studienausgabe in 10 Bänden. Bd. 1. (Hrsgg.) Mitscherlich, A., Richards, A. und Strachey, J. Frankfurt a. M. 1933, S. 496-516.

Goethe, J. W.: In: Goethes sämtliche Werke. Jubiläumsausgabe in 40 Bänden. Bd. 34. (Hrsgg.) Hellen, E. v. d., u. a. Stuttgart 1902-1912, S. 100.

Nagel, Th.: Physikalismus. In: Analytische Philosophie des Geistes (Hrsg.) Bieri, P. 3. Aufl. Weinheim 1997, S. 56-72.

Nussbaum, M. C. N. and Rorty, A. O.: Essays on Aristotle's De anima. Oxford 1992.

Perler, D.: War Aristoteles ein Funktionalist? Überlegungen zum Leib-Seele-Problem. Zeitschrift für philosophische Forschung 50: 341-363 (1996).

Platon: Phaedon. (Ed.) Burnet J. Oxford 1911.

Putnam, H.: Die Natur mentaler Zustände. In: Analytische Philosophie des Geistes (Hrsg.) Bieri, P. 3. Aufl. Weinheim 1981, S. 123-135.

Riedl, R.: Biologie der Erkenntnis. Wien 1979.

# Die Suche nach dem Ort der Seele

VON

NORBERT ELSNER

Im Jahre 1940 erschien in Stockholm eine Erzählung von Thomas Mann mit dem etwas gruselig anmutenden Titel *Die vertauschten Köpfe.* Diese *Indische Legende,* so der Untertitel, mag wohl geeignet sein, uns in das Thema des heutigen Abends einzuführen. Freilich muß ich Ihnen zuvor eine Warnung des Dichters übermitteln, denn: »Die Geschichte der schönhüftigen Sita, Tochter des aus Kriegerblut stammenden Kuhzüchters Sumantra, und ihrer beiden Gatten (wenn man so sagen darf) stellt, blutig und sinnverwirrend wie sie ist, die höchsten Anforderungen an die Seelenstärke des Lauschenden ...«

> Zu der Zeit, als Erinnerung in den Seelen der Menschen emporstieg, ... zu dieser Zeit hielten zwei Jünglinge, wenig verschieden an Jahren und Kastenzugehörigkeit, aber sehr ungleich nach ihrer Verkörperung, enge Freundschaft. Der jüngere von ihnen hieß Nanda, der etwas ältere Schridaman ... Die Freundschaft der beiden Jünglinge beruhte auf der Unterschiedlichkeit ihrer Ich- und Mein-Gefühle, von denen die des einen nach denen des anderen trachteten.

Nanda, so erfahren wir, war Schmied und Kuhhirte mit einem kräftigen und wohlgestalteten Körper. Sein bartloses Gesicht war ein wenig ziegennasig und wulstlippig, wenn auch durchaus von einnehmender Art, wozu wohl auch seine lachenden schwarzen Augen beitrugen. Der Jüngling Schridaman hingegen war ein Kaufmann mit sanftblickenden Augen, einem feingeschnittenen, von einem weichen fächerförmigen Bart gezierten Gesicht. Weich waren auch seine Glieder, und den Ansatz zu einem Bäuchlein hatte er auch schon. Kurz, so Thomas Mann:

> ... es war ein Körper, wie er wohl einem edlen und wissenden Haupt, welches bei dem Ganzen eben die Hauptsache, als Zubehör und Anhängsel dient, wohingegen bei dem ganzen Nanda sozusagen der Körper die Hauptsache war und der Kopf bloß ein nettes Zubehör.

Bei einer gemeinsamen Reise beobachten die beiden Freunde die schöne Sita heimlich beim Bade, und Schridaman wird von heftiger Liebe zu ihr ergriffen. Nanda, der sie von einem religiösen Fest her kennt, wirbt für den Freund um sie. Erfolgreich. Den ersten Monaten rauschhaften Eheglücks folgt jedoch die Entfremdung, denn Sita, sosehr sie den Geist ihres Gatten Schridaman bewundert, sehnt sich doch nach den starken Armen Nandas. Schridaman spürt dies und voller Verzweiflung enthauptet er sich selbst im Tempel einer Muttergottheit. Nanda, der die Tat entdeckt, folgt dem Freunde auf dieselbe Art in den Tod.

Als nun auch Sita, nachdem sie dieser Bescherung ansichtig geworden ist, sterben will, greift die Göttin ein mit den Worten »Willst du das wohl augenblicklich sein lassen, du dumme Ziege?« und befiehlt ihr, die Köpfe wieder auf die Körper zu setzen, auf daß sie den Gatten und den Freund zu neuem Leben erwecken könne. Im Halbdunkel des Tempels unterläuft der durch die Geschehnisse begreiflicherweise etwas aus der Fassung geratenen jungen Frau freilich eine folgenschwere Verwechslung. Versehentlich – oder auch nicht: Sie setzt den Kopf ihres Gemahls auf den Körper des Freundes Nanda, und dessen Kopf ziert fortan den Körper ihres Gatten Schridaman.

Nach dem ersten Schrecken finden die drei die Sache eigentlich gar nicht so schlimm, zumal die beiden Freunde sich ja schon immer zueinander hingezogen gefühlt hatten. Freilich stellt sich dann doch die Frage, wer denn nun in Zukunft der rechtmäßige Gatte der schönen Sita sei, und da man sich nicht einigen kann, wird ein Eremit um seine Expertise gebeten, und der stellt klar, und damit kommen wir nun endlich zu unserem Thema:

> Gemahl ist, der da trägt des Gatten Haupt. / Kein Zweifel ist an diesem Spruch erlaubt. / Denn wie das Weib der Wonnen höchste ist und Born der Lieder, / So ist das Haupt das höchste aller Glieder.

*Fortsetzung folgt.*

»So ist das Haupt das höchste aller Glieder.« Wir alle werden diese Entscheidung für vernünftig halten, denn, um noch einmal Thomas Mann zu zitieren, »nach den Köpfen bestimmten sich unzweifelhaft die Ich- und Meingefühle«. Zumindest *vorerst*, sollte man freilich mit dem großen Dichter hinzufügen.

Wir Alltagsmenschen sind davon überzeugt, daß das, was wir Geist oder auch Seele nennen – riskieren wir ruhig die Schelte der Philosophen ob dieser Begriffsvermengung –, kurz unser Ich, im Kopfe, und damit meinen wir das Gehirn, lokalisiert ist. Und allgemein akzeptiert scheint – die moderne Medizin hat uns eine solch scharfe Definition des Todes abverlangt –, daß Geistiges und Seelisches, eben das, was den Kern des menschlichen Wesens bildet, dann erloschen sind, wenn keine elek-

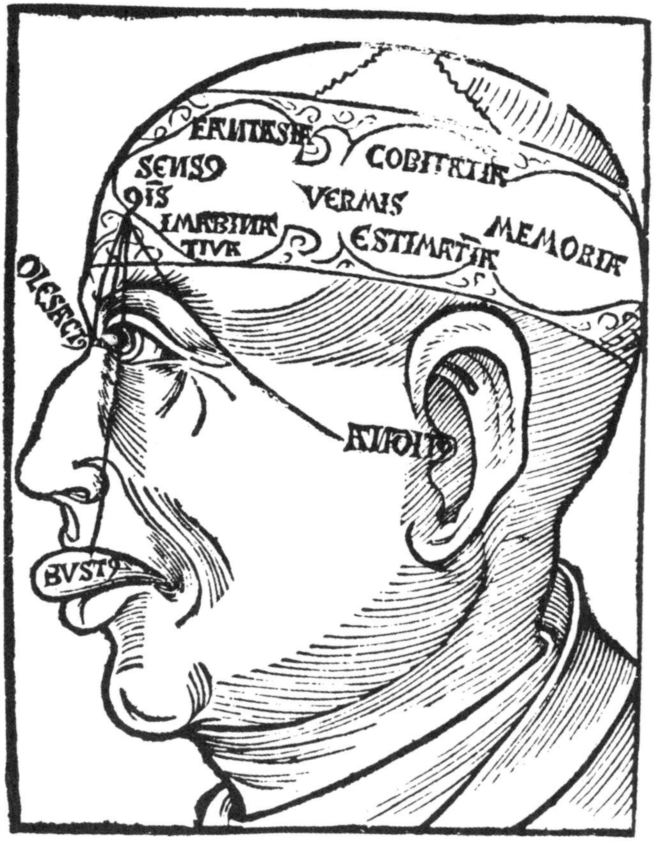


Abb. 1: Die drei nach den Vorstellungen des Mittelalters mit den Organen des Gesichts- (*visus*), Gehörs- (*auditus*), Geruchs- (*olfactus*) und des Geschmackssinns (*gustus*) verbundenen Hirnventrikel. Letztere sind der Ort des Gemeinsinns (*sensus communis*), des Erkennens (*fantasia*) und des Vorstellungsvermögens (*vis imaginativa*), des Urteils- (*vis aestimativa*) und des Denkvermögens (*vis cogitativa*) sowie des Gedächtnisses (*vis memorativa*). Die Ventrikel sind durch Ventile (*vermis*) miteinander verbunden, die den »spirituellen« Destillationsprozeß regulieren. Aus der *Margarita Philosophica* von Gregor Reisch (1517).

trischen Hirnströme mehr zu messen sind. Alles andere, also der Körper mit seinen Anhängen, das sind nichts als Werkzeuge, die vom Gehirn gesteuert werden. Diese Auffassung finden wir schon bei griechischen Philosophen des 5. vorchristlichen Jahrhunderts, etwa bei Alcmaeon (5. Jh. v. Chr.) und Anaxagoras (500-428 v. Chr.) und vor allem bei dem Arzt Hippocrates (460-370 v. Chr.), dessen Ausführungen über das Primat des Gehirns den vorliegenden Sammelband einleiten.

Freilich gab es durchaus auch andere Vorstellungen. Im alten Mesopotamien, in Ägypten, bei Juden, Hindus, Chinesen und bei vielen griechischen Philosophen sah man für lange Zeit das Herz als die *Akropolis des Körpers* an, als den Sitz geistiger und seelischer Funktionen. So beispielsweise Aristoteles (384-322 v. Chr.), der ja auch ein bedeutender Naturforscher war und die Meinung vertrat, daß das Gehirn lediglich die Aufgabe habe, das oftmals allzu heißblütige und aufwallende Herz, den Sitz der Seele, zu kühlen. Eine schöne Vorstellung, die auch bei uns noch anklingt, wenn wir sagen, daß man eine wichtige Aufgabe mit *Herz und Verstand* in Angriff nehmen müsse.

Mehr als ein halbes Jahrtausend bestimmten die Vorstellungen von Aristoteles das Bild, das man sich vom Gehirn machte. Aber dann kam im 2. nachchristlichen Jahrhundert Claudius Galenos (130-200), der griechisch-römische Leibarzt Kaiser Marc Aurels, auf Grund von anatomischen Studien zu der Ansicht, das Gehirn könne nicht ein Organ zur Kühlung der Leidenschaften des Herzens sein. Vielmehr sei in ihm der Geist lokalisiert, jedoch nicht in den Windungen seiner Rinde, denn diese seien bei Eseln, die ja seit alters her als dumm angesehen wurden, besonders komplex. Nein, der Geist sei in den Hohlräumen des Gehirns, den sogenannten Ventrikeln, zu finden. Durch die als Schläuche gedeuteten Nerven fließe er von dort zu den Muskeln und setze diese in Bewegung, und in umgekehrter Richtung ströme er von den Sinnesorganen hirnwärts zu den Ventrikeln (Abb. 1).

Daß sich diese Lehre trotz der großen Autorität, die Aristoteles bis zum Beginn der Neuzeit besaß, durchsetzte, ist den Kirchenvätern des 4. und 5. Jahrhunderts zu danken, allen voran Nemesios von Emesa (4. Jh.) und Aurelius Augustinus (354-430). Sie griffen Galenos' Vorstellungen auf und entwickelten sie weiter. So schrieb Augustinus: »Wir wissen, daß es drei Hirnventrikel gibt, das vordere, zum Gesicht hin, enthält alle Sinnesfunktionen, das hintere, nahe dem Nacken, ist der Ort des Gedächtnisses und schließlich das dritte zwischen den beiden kontrolliert alle Bewegungen.« Die Ventrikel – es sind übrigens in Wirklichkeit nicht drei, sondern vier – sind miteinander verbunden, wobei offenbar das gut durchdachte Heizungssystem römischer Bäder als Modell diente.

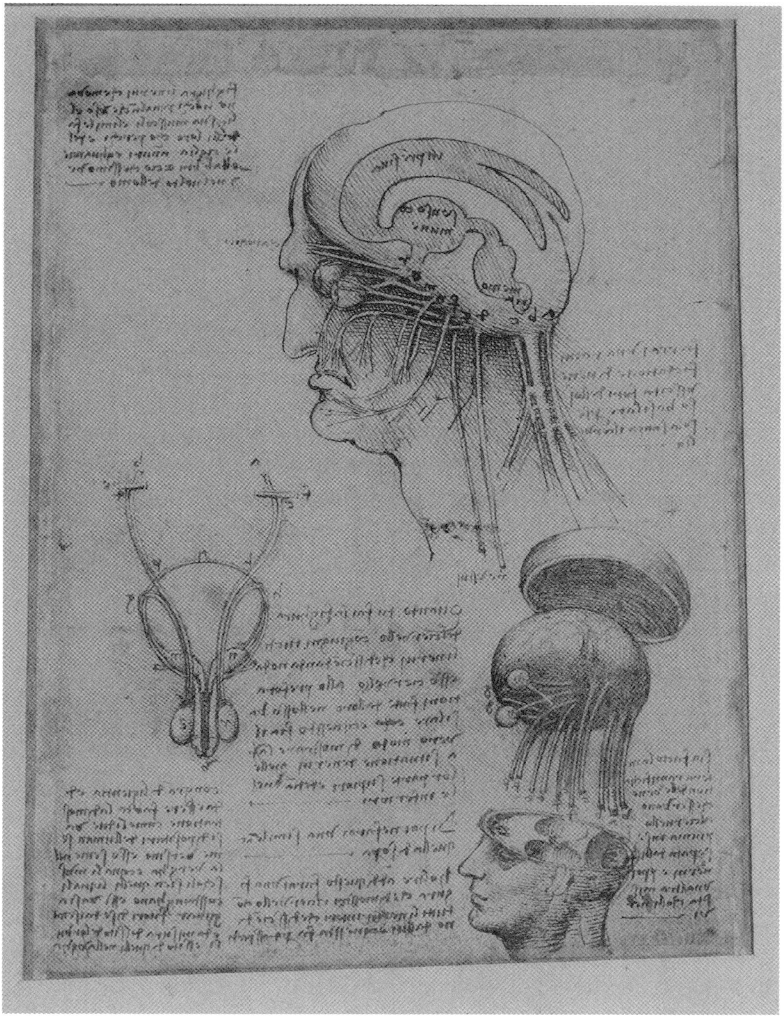

Abb. 2: Leonardo da Vincis Skizze der Hirnventrikel, deren wahre Gestalt er um 1508 durch Wachsausgüsse aufgeklärt hatte. Das Blatt stammt aus dem Besitz Goethes und befindet sich heute in der Graphischen Sammlung der Kunstsammlungen zu Weimar.

Die Ventrikellehre erlebte ihre Blütezeit im Mittelalter, wozu namentlich Albertus Magnus (1193-1280) und Thomas von Aquin (1225-1274) beitrugen. Das Gehirn mit seinen Hohlräumen wurde als ein Gefäß des *spiritus animalis* begriffen, der als durchaus materiell verstandene Lebenskraft den Körper durchflutet. Hierzu sind die Ventrikel über die als Röhrensystem verstandenen Nerven zum einen mit den Muskeln und zum anderen mit den Sinnesorganen verbunden. In diesen Ventrikeln, so die Vorstellungen, die man sich im Mittelalter machte, sind die einzelnen geistigen Fähigkeiten lokalisiert.

Auf allen mittelalterlichen Abbildungen sind die Ventrikel stets nur schematisch gezeichnet. Die genaue Gestalt dieser Hohlräume war unbekannt. Sie im Hinblick auf die Hierarchie der ›spirituellen‹ Leistungen für erforschenswert zu halten kam jahrhundertelang niemandem in den Sinn, zumal seit dem 10. Jahrhundert das von Papst Bonifazius VII. erlassene Verdikt galt, das Sektionen des menschlichen Körpers verbot. Noch Leonardo da Vinci (1472-1519) mußte dies heimlich tun. Er goß das Gehirn mit flüssigem Wachs aus und konnte so zum ersten Male die anatomisch richtige Form der Ventrikel erfassen (Abb. 2).

Hinsichtlich der genauen Zuordnung der inneren Sinne zu den einzelnen Ventrikeln gab es verschiedene Lehrmeinungen. Nach Albertus Magnus treten die von einem Objekt der Außenwelt kommenden und über ein Medium vermittelten sinnesspezifischen Signale – von ihm *species* genannt – in den Sinnesorganen mit dem *spiritus sensibilis* in Beziehung, auf den wiederum die nach außen gerichtete Kraft (*vis apprehensiva deforis*) des *spiritus animalis* wirkt. Der zwar als feinstofflich, aber durchaus materiell gedachte *spiritus animalis* besitzt daneben eine nach innen gerichtete Kraft (*vis apprehensiva deintus*), welche die Wahrnehmung der Objekte und das Erkennen ihrer Bedeutung ermöglicht. Der *spiritus animalis* selbst entsteht im Gehirn aus dem vom Herzen kommenden *spiritus vitalis*. In einem in den drei Ventrikeln stufenweise ablaufenden Reinigungsprozeß – Vorbild war die repetitive Destillation bei der Herstellung von Weingeist (sic!) – wird er immer weiter verfeinert, so daß sich eine hierarchische Ordnung der einzelnen Erkenntnisstufen ergibt. Im ersten Ventrikel (*cellula prima*) erfolgt die Integration der von den Augen, Ohren und den anderen Sinnesorganen kommenden Meldungen durch den Gemeinsinn (*sensus communis*). Es folgen dann das Vorstellungsvermögen (*imaginatio*) und das durch die Vernunft sowie durch die Erfahrung geleitete Nachdenken (*aestimatio*). Daran schließen sich im zweiten Ventrikel (*cellula secunda*) das allgemeine Erkennen (*phantasia*) und das nur dem Menschen eigene verstehende Erkennen (*cogitatio*) an. Im dritten Ventrikel (*cellula tertia*) schließlich sind Erin-

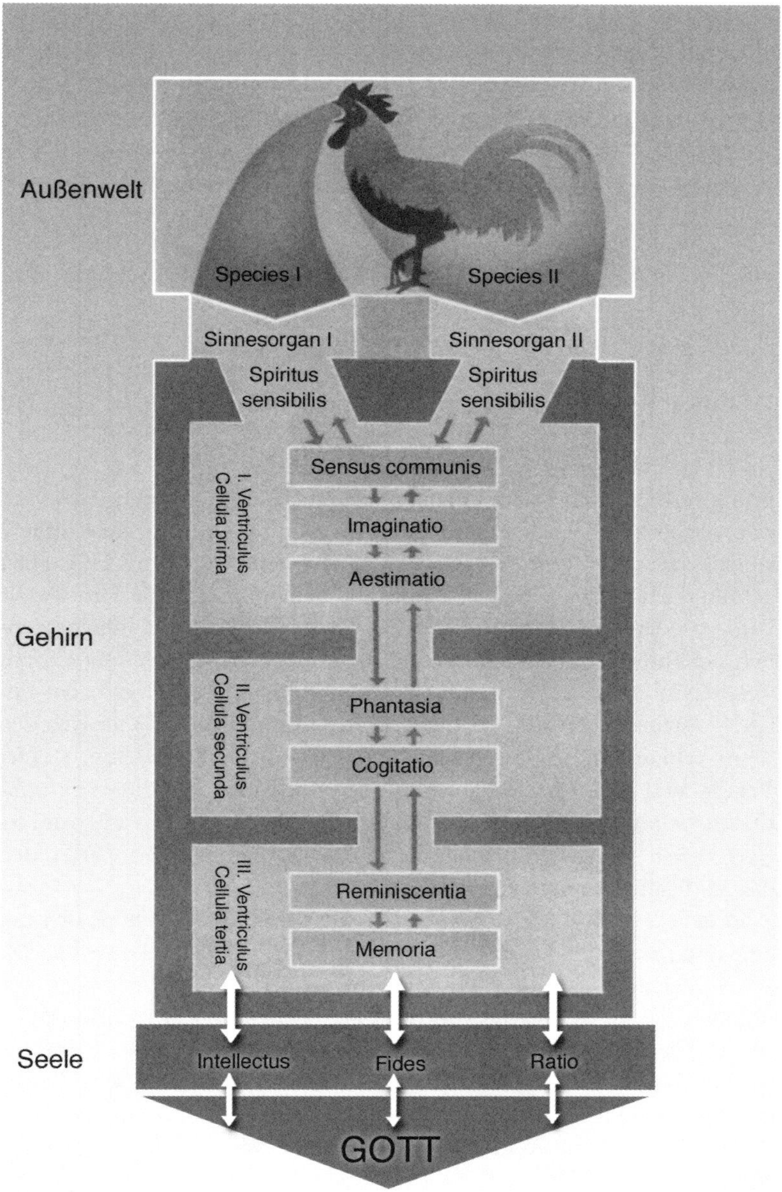


Abb. 3: Die Lehre des Albertus Magnus vom Fluß und der stufenweisen Reinigung des *spiritus animalis* in den drei Hirnventrikeln und deren Verbindung mit der Außenwelt sowie der immateriellen Seele. Nach Grüsser (1990), verändert.

nerungsvermögen (*reminiscentia*) und Gedächtnis (*memoria*) lokalisiert. Über all diesen Abstraktionsstufen steht die immaterielle Seele, in der unter anderem Verstand (*intellectus*) und Vernunft (*ratio*) zu finden sind, dank deren wir das ›wahre‹ Wesen der uns umgebenden materiellen Dinge zu erkennen vermögen. Hier ist auch der unsterbliche Geist lokalisiert, der einerseits über den *spiritus animalis* auf die stoffgebundenen ›spirituellen‹ Hirnprozesse und als Folge davon auf die materielle Welt einwirken kann und andererseits über den Glauben (*fides*) mit der in unserem heutigen Sinne ›geistigen‹ Welt Gottes in Verbindung steht (Abb. 3).

Die Vorstellung, daß die geistigen Prozesse in den Hirnventrikeln ablaufen, hielt sich bis weit in die Neuzeit. Freilich bestimmten seit René Descartes (1596-1650) höchst mechanistische Vorstellungen das Bild. Für Descartes war der menschliche Körper – und erst recht jener der Tiere – ein feinmechanisches Kunstwerk. Er glaubte, daß die mit den Sinnesorganen verbundenen Nerven Fäden enthalten, die bei Erregung in Vibration versetzt werden und dadurch Ventile an den Hirnventrikeln öffnen, so daß der *spiritus sensibilis* aus den Sinnesnerven in die mit Flüssigkeit gefüllten Hirnhöhlen fließen kann. Die dabei entstehende Druckwelle wird von der spiegelnden Oberfläche der in den Ventrikel hineinragenden zapfenförmigen Zirbeldrüse auf die motorischen Nerven reflektiert, welche von den Ventrikeln ausgehen. Auch hier werden – offenbar optisch gesteuert – Ventile geöffnet, so daß der *spiritus animalis* aus den Ventrikeln durch die Nerven zu den Muskeln fließen kann (Abb. 4). Der Ventil- und Klappenmechanismus, den Descartes für die Hirnfunktionen bemühte, erinnert stark an den Bau einer Orgel – ein schönes Bild, vielleicht sogar ansprechender als das des Destillationsappartes, den das Mittelalter gezeichnet hatte.

In der Zirbeldrüse oder Epiphyse – wir wissen heute, daß es sich um eine unter anderem das Hormon Melatonin sezernierende Drüse handelt – befindet sich nach der Meinung von Descartes der Sitz der vernunftbegabten Seele, welche die von der Oberfläche der Ventrikelflüssigkeit reflektierten Sinneswellen bewußt wahrnehmen kann. Dieses Organ ist als der Ort des *sensus communis* gedacht, jenes »Gemeinsinnes«, der die von den verschiedenen Sinnesorganen kommenden, qualitativ verschiedenen Sinneseindrücke zu einer gemeinsamen Wahrnehmung vereinigt. Wichtig ist nun, daß die Zirbeldrüse nach Meinung von Descartes beweglich ist und diese Bewegung von der ihr innewohnenden Seele gesteuert werden kann, so daß der *spiritus animalis* durch ganz bestimmte motorische Nervenfasern fließt und auf diese Weise Willkürbewegungen hervorgerufen werden.

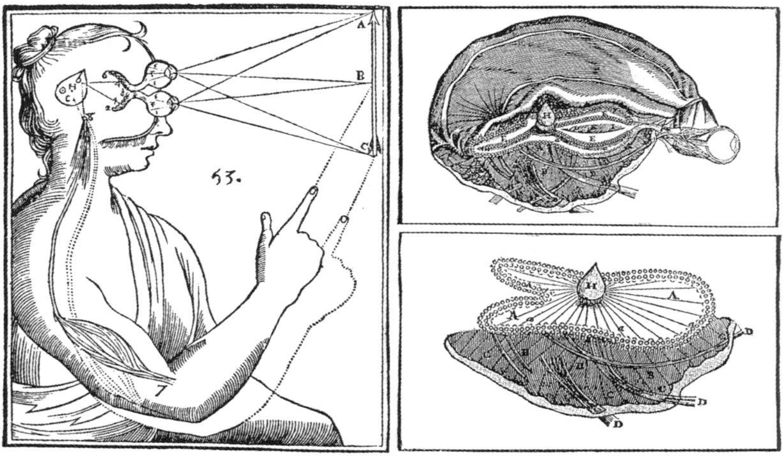

Abb. 4: Die Vorstellungen René Descartes' vom Ablauf einer sensomotorischen Handlungskette. Auf der Netzhaut entsteht das Bild eines Gegenstandes. Durch mechanische Vibrationen der von dort ausgehenden Nerven werden Ventile an den Wänden der Ventrikel geöffnet, so daß auf der Oberfläche der Ventrikelflüssigkeit eine Druckwelle entsteht, deren Muster sich auf der Oberfläche der Zirbeldrüse (H) spiegelt. Diese wiederum vermag Ventile der motorischen Nerven zu öffnen, so daß der ›esprit animal‹ zu den Muskeln fließen und so eine Bewegung auslösen kann. Die von Louys de la Forge stammenden Abbildungen sind der 1664 erschienenen Ausgabe von Descartes' *L'Homme* entnommen. Descartes selbst hatte keine Abbildungen veröffentlicht.

Betrachten Sie diese Vorstellungen René Descartes' nicht als bloße Kuriosität. Seine Gedanken führten sehr bald dazu, den Menschen als eine zwar höchst komplizierte, aber doch im Prinzip zu verstehende Maschine anzusehen, die mit den physikalischen und chemischen Methoden der neuzeitlichen Naturwissenschaft zu analysieren und mathematisch zu beschreiben war. Ebenjener nach Descartes benannten cartesischen Wissenschaft, nach deren Regeln bis heute verfahren wird. Zunächst war es die Mechanik, welche bis zum Ende des 18. Jahrhunderts die Vorstellungen bestimmte, die man sich vom Funktionieren des Hirnkastls machte. Pascals mechanische Rechenmaschinen, mechanisierte, von Lochstreifen gesteuerte Webstühle, bombastische Orchestrien und lebensnah gebaute Puppen, welche Briefe schreiben konnten, wurden zu Vorbildern. In der Nachfolge Descartes' erklärte Julien Offray de la Mettrie (1709-1751) den Menschen zu einem *L'homme machine*, so der Titel seiner 1747 erschienenen Schrift. Danach sind es rein mechanische Abläufe, welche die geistigen Prozesse hervorbringen.

Um die Wende vom 18. zum 19. Jahrhundert nahm sich auch die Dichtung des Themas an und führte die Konsequenzen vor, die sich aus einer Gleichstellung des Menschen mit einer Maschine ergeben könnten. So etwa E. T. A. Hoffmann (1776-1822), der in seiner Erzählung *Der Sandmann* das Schicksal des Jünglings Nathanael schildert, der sich heftig in die automatische Puppe Olimpia verliebt, aus deren Verhalten er auf eine edle Seele schließt. Als er erfährt, daß Olimpia nur eine Maschine ist, bricht er zusammen und sucht, an sich selbst irre, den Tod.

Descartes hatte etwas angestoßen, was über kurz oder lang freilich auch das Ende jenes Seelenorgans bedeuten mußte, an das er, darin wahrlich kein Cartesianer, noch geglaubt hatte. Der Gedanke, daß die Seele in der Zirbeldrüse lokalisiert sein sollte, wurde ohnehin schon bald nach seinem Tod verworfen, aber noch gab man trotz aller mechanischen Analogien die Suche nach dem Seelenorgan nicht auf. Der letzte Versuch dieser Art wurde vor nur 200 Jahren von dem bedeutenden Anatomen Samuel Thomas Soemmerring (1755-1830) unternommen. Im Jahre 1796 veröffentlichte er seine berühmte Schrift *Über das Organ der Seele*, in der er eine genaue Beschreibung der Morphologie des menschlichen Gehirns gab. Unbeschadet der sich immer mehr ansammelnden Hinweise auf die Bedeutung des Hirngewebes kam er zu dem Schluß, daß die Seele, wie seit Galenos' Zeiten angenommen, doch in der Feuchtigkeit der Hirnhöhlen angesiedelt sei und nicht etwa in den von ihm minutiös beschriebenen Windungen der Hirnrinde.

Was Soemmerrings Schrift *Über das Organ der Seele* nahezu zur Kuriosität werden läßt, ist die Tatsache, daß die schärfste Kritik an der Lokalisierbarkeit der Seele ausgerechnet in ebendiesem Aufsatz zu finden ist, in dem noch einmal der Versuch zu einer Ortsbestimmung gemacht worden war. Kein Geringerer als Immanuel Kant (1724-1804), dem Soemmerring seine Schrift gewidmet hatte, steuerte ein Nachwort bei, dem der Autor folgende Worte voranstellte: »Der Stolz unseres Zeitalters, Kant, hatte die Gefälligkeit, der Idee, die in vorstehender Abhandlung herrscht, nicht nur seinen Beyfall zu schenken, sondern dieselbe sogar noch zu erweitern und zu verfeinern und so zu vervollkommnen.« Es bleibt dabei unerfindlich, ob er Kants Worte nicht verstanden oder ganz einfach verdrängt hatte, denn unmißverständlich stellte dieser klar, daß es grundsätzlich unmöglich sei, die Seele irgendwo im Physischen zu lokalisieren:

> Denn wenn ich den Ort meiner Seele, d. i. meines absoluten Selbsts, irgendwo im Raum anschaulich machen soll, so muß ich mich selbst durch eben denselben Sinn wahrnehmen, wodurch ich auch die mich

> umgebende Materie wahrnehme, so wie dieses geschieht, wenn ich meinen Ort in der Welt als Mensch bestimmen will, nämlich, daß ich meinen Körper im Verhältnis auf andere Körper außer mir betrachten muß. – Nun kann die Seele sich nur durch den inneren Sinn, den Körper aber (es sei inwendig oder äußerlich) nur durch äußere Sinne wahrnehmen, mithin sich selbst schlechterdings keinen Ort bestimmen, weil sie sich zu diesem Behuf zum Gegenstand ihrer eignen äußeren Anschauung machen und sich ausser sich selbst versetzen müßte, welches sich widerspricht.

War nach diesen Worten fortan jeder Versuch, den Seelenort zu finden, schon aus erkenntnistheoretischen Gründen von vornherein zum Scheitern verurteilt, so wurde er mit dem Satz von der Erhaltung der Energie, den Robert Mayer (1814-1878) und Hermann Helmholtz (1821-1894) um 1840 formulierten, auch aus naturwissenschaftlichen Gründen sinnlos. Seitdem mußte es als absurd angesehen werden, an eine seelische Kraft zu glauben, die zwar auf die Materie einwirken kann, aber nicht den thermodynamischen Gesetzen unterworfen sein soll. Das Bemühen der Naturwissenschaftler konnte es fortan nur noch sein, den Geist mit denselben cartesischen Methoden zu untersuchen wie alle anderen Naturphänomene und ihn aus den physikalischen Gesetzen zu erklären, kurz: das Gespenst aus der menschlichen Maschine zu treiben. Die Frage war nur, was dann noch übrigbleibt. Goethe hatte diesen Punkt schon richtig erkannt, als er Mephisto in der Schülerszene seines *Faust I* spotten ließ:

> Wer will was Lebendiges erkennen und beschreiben, / Sucht erst den Geist herauszutreiben, / Dann hat er die Teile in seiner Hand, / Fehlt leider! nur das geistige Band. –

Als Soemmerring 1796 das Seelenorgan noch immer in den Hirnventrikeln vermutete, war diese Ansicht im Grunde schon lange überholt, und zwar nicht nur im Hinblick auf Kants Einwurf, daß ein solcher Ort grundsätzlich nicht zu bestimmen war. Auch wenn man unter dem Seelischen nur Erkennungs- und Erinnerungsprozesse, Willensbildung und damit zusammenhängende motorische Kommandomuster und ähnliches verstand, kamen als Ort dieser Leistungen nicht mehr die Ventrikel in Frage. Zu viele Hinweise gab es inzwischen, daß es das Hirngewebe selbst sein müsse. Am Beginn dieses neuen Zeitalters der Hirnforschung steht ein Mann, dessen Gedanken der Hirnforschung über weit mehr als ein Jahrhundert die Richtung gewiesen haben, obwohl seine Lehre schon frühzeitig in einen grotesken Irrweg mündete: Franz Joseph Gall (1757-1828).

Er stammte aus Tiefenbronn bei Pforzheim, studierte Medizin in Straßburg und Wien, wo er 1785 promoviert wurde und sich als Arzt niederließ. Seine gutgehende Praxis erlaubte es ihm, auch weiterhin seinen wissenschaftlichen Neigungen nachzugehen. Gall entwickelte sich zu einem ausgezeichneten Hirnanatomen, er studierte in vergleichender Weise das Verhalten von Mensch und Tier, untersuchte im Wiener Narrenturm systematisch Geisteskranke und begann, sich Gedanken über die möglichen Beziehungen zwischen Gehirn, Schädel und geistigen Leistungen, aber auch über die ethischen und sozialen Konsequenzen solcher Korrelationen, zu machen. Bei seiner später als ›Phrenologie‹ bezeichneten Lehre leiteten ihn drei Gedanken:

(1) Das Gehirngewebe ist für die geistigen Leistungen des Menschen und seine Persönlichkeit verantwortlich; die Hirnhöhlen haben damit nichts zu tun.
(2) Das Gehirn ist funktionell gegliedert, das heißt, es gibt für jede Leistung oder Eigenschaft jeweils ein bestimmtes Areal.
(3) Der Ausprägung dieser sogenannten ›Organe‹ oder ›Fakultäten‹ entspricht die Ausformung des entsprechenden Hirnortes *und* das drückt sich in der Schädelform aus. Mit anderen Worten: nach Gall kann man aus der Schädelform auf die geistigen Eigenschaften und die Persönlichkeit des betreffenden Menschen schließen.

Im Museum des Instituts für Geschichte der Medizin an der Universität Wien befindet sich ein von Gall phrenologisch bestimmter Schädel (Abb. 5). Auf der Stirne sind die Orte benannt, unter denen sich beispielsweise die Hirnorgane für ›Scharfsinn‹ (Vermögen, Analogien und Ähnlichkeiten aufzufinden), ›Tiefsinn‹ (Methaphysischer Geist, Vermögen, zu abstrahieren und zu generalisieren), aber auch der ›Witz‹ (Schöngeist und boshafter Geist) befinden. Oberhalb der Augenhöhlen sehen wir die Orte für den ›Farbensinn‹ und den ›Ortssinn‹ und über dem Nasenbein ist die ›Erziehungsfähigkeit‹ mit Sachgedächtnis, Vervollkommnungsfähigkeit, Wißbegierde und Gelehrigkeit lokalisiert. In der obersten Etage gibt es die ›Gutmüthigkeit‹, die auch den Moralischen Sinn, das Mitleiden, die Sanftmut, das Feine Gefühl und das Gefühl für Recht und Unrecht umschließt. Seitlich sind düstere Eigenschaften lokalisiert. Gleich unter der ›Bedächtlichkeit‹ und der ›Schlauheit‹ erkennt man den Ort des ›Würge- oder Mordsinns‹ mit den Unterabteilungen Barbarei, Blutdurst und Grausamkeit. Eigene Hirnorgane – auf der Abbildung leider nicht mehr zu sehen – gibt es für den ›Raufsinn‹ (hinter dem ›Würgesinn‹) und schließlich ganz weit hintenunten den Ort für den ›Fortpflanzungs- und Zeugungstrieb‹, wo sich auch der ›Hang zur

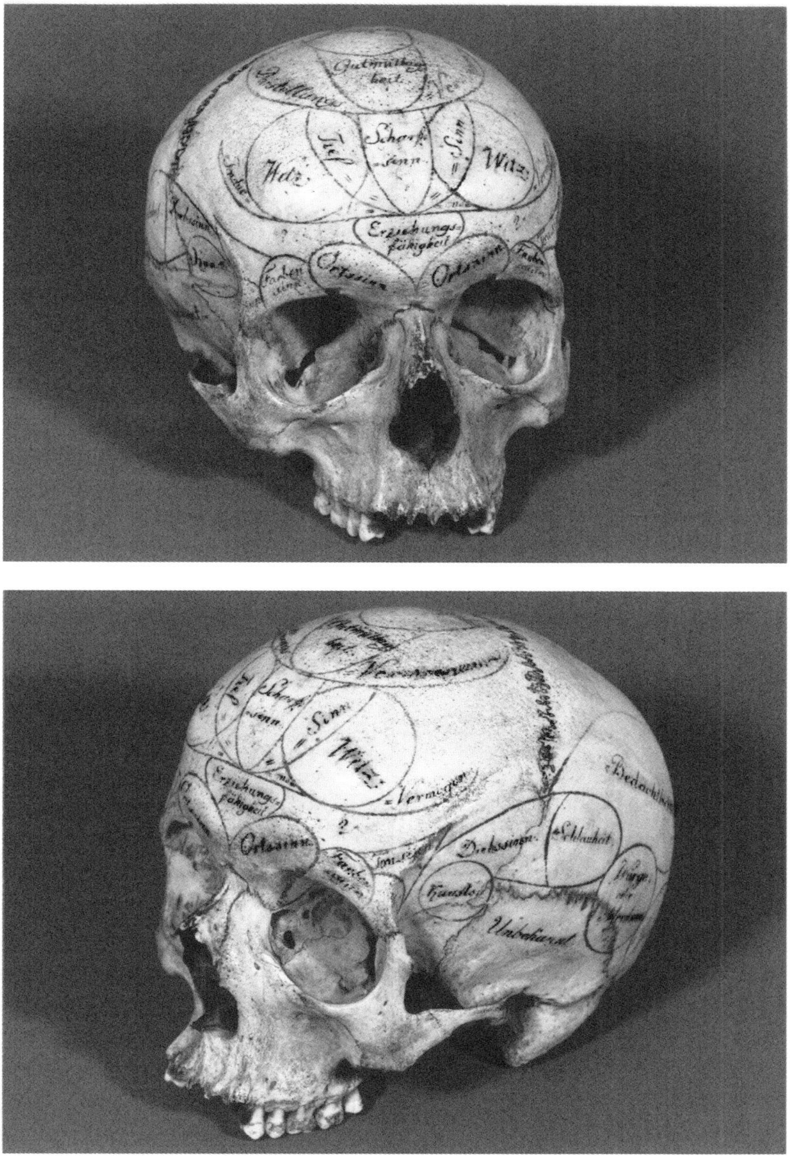


Abb. 5: Ein von Franz Joseph Gall phrenologisch bestimmter Schädel. Medizinhistorisches Museum Wien.

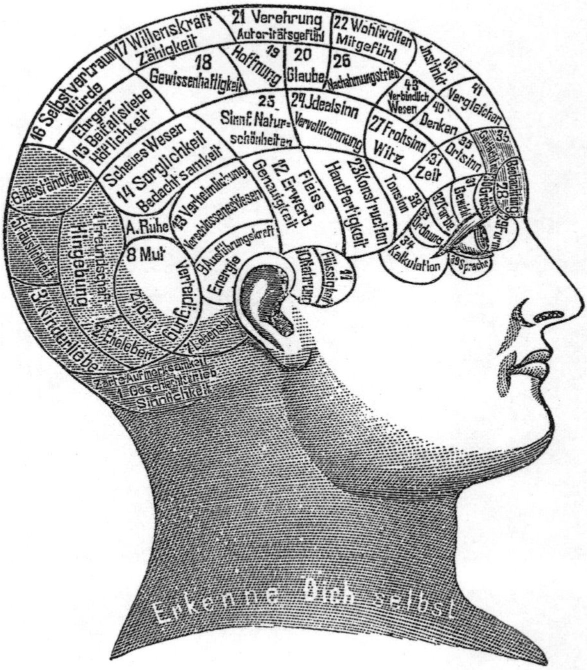


**Darstellung der Charakteranlagen und Fähigkeiten.**

Abb. 6: Repräsentation der verschiedenen Charaktereigenschaften und geistigen Fähigkeiten auf der Schädeloberfläche, entnommen einer phrenologischen Schrift von M. W. Ullrich (um 1900).

sinnlichen Liebe‹ befindet. Wie man sieht, und das ist höchst bedeutsam, kommt der Begriff der Seele bei Gall nicht mehr vor. Stets ist bei ihm nur von verschiedenen Eigenschaften, Neigungen und Talenten die Rede, denen er unterschiedliche und unabhängige Organe im Gehirn zuweist.

Im Jahre 1796, jenem Jahr, in dem Soemmerring noch einmal das Seelenorgan in den Hirnventrikeln zu finden glaubte, begann Gall in seinem Haus Privatvorlesungen zu halten, die sich bald größter Beliebtheit erfreuten. Sie zogen nicht nur Mediziner, sondern auch Geisteswissenschaftler, Künstler und sogenannte ›Frauenzimmer‹ an, und die neue Art der Charakteranalyse wurde rasch zum beliebten Spiel der Wiener Gesellschaft. Freilich, der Obrigkeit wurde die Sache unheimlich, und so wurden Galls Vorlesungen 1801 vom Kaiser verboten. In einem an den Kanzler gerichteten kaiserlichen Handschreiben hieß es:

> Da über diese neue Kopflehre, von welcher mit Enthusiasmus gesprochen wird, vielleicht manche ihren eigenen [Kopf] verlieren dürften, diese Lehre auch auf Materialismus zu führen, mithin gegen die ersten Grundsätze der Religion und Moral zu streiten scheint, so werden Sie diese Privatvorlesungen alsogleich … verbieten lassen.

Die Intervention hochgestellter Gönner nutzte nichts, und so sah sich Gall veranlaßt, nach einigen Jahren Wien zu verlassen. Nach einer triumphalen Vortragsreise durch Europa, in der er weite Kreise für seine Lehre begeisterte, ließ er sich schließlich 1807 in Paris nieder. Hier entstanden nun seine großen anatomischen Werke, so beispielsweise in vier Foliobänden mit 100 hervorragenden Kupfertafeln die *Anatomie et physiologie du système nerveux*, in die er einen beträchtlichen Teil seines Vermögens investierte.

Während man in Frankreich seiner Lehre anfangs skeptisch gegenüberstand, breitete sie sich im übrigen Europa, vor allem aber auch in Amerika, immer weiter aus. Und sie wurde nicht nur gepflegt, sondern auch trefflich gemehrt (Abb. 6). Gall hatte sich noch mit der Klassifizierung von 27 Hirnorganen begnügt, aber spätere Phrenologen verfeinerten das System immer weiter und kamen zu mehr als 100 Fakultäten des Gehirns. Bis weit in das 20. Jahrhundert blühten allerorten phrenologische Erziehungs- und Berufsberatungsstellen, wo man den Kopf seines Sprößlings vermessen lassen konnte und danach den Rat erhielt, ihn studieren oder halt eine Klempnerlehre machen zu lassen.

Mit ernsthafter Hirnforschung hatte die Phrenologie sicherlich nichts zu tun. Aber so absurd uns heute die Schädellehre Galls und seiner Nachfolger erscheinen mag, so haben seine Ansichten über die Gliederung des Gehirns doch zweifellos die Hirnforschung stimuliert. Gall hatte nachhaltig das Augenmerk auf die funktionelle Strukturierung der Hirnrinde gelenkt, und dieses Konzept beherrschte die Hirnforschung in der zweiten Hälfte des 19. und im ersten Drittel des 20. Jahrhunderts, und was die Frage nach dem Geist angeht, so tut sie es im Grunde noch heute.

Vergessen war Georg Wilhelm Friedrich Hegel (1770-1831), der zu Beginn des 19. Jahrhunderts in seiner *Phänomenologie des Geistes* gegen Gall polemisiert hatte. Hegel schrieb, aber kein Naturwissenschaftler wollte das mehr hören:

> Gehirnfibern u. dgl. als das Seyn des Geistes betrachtet, sind schon eine gedachte, nur hypothetische, nichtdaseyende, nicht gefühlte, gesehene, nicht die wahre Wirklichkeit; wenn sie da sind, wenn sie gesehen werden, sind sie todte Gegenstände und gelten dann nicht mehr für das Seyn des Geistes.

Nach Hegel birgt die Reduktion des Geistes auf die materielle Struktur nur eine Konsequenz: Dann ist Denken – es folgen, bitte verzeihen Sie, die originalen Worte Hegels –, dann ist Denken nichts »als Pissen«. Und genauso sprach es 1846 der Schweizer Naturforscher Carl Vogt in seinen *Physiologischen Briefen für Gebildete aller Stände* aus: »... um mich einigermaßen grob hier auszudrücken, [stehen] die Gedanken in demselben Verhältnis etwa zu dem Gehirne wie die Galle zu der Leber oder der Urin zu den Nieren.«

Aber dieses grobe Bild störte niemanden, denn die nun einsetzende funktionelle Hirnforschung eilte von Erfolg zu Erfolg. Durch das Studium von neurologischen Ausfallserscheinungen konnte man einem Hirnort nach dem anderen bestimmte Funktionen zuweisen. Das erste Beispiel dieser Art war die Entdeckung des Sprachzentrums durch Paul Broca (1824-1880), in dessen Obhut 1861 Monsieur Leborgne kam, der seit mehr als 20 Jahren seine Sprachfähigkeit verloren hatte, obwohl Kehlkopf, Zunge und die gesamte Gesichtsmuskulatur voll funktionsfähig waren. Nach seinem Tode deckte die Autopsie eine Schädigung des linken Hirnlappens auf, die auf die dritte vordere Hirnwindung beschränkt war, jenes Areal, das seitdem als das Brocasche Sprachzentrum bekannt ist (Abb. 1 im Beitrag von A. Friederici).

Zu erwähnen sind auch die elektrischen Stimulationsexperimente von Eduard Hitzig (1838-1907) und Gustav Fritsch (1838-1927) zu Beginn der 70er Jahre des 19. Jahrhunderts. Ihre Arbeiten führten zur Entdeckung des im Frontalhirn gelegenen motorischen Cortex, nachdem man lange angenommen hatte, alle motorischen Leistungen würden vom Kleinhirn aus gesteuert. Die beiden Forscher führten ihre Versuche an Hunden übrigens nicht in einem Laboratorium, sondern auf dem Toilettentisch von Hitzigs Gattin im ehelichen Schlafzimmer aus. Es ist nicht überliefert, was die Frau Gemahlin hierzu gesagt hat.

Nach diesen Pioniertaten erlebte die Lokalisationslehre einen ungeheuren Aufschwung, und im Jahre 1909 konnte Korbinian Brodmann (1868-1918) die gewonnenen Erkenntnisse in seinen bekannten topographischen Hirnkarten zusammenfassen, wobei er die einzelnen Areale numerierte, eine Einteilung, die auch heute noch gebräuchlich ist. Auf Grund der traurigen Folgen von zahllosen Hirnschußverletzungen im Ersten Weltkrieg konnten diese Felder immer weiter aufgegliedert werden, wie es beispielsweise in den von dem Psychiater Karl Kleist (1879-1960) vorgelegten Hirnkarten zu sehen ist. In ihnen sind auch die Orte komplizierter psychischer Funktionen angegeben, was freilich von manchen Kritikern, und die gab es durchaus, als ›Hirnmythologie‹ verspottet wurde (Abb. 7).

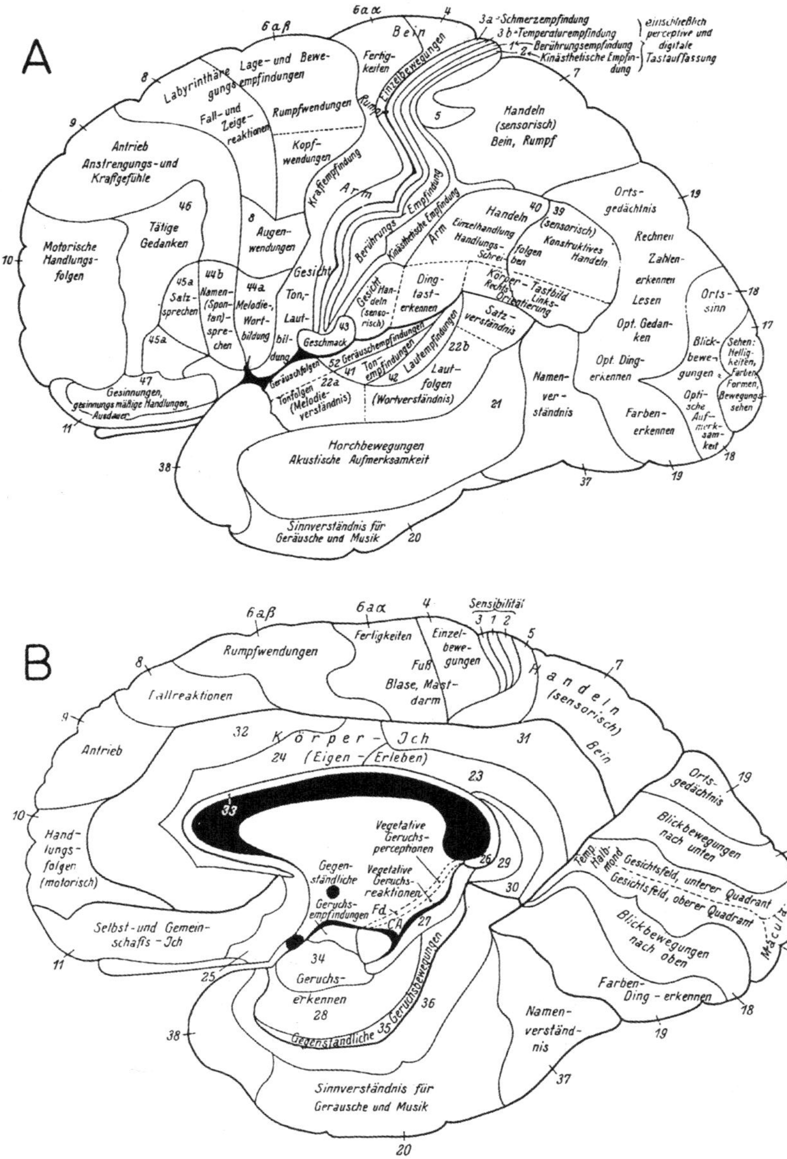


Abb. 7: Funktionelle Gliederung der Hirnrinde nach Karl Kleist (*Gehirnpathologie,* 1934). Die Nummern bezeichnen die Rindenfelder nach Brodmann.

Doch es wurden nicht nur die Orte geistiger Leistungen lokalisiert, sondern immer genauer wurde auch die Anatomie des Gehirns erforscht, zu nennen sind hier die großen Anatomen Camillo Golgi (1843-1926) und Ramón y Cajal (1852-1934). Und so glaubte dann 1896 der Leipziger Hirnforscher und Psychiater Paul Flechsig (1847-1929) in seinem Aufsatz über die *Localisation der geistigen Vorgänge* mit Stolz postulieren zu dürfen: »Im Aufbau unseres Geistes, in den großen beharrenden Zügen seiner Gliederung spiegelt sich klar und deutlich die Architektur unseres Gehirns wider.«

Lag es da nicht nahe, in dieser Architektur die anatomischen Korrelate besonderer geistiger Leistungen zu suchen? Durch was zeichnet sich ein sogenanntes Elitegehirn von dem eines Durchschnittsmenschen aus? Dieser Frage, mit der sich um 1860 bereits der Göttinger Physiologe Rudolf Wagner (1805-1864) beschäftigt hatte, gingen Oskar Vogt (1870-1959), ein Schüler Flechsigs, und seine Frau Cécile (1875-1962) nach. Offenbar so überzeugend, daß die Sowjetregierung Vogt nach Lenins Tod beauftragte, dessen Gehirn auf Anzeichen von Genialität hin zu untersuchen. Und Vogt wurde seinen Auftraggebern gerecht. In seinem 1929 in Band 40 des *Journals für Psychologie und Neurologie* veröffentlichten Bericht schreibt er:

> Ich fand in der dritten Rindenschicht und speziell in den tieferen Gebieten dieser Schicht in vielen Rindenfeldern Pyramidenzellen in einer von mir nie beobachteten Zahl [...] Aus all diesen Gründen läßt unser hirnanatomischer Befund Lenin als einen Assoziationsathleten erkennen. Speziell machen uns die großen Zellen das von allen denjenigen, die Lenin gekannt haben, angegebene außergewöhnlich schnelle Auffassen und Denken Lenins sowie das gehaltvolle in seinem Denken oder – anders ausgedrückt – seinen Wirklichkeitssinn verständlich.

Wir stehen diesem Versuch, das Denken auf die Neuroanatomie zu reduzieren, heute skeptisch gegenüber, und Gleiches gilt für die topographischen Karten der Hirnleistungen. Letztere sind zwar auch heute noch im Prinzip gültig, wenn es darum geht, aus bestimmten Krankheitsbildern auf den Ort der Schädigung in der Hirnrinde zu schließen. Aber es wird auch rasch klar, daß der Versuch, in voller Konsequenz alle psychischen Leistungen auf der Hirnrinde abzubilden, gar Persönlichkeits- und Hirnstruktur ineinander zu überführen, sehr schnell an Grenzen stößt. Der Versuch, mentale Strukturen auf anatomische Strukturen zu projizieren, muß schon allein deshalb scheitern, weil inzwischen klargeworden ist, daß erstere nur in ganz begrenztem Umfang dieselbe Gliederung wie die letzteren aufweisen.

Die Hirnforschung der letzten Jahrzehnte hat unzweifelhaft gezeigt, daß die Arbeitsweise des Gehirns nicht durch ein einfaches hierarchisches, ›logisch‹ gegliedertes Modell veranschaulicht werden kann. Nicht nur ist jedes Sinnessystem in der Hirnrinde mehrfach repräsentiert, sondern es gibt auf allen Stufen der Verarbeitung auch bereits funktionale Verbindungen zwischen den sensorischen und den motorischen Systemen. Nach Otto Creutzfeldt (1927-1992) kann man sich die Organisation der Hirnrinde als eine kontinuierliche Serie von parallelen Schleifen vorstellen, die in jeweils verschiedener Weise eine funktionelle Beziehung zwischen dem Subjekt und seiner äußeren und seiner inneren Welt repräsentieren und dabei ständig Bezüge zwischen den Erkennungs- und den Handlungsprozessen herstellen. Wahrnehmung und Erkennen werden ganz wesentlich beeinflußt von den damit in Verbindung stehenden Handlungsintentionen, von Emotionen, vom Vorwissen, oft auch von bloßen Vorurteilen. Was man nicht sehen will, das sieht man auch nicht. Wir erleben das sehr oft an anderen, aber auch an uns selbst.

Kommen wir allmählich zum Schluß, den freilich berufsbedingt fortschrittsgläubige Naturwissenschaftler als sauertöpfisch empfinden werden. Zu Unrecht, denn eines stimmt doch nachdenklich: Blickt man nämlich zurück, so erkennt man, daß sich jede Zeit ihr spezifisches, von dem jeweiligen Stand der Technik inspiriertes Bild des Gehirns und seines Geistes gemacht hat. Erinnern wir uns noch einmal: War zu Galenos' Zeiten das Heizungssystem römischer Bäder Vorbild für den Fluß des *spiritus animalis* durch die Hirnventrikel, so stellte man sich im Mittelalter die Arbeitsweise des Gehirns wie eine repetitive Destillation bei der Branntweinherstellung vor. Später, in der Renaissance, wurden mechanische Kunstwerke, wie etwa die Orgel mit ihren Zügen, Klappen und Ventilen zu Vorbildern für die Gehirnfunktionen. Und seit der Entdeckung und Nutzbarmachung der Elektrizität bestimmen nun elektrische Schaltkreise das Bild, das wir uns vom Gehirn machen. Anders als bei den mechanischen Modellen erscheint dies auf den ersten Blick durchaus sinnvoll, denn wir wissen ja inzwischen, daß die Nervenzellen elektrisch aktiv sind.

Da ist es denn auch nicht verwunderlich, daß der Computer *das* aktuelle Modell des Gehirns ist. Genährt werden solche Vorstellungen von den vorhin angesprochenen parallelen Verschaltungsprinzipien, bei denen in unserem Gehirn eine unendlich große Zahl von Eingangs- und Ausgangserregungen auf den verschiedenen Ebenen des Erkennens und Handelns miteinander vernetzt werden. Sie finden in der Tat Entsprechung in dem Bau von modernen Computern, in denen das serielle

Verarbeitungsprinzip durch ein wesentlich leistungsfähigeres paralleles abgelöst worden ist. Zugegebenermaßen, so eine weitverbreitete Ansicht, haben die heutigen Computer noch nicht das, was wir Geist und Seele nennen, aber die der nächsten Generation, so versichern manche, die würden darüber ganz bestimmt verfügen. Die Komplexität – das ist das Zauberwort – der Verschaltung würde den Geistesurin zwangsläufig hervorbringen, so wie sich das schon vor 150 Jahren Carl Vogt vorgestellt hatte. Und wenn hierfür die elektrischen Schaltkreise nicht hinreichen, dann könnte man ja immer noch die Chemie zu Hilfe nehmen, denn Nervenzellen sind ja nicht nur elektrisch, sondern in vielfältiger Weise auch chemisch aktiv, beispielsweise bei der Transmitterausschüttung und -verarbeitung an den Synapsen.

Betrachtet man die mit den verschiedenen Modellen verbundenen Argumentationen zum Thema *Gehirn und Geist*, so fällt eines auf: Immer wieder glaubte und glaubt man, die Zusammenhänge ›im Prinzip‹ verstanden zu haben, und man postulierte – und tut dies auch heute –, es bedürfe ›nur‹ weiterer fleißiger Forschung in den vorgezeichneten Bahnen, um zu verstehen, wie das Gehirn seinen Geist erzeugt. So, wie es der Göttinger Physiologe Max Verworn (1863-1921), Verfasser einer Schrift mit dem bezeichnenden Titel *Mechanik des Geisteslebens*, ausgedrückt hat: »Also nur kein lähmendes »Ignorabimus« [Wir werden es nicht verstehen], nur keine trübe Resignation – dazu ist kein Grund – sondern frische und freudige Forschung!«

Freilich, der Geist scheint ein Kobold zu sein, der in dem schier undurchdringlichen Dschungel der Nervenfasern des Gehirns sein Versteckspiel in immer neuen Verkleidungen treibt. Hervorgelockt durch denselben Typus elektrischer und chemischer Erregungen ›sehen‹ wir ihn im Hinterhauptslappen des Gehirns, ›fühlen‹ ihn im Scheitellappen und ›hören‹ ihn im Schläfenlappen (Abb. 8). Aber auch hier stocken wir wieder: ›Sehen *wir* ihn‹, oder muß es nicht vielmehr heißen: ›sehen wir *mit* ihm‹ oder ›sieht *er*‹? Es ist ein Verwirrspiel, das uns die Mechanik nicht hat erklären können. Sollen wir nun glauben, daß es der Elektronik gelingen wird? Oder vielleicht der Chemie?

Und da ist ja auch noch das spiegelbildliche Problem: Nicht nur scheinen die in bestimmten Regionen des Gehirns physikalisch zu messenden neuronalen Aktivitäten zu Empfindungen, Gefühlen, Vorstellungen, Gedanken zu führen, sondern umgekehrt scheinen diese wiederum handfeste Hirnprozesse hervorzurufen, die als elektrische Potentiale, Ausschüttung von Neurotransmittern und erhöhte Stoffwechselaktivitäten faßbar sind. Durch entsprechende Techniken lassen sich tatsächlich diese physikalisch zu messenden Aktivitäten, welche mit dem Denken von

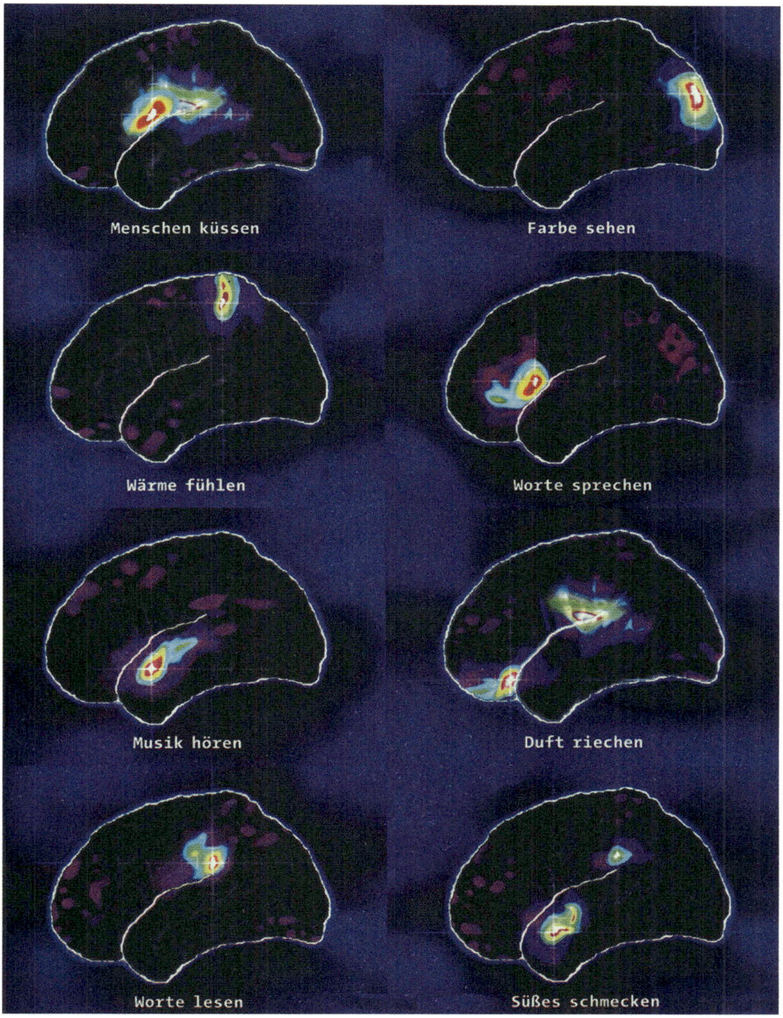


Abb. 8: Die Repräsentation verschiedener Sinnesempfindungen und motorischer Aktivitäten an einzelnen Orten des Gehirns. Positronen-Emissions-Tomographische Aufnahmen von Marcus E. Raichle, Washington University (USA).

Worten, mit der rein gedanklichen Vorstellung eines Spaziergangs oder mit den bei geschlossenen Augen durchgeführten Rechenaufgaben verbunden sind, bildlich darstellen.

Einer der großen Neurophysiologen dieses Jahrhunderts, John Eccles (1903-1997), war der Meinung, daß dies nur damit zu erklären sei, daß der immaterielle Geist tatsächlich in bestimmten Bezirken des Gehirns in der Lage ist, durch Veränderung sogenannter ›Quantenwahrscheinlichkeitsfelder‹ die Freisetzung von Transmittermolekülen zu bewirken. Als elementare Einheiten des Gehirns betrachtete Eccles sogenannte Dendronen, Ensembles von etwa 200 Neuronen. Jedes dieser Dendronen ist seiner Meinung nach von je einem immateriellen Psychon, der kleinsten mentalen Einheit umgeben, und dieses Psychon vermag, so die Annahme Eccles, den physiko-chemischen Prozeß der Transmitterausschüttung zu steuern. Aber auch diese Vorstellung, die das Unverstandene der Seele-Leib-Interaktion auf die Ebene der unserer alltäglichen Vorstellung ebenso unverständlichen, nur mehr mathematisch zu beschreibenden Quantenphysik hebt, ist wohl nur ein Trugschluß.

Schon vor 200 Jahren hatte Friedrich Wilhelm Joseph Schelling (1775-1854) in seinen *Ideen zu einer Philosophie der Natur* die Unsinnigkeit jedweden Vorhabens dieser Art erkannt:

> Man kann zwischen Geist und Materie so viel Zwischenmaterien schieben, die immer feiner und feiner werden, aber irgend einmal muß doch ein Punkt kommen, wo Geist und Materie Eins oder wo der große Sprung, den wir so lange vermeiden wollten, unvermeidlich wird, und darin sind alle Theorien sich gleich. Ob ich die Nerven von animalischen Geistern, elektrischen Materien oder Gasarten durchströmen oder davon erfüllt sein, und durch sie Eindrücke zum Sensorium von außen fortpflanzen lasse, oder ob ich die Seele bis in die äußersten (und dazu problematischen) Feuchtigkeiten des Hirns (ein Versuch, der wenigstens das Verdienst hat, das Äußerste getan zu haben) verfolge, ist in Rücksicht auf die Sache völlig gleichgültig [...]. Wir lassen den Menschen zurück, als das sichtbare, herumwandernde Problem aller Philosophie, und unsere Kritik endet hier an denselben Extremen, mit welchen sie angefangen hat.

»Wir lassen den Menschen zurück ...«, und der ist wohl nicht allein mit seinem Gehirn identisch. Der Ort der Seele, der Sitz des Ich- und Mein-Gefühls, wie es Thomas Mann ausdrückt, ist letztlich doch nicht auszumachen, und da hilft auch alle cartesische Forschung nicht. Ach ja, Thomas Mann ... Da sollte ich Ihnen doch noch rasch berichten, wie es in seiner Erzählung von den *Vertauschten Köpfen* mit der schönen Sita und ihren beiden Gatten weitergegangen ist. Vermutlich werden Sie es schon geahnt haben, die Sache konnte nicht gutgehen, denn so einfach ist es mit den Beziehungen zwischen Haupt und Gliedern, zwischen Seele und Leib nun doch nicht.

Sie erinnern sich noch, daß der Eremit klargestellt hatte, daß das Haupt das höchste aller Glieder und folglich danach auch der rechtmäßige Gatte zu bestimmen sei. Dies waren also Schridaman-Kopf verbunden mit dem Nanda-Körper. Es ist nicht verwunderlich, daß der Freund Nanda, genauer: sein auf dem Körper des Schridaman sitzender Kopf, über diesen Spruch ein wenig traurig war. Nanda-Kopf mit Schridaman-Körper zogen sich deshalb in die Einsamkeit zurück. Für Schridaman hingegen, der jetzt über den kräftigen Leib Nandas verfügte und für die schöne Sita, die nun im Besitze *beider* Hauptstücke war, nämlich Schridamans Kopf und Nandas Körper, auf den sie schon immer ein Auge geworfen hatte, begann nun eine Zeit »... im Vollgenusse der Sinnenlust, ein Glück, wie es sonst auf Erden kaum vorkommt, sondern dem Paradiese angehört«. So drückt es Thomas Mann aus, um freilich hinzuzufügen: »Vorerst«.

Der Körper des Nanda, auf dem das Haupt des Schridaman saß, begann sich nämlich zu verändern, »... denn letzterer fuhr auch mit dem Nanda-Leib fort zu sein, was er gewesen, und zu leben, wie er gelebt hatte ... Die Veränderung ... ging aber nicht so weit, daß nun etwa wirklich und gänzlich der Nanda-Leib sich in den des Schridaman zurückverwandelt hätte, so daß alles beim alten gewesen wäre, das nicht.« Vielmehr stellte sich eine Wechselwirkung zwischen Haupt und Gliedern ein, und auch das Ich- und Mein-Gefühl bestimmende Schridaman-Haupt unterlag allmählichen Veränderungen. Nicht anders erging es dem Nanda in seiner Einsiedelei, dessen Schridaman-Leib infolge der körperlichen Arbeit gestählt wurde und dessen Haupt mehr und mehr die edleren Züge des Freundes annahm. Als sich schließlich Schridaman/Nanda, Nanda/Schridaman und Sita treffen, da wird die Ununterscheidbarkeit von Du und Ich, die Unentwirrbarkeit von Haupt und Gliedern, von Leib und Seele offenbar. So bleibt dann nur der gemeinsame Tod, »denn«, so läßt Thomas Mann das Haupt des Schridaman sagen, »wo das Einzelwesen in solche Wirrnis geraten wie in unserem Fall, da ist es am besten, es schmelze in der Flamme des Lebens wie eine Spende Butter im Opferfeuer.«

*Literaturhinweise*

Breidbach, O.: Expeditionen ins Innere des Kopfes: Von Nervenzellen, Geist und Seele. Stuttgart 1993.

Breidbach, O.: Die Materialisierung des Ichs: Zur Geschichte der Hirnforschung im 19. und 20. Jahrhundert. Frankfurt a. M. 1997.

Churchland, P. M.: Die Seelenmaschine: Eine philosophische Reise ins Gehirn. Heidelberg 1997.

Creutzfeldt, O. D.: Cortex Cerebri: Leistung, strukturelle und funktionelle Organisation der Hirnrinde. Heidelberg 1983.

Crick, F.: Was die Seele wirklich ist. Reinbek 1994.

Dörner, D.: Bauplan für eine Seele. Reinbek 1999.

Florey, E. und Breidbach, O. (Hrsgg.): Das Gehirn – Organ der Seele? Zur Ideengeschichte der Neurobiologie. Berlin 1993.

Grüsser, O.-J.: Vom Ort der Seele. In: Streit um die Seele. (Hrsgg.) Grüsser, O.-J. und Hucho, F. Aus Forschung und Medizin, Band 5, Heft 1. Berlin 1990.

Hagner, M.: Homo cerebralis: Der Wandel vom Seelenorgan zum Gehirn. Berlin 1997.

Hagner, M. (Hrsg.): Ecce Cortex: Beiträge zur Geschichte des modernen Gehirns. Göttingen 1999.

Mann, Th.: Die vertauschten Köpfe. Frankfurt a. M. 1993.

Popper, K. P. und Eccles, J. C.: Das Ich und sein Gehirn. München 1982.

Roth, G. und Prinz, W. (Hrsgg.): Kopfarbeit: Gehirnfunktionen und kognitive Leistungen. Heidelberg 1996.

*Danksagung:* Dieser Aufsatz verdankt seine Entstehung vielen, teilweise lange zurückliegenden Gesprächen mit Otto-Joachim Grüsser, Ernst Florey und Olaf Breidbach, auf deren Publikationen, ebenso wie auf die von Michael Hagner, besonders hingewiesen wird. Für die Anregung, Thomas Manns Erzählung von den *Vertauschten Köpfen* zu lesen, habe ich meiner Frau Hannelore zu danken.

# Zur materiellen Organisation menschlichen Denkens: Magnetresonanz-Tomographie des Gehirns

von

Jens Frahm

Wenn sich ein Physiker dem Gegenstand seiner Untersuchung nähert, dann benötigt er dazu eine Wechselwirkung: Das Experiment verlangt eine physikalische Aktion, die sich in der Regel als eine Störung des ›Systems‹ beziehungsweise seines Gleichgewichtszustandes herausstellt. Die eigentliche Messung beobachtet die Reaktion auf diese Störung, die ebensooft mit der Rückkehr in den Ausgangszustand verbunden ist. Aus der Art der Reaktion oder allgemeiner aus dem spezifischen Verhältnis von Störung und Reaktion lassen sich schließlich Erkenntnisse über den untersuchten Gegenstand gewinnen.

Mehrere Beiträge zu dieser Ringvorlesung zeigen, daß wir dem ›Geist‹ mit dieser Verfahrensweise nicht näherkommen können. Abgesehen von begrifflichen wie praktischen Schwierigkeiten mit dem Untersuchungsgegenstand, stehen wir vor dem erkenntnistheoretischen Problem der Beschäftigung des Geistes mit sich selbst.

Anders als mit dem Geist lassen sich jedoch mit dem Gehirn definierte wissenschaftliche Experimente durchführen. Dies gilt insbesondere dann, wenn wir das Gehirn als die materielle Organisationsform geistiger Prozesse verstehen. Tatsächlich fällt es nicht schwer, unser Organ zur Realisierung von Denkvorgängen als eine dynamische energieverbrauchende Maschine zu betrachten, die Informationen aufnimmt, verarbeitet und speichert. Unter dieser Annahme soll dieser Beitrag zeigen, wie uns neue Verfahren der nichtinvasiven Bildgebung etwas über die innere Struktur und Funktion des menschlichen Gehirns zu vermitteln vermögen.

## *Untersuchungen von Hirnfunktionen*

Der grundsätzliche Ansatz zu funktionellen Untersuchungen des Gehirns sieht zwei Schritte vor. Zunächst verlangen wir dem Gehirn zu einem definierten Zeitpunkt und für eine bestimmte Dauer eine möglichst genau spezifizierte Leistung ab. Anschließend gehen wir davon aus, daß die Bewältigung dieser Leistung so eng mit zellulären, physiologischen und funktionellen Reaktionen verbunden ist, daß sich aus einer physikalischen Messung entsprechender Eigenschaften des Hirngewebes Rückschlüsse auf die eigentliche neuronale Aktivitätsänderung ziehen lassen.

Der erste Schritt, die objektivierbare Gehirnleistung – wie das Martin Heisenberg in seinem Beitrag nennt –, erscheint zunächst als eine einfache Aufgabe, deren tatsächliche Realisierung unter wissenschaftlichen Bedingungen jedoch sehr viel schwieriger zu leisten ist. So ist eine Fingerbewegung als Gehirnleistung zwar auf direkte Weise überprüfbar. Dies gilt auch für die Bewältigung einer Rechenoperation, wenn das Ergebnis mündlich oder schriftlich mitgeteilt wird. Aber bereits Aufgaben zur visuellen Vorstellung, bei der sich die Versuchsperson für eine bestimmte Dauer alle Häuser und Straßenzüge vorstellen soll, die ihr auf dem Weg von der Wohnung zur Arbeitsstelle begegnen, stellt uns vor größere Probleme: Wie kontrollieren wir die Durchführung dieser Denkaufgabe? In der Tat wird die unabhängige Überprüfung einer Gehirnleistung bei kognitiven Aufgabenstellungen oder gar emotionalen Prozessen eine gleichzeitige Anwendung ausgetüftelter neuropsychologischer Testverfahren erfordern.

Auch der zweite Schritt, die eigentliche Messung, war bis vor wenigen Jahren dadurch stark eingeschränkt, daß uns kaum ein wirklich nichtinvasives Instrument zur Verfügung stand, um eine biochemische oder physiologische Reaktion an gesunden Versuchspersonen zu beobachten. Als bekannteste Methode ist das Elektroenzephalogramm zu nennen, das die elektrischen Gehirnströme mit Hilfe am Kopf befestigter Elektroden aufzeichnet. Vor wenigen Jahren ist das Magnetenzephalogramm hinzugekommen, das komplementär zum Elektroenzephalogramm die magnetischen Komponenten der Hirnströme nutzt. Der Beitrag von Angela Friederici geht ausführlicher auf diese Techniken ein, die sich vor allem durch den Vorteil sehr hoher zeitlicher Auflösung im Millisekundenbereich auszeichnen. Sie sind jedoch keine bildgebenden Verfahren im eigentlichen Sinne, und ihre Messungen beschränken sich im wesentlichen auf Ereignisse an der Hirnoberfläche.

Zu Beginn der 80er Jahre wurde die Positronen-Emissions-Tomographie als ein erstes Verfahren zur funktionellen Bildgebung des menschlichen Gehirns entwickelt. Diese Technik hat in der Zwischenzeit eindrucksvolle Ergebnisse geliefert. Das Verfahren besitzt allerdings den Nachteil einer begrenzten räumlichen (typisch 5-8 mm) und zeitlichen Auflösung (etwa eine Minute) und führt zudem durch die Notwendigkeit, ein radioaktives Präparat zu verabreichen, zu einer Strahlenbelastung, die einen umfangreichen Einsatz bei gesunden Versuchspersonen verhindert.

Im Gegensatz zu der mit erheblichem technischen Aufwand verbundenen Positronen-Emissions-Tomographie hat sich die Magnetresonanz-Tomographie auf breiter Basis zum wichtigsten Verfahren der diagnostischen Bildgebung entwickelt. Komplementär zu Röntgentechniken stellt sie dabei nicht die Knochen, sondern die Verteilung des Wassers in den Körpergeweben dar: also beispielsweise das Gehirn und nicht den Schädel. Vor wenigen Jahren hat man zusätzlich entdeckt, daß sich bestimmte Meßvarianten der Magnetresonanz-Tomographie nutzen lassen, um Denkvorgänge beziehungsweise die mit ihnen verbundenen regionalen Änderungen des Blutflusses und der Sauerstoffversorgung im Gehirn abzubilden. Derartige Funktionsdarstellungen können mit hoher raumzeitlicher Auflösung und völlig nichtinvasiv erhalten werden. Die folgenden Abschnitte beschreiben methodische Aspekte der funktionellen Magnetresonanz-Tomographie des Gehirns, illustrieren den Zugang zu neurowissenschaftlichen Fragestellungen an Hand ausgewählter Beispiele und geben einen Einblick in aktuelle Weiterentwicklungen und Perspektiven.

### *Magnetresonanz-Tomographie: Anatomie*

Die Verfahren der Magnetresonanz-Tomographie beruhen auf der Beobachtung von Radiofrequenzsignalen, die von den Wasserstoffatomkernen im Gewebe ausgesendet werden, wenn sie zuvor in einem starken Magnetfeld mit einem kurzen Impuls aus Ultrakurzwellen angeregt wurden. Eine Analyse der chemisch spezifischen Radiowellen, die von der Probe zurückgestrahlt werden, bietet Informationen über die chemische Zusammensetzung der Probe und die Struktur der in ihr enthaltenen Moleküle. Diese Technik ist heute ein unverzichtbares analytisches Hilfsmittel mit fundamentaler Bedeutung für Anwendungen in der Chemie, Pharmakologie und Biologie.

Bereits Mitte der 70er Jahre entdeckte P. C. Lauterbur eine Möglichkeit, die Radiofrequenzsignale mit Hilfe magnetischer Zusatzfelder auch räumlich unterscheidbar zu machen. Der Effekt beruht auf der Tatsache, daß die genaue Resonanzfrequenz nicht nur von der chemischen Zusammensetzung, sondern auch von der an jedem Ort herrschenden Magnetfeldstärke abhängt. So erzeugt ein während der Messung zugeschalteter Magnetfeldgradient statt eines chemisch aufgelösten Spektrums eine eindimensionale Projektion der Signalstärke des Objektes. Durch eine Kombination vieler Einzelmessungen mit unterschiedlichen Ortskodierungen läßt sich eine nichtinvasive Darstellung des menschlichen Körpers erzielen, die nur auf der Anwendung von Magnetfeldern und Rundfunkwellen beruht und keine ionisierende Strahlung benötigt.

Die rasche industrielle Weiterentwicklung der Magnetresonanz-Tomographie-Systeme und die besonders deutliche Kontrastierung pathologischer Gewebeveränderungen begründen das große Potential des Verfahrens für die medizinische Diagnostik. Diverse Varianten überstreichen heute ein weites Feld organspezifischer und krankheitsspezifischer Bildgebungstechniken. Dabei reichen die einzelnen Methoden von Hochgeschwindigkeitsbildern mit Meßzeiten unter einer Sekunde bis zu räumlich hochaufgelösten, dreidimensionalen Aufnahmen komplexer Systeme wie des Gehirns (Abb. 1).

## *Magnetresonanz-Tomographie von Hirnfunktionen*

Die Vorgehensweise bei der funktionellen Magnetresonanz–Tomographie des Gehirns setzt eine Gehirnleistung voraus, um über assoziierte Änderungen im Hirngewebe zu einer Karte der funktionellen Anatomie zu gelangen (Abb. 2). In technischer Hinsicht ist in Ergänzung zu konventionellen Magnetresonanz-Tomographie-Untersuchungen die Herstellung einer aufwendigen Kommunikationsmöglichkeit zu nennen. Sie besteht üblicherweise aus einer Projektionseinheit, welche die Information eines außerhalb des Meßraumes befindlichen Bildschirmes auf die Augen der im Magnetresonanz-Tomographie-Magneten liegenden Versuchsperson abbildet. Auf diese Weise können sowohl beliebige visuelle Reize zur Betrachtung angeboten, als auch spezifische Aufgabenstellungen textlich oder auf Zeichen verlangt werden. Entscheidend für die Funktionsmessung ist dabei der Wechsel zwischen mindestens zwei verschiedenen Zuständen, da der grundsätzliche Ansatz auf ›Aktivierung‹ und nicht auf ›Aktivität‹ per se beruht. Nach der Aufnahme anatomischer Referenzbilder wird dazu auf ein Meßverfahren umgeschaltet, dessen Signalstärke empfindlich auf eine mit der Änderung neuronaler Aktivität verbundene physiologische Wirkung reagiert (Abb. 3). In der Tat löst der Stimulus in den Nervenzellen eine Kaskade von Ereignissen aus, die vom Ausstoß von Neurotransmittern, dem Einstrom von Calcium-Ionen und der Ausbreitung von Aktionspotentialen bis zur Stimulation des Stoffwechsels und der Regulation des Blutflusses reicht. Heute wird fast ausschließlich der letztgenannte, hämodynamisch vermittelte Effekt zur dynamischen Verfolgung von Hirnaktivitätsänderungen eingesetzt. Dabei macht man sich den glücklichen Umstand zunutze, daß wir mit dem für den Sauerstofftransport zuständigen Molekül Hämoglobin über einen ›Spion‹ im Blut

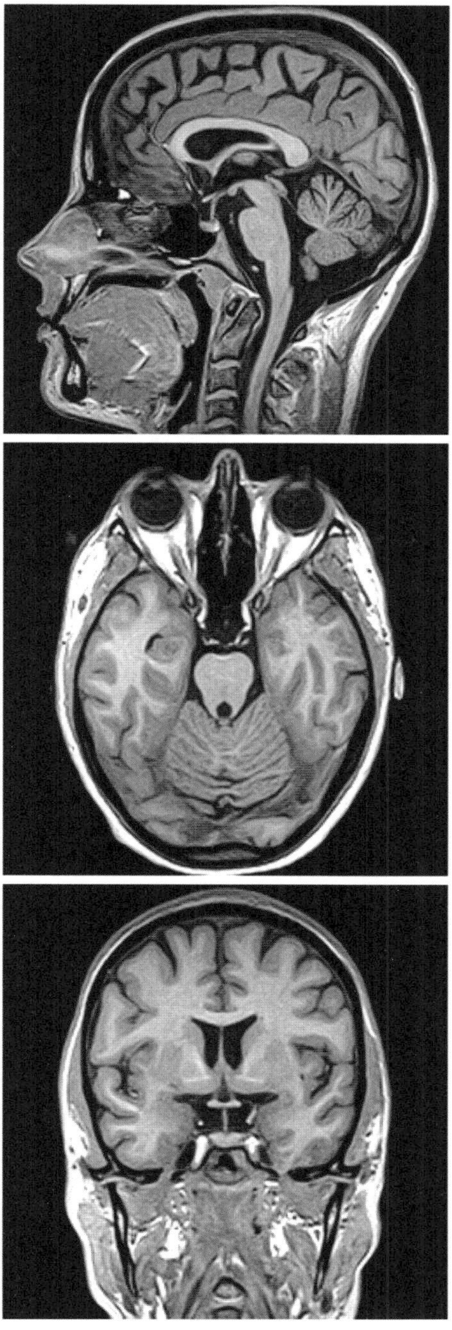

Abb. 1: Hochaufgelöste Magnetresonanz-Tomographie des menschlichen Gehirns. Die Bildelemente der aus einem dreidimensionalen Datensatz ausgewählten orthogonalen Schichten besitzen Kantenlängen und Schichtdicken von jeweils 1 mm. Die gewählten Meßparameter führen dazu, daß die graue Hirnsubstanz dunkel und die weiße Hirnsubstanz hell erscheint. Sagittale Schnittführung der Originalmessung (oben) sowie transversale (Mitte) und koronale Rekonstruktionen (unten), die unter anderem die Hirnanhangdrüse und den Sehnerv zeigen.

**Gehirnleistung: Stimulus, Aufgabe**

⇓

**Fokale Änderung neuronaler Aktivität**

⇓

**Physiologische/metabolische Antwort**

⇓

**MRT-Signaländerung: funktioneller Kontrast**

⇓

**Signalverarbeitung/Statistik/Visualisierung**

⇓

**Aktivierungskarte: funktionelle Anatomie**

Abb. 2: Funktionelle Kartierung von Gehirnaktivität. Die Änderung neuronaler Aktivität, die durch eine vom Experimentator verlangte Gehirnleistung ausgelöst wird, übersetzt sich in eine physiologische Antwort, die als dynamische Signaländerung in Magnetresonanz-Tomographie-Bildern verfolgt und in Funktionskarten umgerechnet wird.

verfügen. Da das ohne ein Sauerstoffmolekül beladene Hämoglobin aufgrund seiner paramagnetischen Wirkung die lokale Magnetresonanz-Tomographie-Signalstärke verringert, kann seine intravaskuläre Konzentration im Sinne eines körpereigenen Kontrastmittels als Indikator für eine Veränderung von Blutfluß und Sauerstoffverbrauch im Gefolge veränderter Hirnaktivität dienen. Dabei beobachtet man bei gesteigerter Aktivität, also etwa beim Übergang von Dunkelheit zu visueller Stimulation, in den beteiligten Hirnarealen, also beispielsweise in der Sehrinde, einen Signalanstieg in geeignet eingestellten Magnetresonanz-Tomographie-Aufnahmen: Er kommt dadurch zustande, daß ein stark erhöhter Blutfluß die Konzentration des sauerstoffreien Hämoglobins reduziert.

Um aus den Signalveränderungen in den einzelnen Bildelementen eine Aktivierungskarte zu erstellen, können verschiedene Ansätze verfolgt

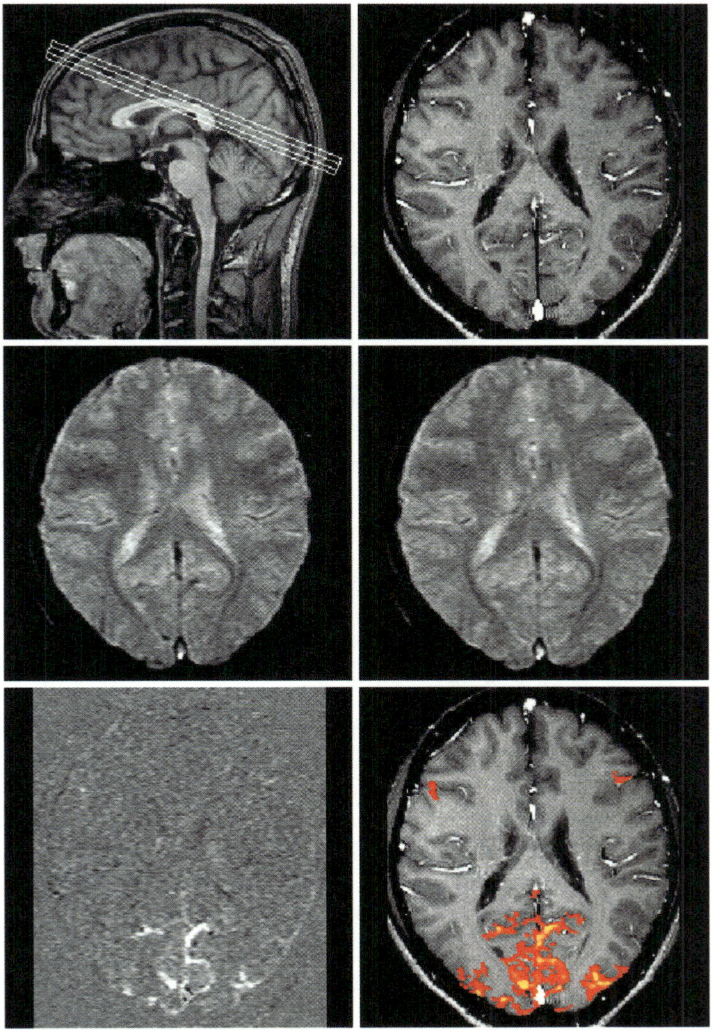

Abb. 3: Funktionelle Kartierung der Sehrinde. Schichtorientierung (oben links) und anatomische Darstellung einer ausgewählten Ebene mit Betonung der Gefäße (oben rechts). Beim Übergang von Dunkelheit (Mitte links) zu einer Stimulation mit Flickerlicht (Mitte rechts) verstärkt sich in einigen Bereichen der Sehrinde die Signalintensität geeignet gewählter Magnetresonanz-Tomographie-Bilder. Die Unterschiede zwischen den Funktionszuständen werden deutlicher in einem Differenzbild der Intensitäten (unten links) oder in einer Karte aus farbkodierten Korrelationskoeffizienten (unten rechts), welche die Ähnlichkeit des Stimulationsprotokolls mit dem Signalverhalten in jedem einzelnen Bildpunkt quantifiziert.

werden. Die naheliegendste Technik ist eine Differenzbildung aller Bilder aus den unterschiedlichen Funktionszuständen, also etwa: Helligkeit – Dunkelheit. Da ein Stimulationsprotokoll üblicherweise jedoch mehrfach zwischen den zu untersuchenden Zuständen hin- und herschaltet, hat sich eine zeitliche Korrelationsanalyse als besonders günstig erwiesen. Sie vergleicht in jedem Bildelement den tatsächlichen Signalverlauf mit einer Referenzfunktion, die dem zeitlichen Ablauf der verlangten Gehirnleistung – moduliert mit dem physiologischen Antwortverhalten – entspricht (Abb. 4). Das Ausmaß an Übereinstimmung kann als Korrelationskoeffizient quantifiziert und in einer Aktivierungskarte farblich kodiert werden. Zusätzlich wird eine statistische Bewertung der Korrelationskoeffizienten einer Karte vorgenommen, um mit Hilfe von Schwellenwerten die beteiligten Hirnareale möglichst eindeutig zu identifizieren. Dabei sollte jedoch auf keinen Fall vergessen werden, daß die Aktivierungskarte als das Endergebnis von verlangter bzw. tatsächlicher Gehirnleistung, Messung und Auswertung die entsprechende funktionelle Topographie nur nach Maßgabe der eingesetzten Kriterien darstellt und somit keiner ›absoluten‹ Wahrheit entspricht.

### *Neurowissenschaftliche Beispiele*

Einen Großteil unserer bisherigen Kenntnis über die funktionelle Anatomie des Gehirns verdanken wir Untersuchungen an Patienten mit einer kleinen, räumlich stark lokalisierten Hirnverletzung. Die sich daraus ergebende Zuordnung spezifischer Funktionsausfälle zu einzelnen Hirnarealen hat das Bild einer hochgradigen funktionellen Spezialisierung des zentralen Nervensystems entworfen. Während dies vor allem für diejenigen Rindenareale gilt, die sich der Verarbeitung primärer Sinneseindrücke widmen, muß für höhere kognitive oder emotionale Prozesse davon ausgegangen werden, daß die Läsionsforschung nur einzelne Elemente komplexerer Netzwerke erfassen kann. Darüber hinaus werfen Untersuchungen von Gedächtnis, Lernen oder Bewußtsein noch völlig offene Fragen nach der gezielten Verknüpfung oder ›Bindung‹ kortikaler Aktivität in voneinander getrennten Hirnarealen auf.

Gerade weil längerfristig erwartet werden darf, daß die funktionelle Magnetresonanz-Tomographie des menschlichen Gehirns auch zu diesen Grundfragen der Neurowissenschaft wesentliche Beiträge liefern wird, haben sich viele der ersten Anwendungen um eine Überprüfung und Sicherung bekannter Vorstellungen und damit auch um eine Bestätigung der Methodik selbst bemüht. Beispielsweise trifft dies auf Detailuntersuchungen zur Organisation der Sehrinde zu, die auf der Grundlage tier-

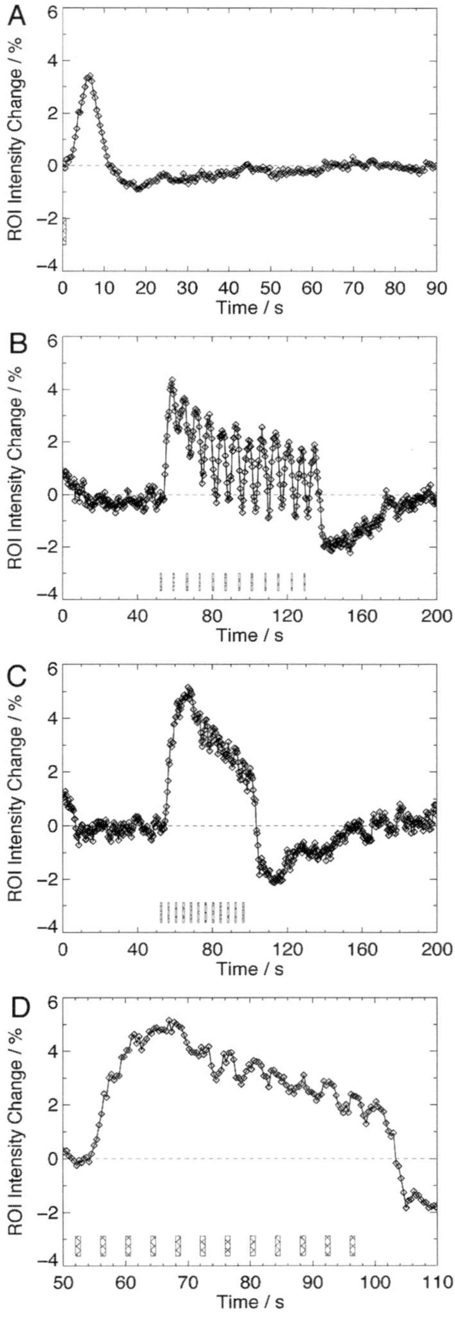


Abb. 4: Zeitverlauf des Magnetresonanz-Tomographie-Signals bei einer Stimulation der Sehrinde mit einem invertierenden Schachbrettmuster (1 Sekunde: schraffierte Felder) im Vergleich zu einem Graubild (Mittelwerte von 6 Versuchspersonen). Antwort auf einen einzigen Stimulus (A) sowie bei repetitiver Stimulation im Abstand von 6 Sekunden (B) und 3 Sekunden (C). Die Teilabbildung D zeigt einen Ausschnitt aus der in Teil C dargestellten Kurve.

experimenteller Ergebnisse zu einer Erweiterung der Erkenntnisse am Menschen geführt haben. So wurde mit Hilfe besonders effizienter Stimuli die Retinotopie der Sehrinde untersucht, welche die Abbildung des Gesichtsfeldes im okkzipitalen Cortex einzelner Versuchspersonen beschreibt. Gleiches gilt für die spezifischen Areale des Farbensehens und des Bewegungssehens.

Welche wichtige Rolle die genaue Präsentation der Aufgabenstellung auch bei scheinbar noch recht einfachen Gehirnleistungen spielt, sollen zwei Beispiele verdeutlichen, die sich mit der visuellen Spracherkennung (Abb. 5) und der Repräsentation von Fingerbewegungen (Abb. 6) beschäftigen.

Die Frage nach einem Ort früher visueller Spracherkennung geht von der Hypothese aus, daß es ein Hirnareal in der Sehrinde oder in ihrer Nähe gibt, das Sprach-Informationen – also Buchstaben – von anderen Zeichen unterscheidet und versucht, das Ergebnis lexikalisch einzuordnen. Dabei geht es zunächst nicht um Semantik oder Syntax, sondern ausschließlich um elementare Spracherkennung unterhalb der Ebene bedeutungsvoller Wörter: Untersucht werden sogenannte Nichtwörter, die aus einer aussprechbaren, aber sinnleeren Kette von 5 bis 6 Buchstaben bestehen. In einer früheren Positronen-Emissions-Tomographie-Untersuchung waren den Versuchspersonen Nichtwörter im Vergleich zu einem einzelnen Kunstzeichen gezeigt worden. Die dabei beobachteten Aktivierungen im mittleren Bereich der Sehrinde, die mit der funktionellen Magnetresonanz-Tomographie bestätigt werden konnten (Abb. 5 oben), wurden jedoch fälschlicherweise der lexikalischen Spracherkennung zugeschrieben. Mit den neuen Möglichkeiten der Magnetresonanz-Tomographie konnten von den Versuchspersonen in einer einzigen Untersuchung stets mehrere Aktivierungskarten für eine Reihe ähnlicher Paradigmen erhalten werden. Daraufhin stellten sich die medialen Komponenten durch einen Vergleich einer Kunstzeichenkette mit einem einzelnen Zeichen als eine Repräsentation der horizontalen Länge heraus (Abb. 5 Mitte). Dagegen ergab ein Vergleich eines Nichtwortes mit einer gleich langen Kunstzeichenkette ein in der linken Hemisphäre lateralisiertes Areal (Abb. 5 unten), das als sehrindennahe Eingangsstelle zur visuellen Sprachverarbeitung identifiziert werden konnte. Erst die Überprüfung von Aktivierungen verwandter Paradigmen hat es damit erlaubt, die Komponenten ›Sehen‹ und ›Lesen‹ der ursprünglich verlangten Gehirnleistung zu trennen und unterschiedlichen Bereichen der Sehrinde zuzuweisen.

Das obige Beispiel belegt sowohl das Magnetresonanz-Tomographie-Potential zu einer differenzierten Analyse kognitiver Prozesse als auch die

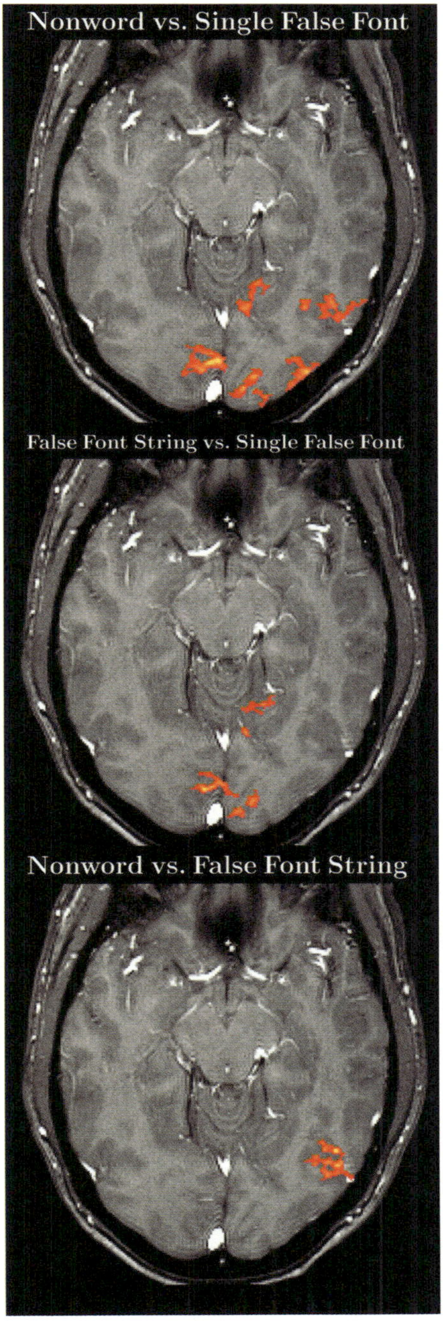


Abb. 5: Visuelle Spracherkennung – vom ›Sehen‹ zum ›Lesen‹. (Oben) Die Aktivierungskarte einer rechtshändigen Versuchsperson zeigt Bereiche der Sehrinde, die beim Betrachten einer Buchstabenkette (Nichtwort) im Vergleich zu einem einzelnen Kunstzeichen benutzt werden. (Mitte) Mediale Aktivierungen der Sehrinde aus dem Vergleich einer Kette von Kunstzeichen mit einem einzelnen Zeichen entsprechen der Komponente ›Sehen‹. (Unten) Die linkshemisphärische Aktivierung aus dem Vergleich eines Nichtwortes und einer gleich langen Kette von Kunstzeichen identifiziert ein Areal zum Erkennen von Buchstaben unterhalb der Ebene sinnvoller Worte entsprechend der Komponente ›Lesen‹.

Empfindlichkeit der erhaltenen Antwort bezüglich kleiner Änderungen der getesteten Gehirnleistung oder ihrer Präsentation. Letzteres wird durch ein Beispiel aus der motorischen Hirnrinde, in der Bewegungen des Körpers repräsentiert sind, unterstrichen. Bei der Untersuchung handelte es sich um die Frage nach der Feinorganisation des motorischen Handareals bezüglich der Repräsentationen einzelner Finger. Während die einzelnen Gliedmaßen des Körpers auf der Bewegungsrinde in benachbarten Arealen funktionell getrennt sind (›Somatotopie‹), wurde in einer frühen Magnetresonanz-Tomographie-Arbeit eine ähnliche Anordnung für die Finger innerhalb des Handareals bezweifelt. In der betreffenden Untersuchung wurden die Bewegungen einzelner Finger im Vergleich zu einer Ruhebedingung gemessen und eine jeweils vollständige Bedeckung des gesamten Handareals durch jeden einzelnen Finger beobachtet. Dieser Befund beantwortet jedoch nur die Frage, wo sich corticale Repräsentationen des einzelnen Fingers befinden: nämlich überall im Handareal. Dagegen läßt sich die vermutete somatotopische Anordnung der Finger eindrucksvoll nachweisen, wenn die Frage gestellt wird, ob beziehungsweise wo die Repräsentation eines Fingers gegenüber anderen Fingern dominiert (Abb. 6). Letzteres bedeutet eine geringfügige Modifikation der verlangten Gehirnleistung, indem die Bewegung eines einzelnen Fingers mit der Bewegung anderer Finger statt mit Ruhe verglichen wird. Auf diese Weise läßt sich zeigen, daß die Gebiete der jeweils stärksten Repräsentationen vom lateralen Ende des Handareals für den Daumen (Abb. 6 oben) über die mittleren Anteile für die Mittelfinger (Abb. 6 Mitte) bis zum medialen Ende für den kleinen Finger wandern (Abb. 6 unten). Diese ›quantitative‹ Somatotopie läßt sich evolutionsbiologisch als eine sehr plausible Entwicklung deuten, da die Bewegung unserer Hände sowohl gemeinsame Aktivitäten wie das Greifen beinhaltet – also eine Überlappung von Nervenzellen begünstigt, die für einzelne Finger kodieren – als auch eine Befähigung zu Einzelfingerbewegungen etwa beim Spielen eines Musikinstrumentes. Interessanterweise wird im Handareal der sensorischen Hirnrinde bei gleicher Reihenfolge eine klassische, funktionell getrennte Somatotopie des Fühlens einzelner Finger aufrechterhalten.

## *Aktuelle Fragen*

Zur Zeit ist das Gebiet der funktionellen Magnetresonanz-Tomographie des Gehirns bereits zunehmend durch Anwendungen zur Erforschung höherer kognitiver Prozesse wie Wahrnehmung, Aufmerksamkeit, Lernen und Gedächtnis gekennzeichnet. Daß dazu allerdings weiter ver-

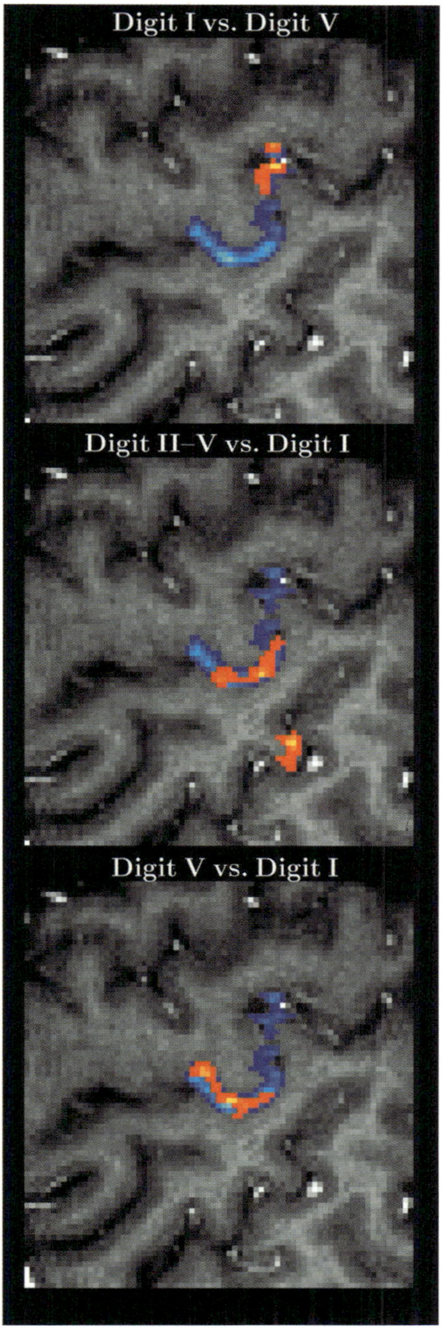


Abb. 6: Repräsentation von Fingerbewegungen im Handareal der motorischen Hirnrinde. Die Aktivierungskarten zeigen die funktionelle Dominanz einzelner Finger im linkshemisphärischen Handareal (blau) einer rechtshändigen Versuchsperson. (Oben) Das Gebiet der stärksten Repräsentation des Daumens (rot-gelb) wurde durch Vergleich von Bewegungen des Daumens und des kleinen Fingers ermittelt. (Mitte) Die stärksten Repräsentationen aller Mittelfinger und (unten) des kleinen Fingers jeweils im Vergleich zu Bewegungen des Daumens.

feinerte Paradigmen zur Definition und Kontrolle objektivierbarer Gehirnleistungen erforderlich werden und insbesondere nicht über methodische Begrenzungen hinausgegangen werden darf, sollte trotz aller faszinierenden Ausblicke nicht außer acht gelassen werden. Technische Schwierigkeiten ergeben sich beispielsweise aus der hohen Bewegungsempfindlichkeit der Magnetresonanz-Tomographie-Meßverfahren.

Entsprechende Artefakte in den Originalmessungen und in den daraus resultierenden Aktivierungskarten sind heute bei der Untersuchung motivierter Versuchspersonen zwar gut kontrollierbar, bei der geplanten Ausweitung der Anwendungen auf Patienten können sie jedoch zu Fehlinterpretationen führen.

Als weiteres ernsthaftes Problem ist das Auftreten von zum Teil erheblichen Bildfehlern in Form von Signalauslöschungen oder Verzerrungen zu bewerten. Die physikalische Ursache liegt in der Nachbarschaft von Geweben mit unterschiedlichen magnetischen Suszeptibilitäten. Dies gilt vor allem für Hirngewebe in der Nähe luftgefüllter Räume wie dem Ohrkanal oder dem Nasen-Rachen-Raum und trifft daher in erster Linie auf Areale im unteren Bereich des Gehirns zu. Auch wenn an methodischen Verbesserungen intensiv gearbeitet wird, müssen zur Zeit funktionelle Untersuchungen des vorderen Hippocampus (Gedächtnisfunktionen) oder der Amygdala (Emotionen) als unrealistisch angesehen werden.

Zu den aktuellen Arbeiten zählen weiterhin Fragen nach der zeitlichen und räumlichen Auflösung. Üblicherweise besitzen die Bildelemente in den Aktivierungskarten eine Kantenlänge von 2 bis 3 mm bei einer Schichtdicke von 3-6 mm. Diese Parameter werden einerseits durch das maximal verfügbare Signal-Rausch-Verhältnis bestimmt, das sich bei Verkleinerung der Bildelemente proportional verringert. Andererseits begrenzt eine höhere räumliche Auflösung aufgrund einer längeren Meßzeit die Anzahl der Schichten, die bei einer gewünschten Zeitauflösung von 2 bis 3 Sekunden zur Abdeckung des gesamten Gehirns realisiert werden können.

Für spezielle Fragestellungen wird an Verfahren mit einer räumlichen Auflösung von nur 0,5 mm Kantenlänge und 1-2 mm Schichtdicke gearbeitet. Von dieser Größenordnung erhofft man sich einen Zugang zu den kleinsten Funktionseinheiten der Hirnrinde, die sich als ›Säulen‹ senkrecht zur Oberfläche der Hirnwindungen darstellen. Ein Ziel dieser Anstrengungen ist es, nicht nur die Netzwerke kooperierender Hirnareale aufzuklären, sondern einen Einblick in die funktionelle Organisation einzelner Areale zu gewinnen. Eine erste Anwendung beschäftigt sich mit den Okulardominanzbanden, die in zwei Dimensionen räumlich abwechselnd die primäre Sehrinde bilden und dabei den Funktionseinheiten für das linke und rechte Auge entsprechen.

Die zeitliche Auflösung der Magnetresonanz-Tomographie-Verfahren ist nicht durch die Meßdauer der Schichtbilder gegeben, die in Abhängigkeit von der räumlichen Auflösung minimal etwa 0,1 Sekunden betragen kann, sondern wird von der hämodynamischen Antwortfunktion begrenzt. Ein kurzer visueller Reiz mit einer Dauer von nur einer Sekunde zeigt deutlich, daß die über den Blutfluß vermittelte Reaktion des hämoglobinbestimmten Magnetresonanz-Tomographie-Signals um etwa 1-2 Sekunden verzögert eintritt und erst nach etwa insgesamt 6 Sekunden zu einem maximalen Effekt führt (Abb. 4 oben). Diese Transferfunktion bei der Beobachtung neuronaler Erregungsänderungen hat Vor- und Nachteile. Sie bedeutet einerseits, daß selbst ›flüchtige Gedankenblitze‹, die einzelne Hirnareale kurzfristig aktivieren, eine Chance zur Beobachtung haben. In der Tat ist anzunehmen, daß die zeitlichen Fluktuationen des Magnetresonanz-Tomographie-Signals in Abwesenheit einer spezifisch verlangten Gehirnleistung nichts anderes als eine Überlagerung der physiologischen Antworten vieler einzelner Hirnaktivitäten der Versuchsperson repräsentieren. Es sollte daher prinzipiell möglich sein, aus diesen Fluktuationen funktionelle Konnektivitäten zu ermitteln. Auf der anderen Seite limitiert der verzögerte Signalanstieg die Wiederholrate von Aktivierungen des gleichen Hirnareals. Wird die Dauer der Kontrollbedingung von beispielsweise 6 Sekunden (Abb. 4 Mitte oben) auf 3 Sekunden (Abb. 4 unten) verringert, so verschlechtert sich die Trennung der einzelnen physiologischen Antworten ebenso wie der funktionelle Kontrast zwischen den Funktionszuständen.

Die hohe Empfindlichkeit gegenüber kurzen Einzelereignissen gestattet den Ausbau der funktionellen Magnetresonanz-Tomographie des Gehirns zu einem bildlich auflösenden, neurophysiologischen Ableitungsverfahren. Entsprechende Ansätze lassen sich beispielsweise für ereigniskorrelierte Untersuchungen in Anlehnung an gängige neuropsychologische Testverfahren nutzen. Sie ergeben zudem eine Chance zur Kombination mit gleichzeitig anzuwendenden Untersuchungsverfahren wie der transkraniellen Magnetstimulation oder Gleichstromstimulation. Darüber hinaus können im Magnetresonanz-Tomographie-System aufgezeichnete Elektroenzephalographie-Ableitungen zeitlich irregulär auftretender Erregungsmuster im Sinne einer Referenzfunktion mit entsprechenden Veränderungen des räumlich aufgelösten Magnetresonanz-Tomographie-Signals korreliert und zu Aktivierungskarten der zugrundeliegenden kortikalen Ereignisse verrechnet werden. Aufgrund erster erfolgversprechender Anwendungen bei einzelnen Patienten mit fokaler

Epilepsie (Abb. 7) wird dieser Ansatz zukünftig erheblich an Bedeutung für eine nichtinvasive Lokalisierung pathologischer Erregungszustände gewinnen.

## *Perspektiven*

Ohne Zweifel darf eine zunehmend wachsende Bedeutung der funktionellen Magnetresonanz-Tomographie für die Hirnforschung am Menschen festgestellt werden. Sie ergibt sich vor allem aus der Nicht-Invasivität, dem raumzeitlichen Auflösungsvermögen, der Empfindlichkeit und der hohen experimentellen Flexibilität. Grundsätzliche Bedeutung erwächst der funktionellen Bildgebung aus der Erkenntnis, daß sich spezifische kognitive und emotionale Leistungen des Gehirns nicht allein aus einer Kenntnis der molekularbiologischen Komponenten oder synaptischen Übertragungsmechanismen ableiten lassen, sondern Untersuchungen des Gesamtsystems erfordern. Die reduktionistische Vorgehensweise in der neurobiologischen Grundlagenforschung läßt sich damit mittels Magnetresonanz-Tomographie-Verfahren durch ein integratives Konzept ergänzen, das die in Kürze vollständig zur Verfügung stehende genetische Information über die Proteine, den Stoffwechsel und die Physiologie mit der Funktion des Gehirns verbindet.

Mittelfristig ist auch ein medizinischer Nutzen durch Beiträge zur Diagnostik und Therapiekontrolle bei neurologischen und psychiatrischen Erkrankungen zu erwarten. Ausgehend von prächirurgischer Funktionsdiagnostik, beispielsweise der Kartierung von Motor- oder Sprachfunktionen in der Nachbarschaft operabler Hirntumore, sowie einer Darstellung von Fehlfunktionen, beispielsweise bei kortikaler Blindheit/Taubheit oder der Auslösung von Zitterbewegungen, werden Fragen nach der synaptischen Plastizität eine besondere Rolle spielen. Letzteres bezieht sich insbesondere auf die Neuprogrammierung intakter Populationen von Nervenzellen im Zusammenhang mit Reorganisationsprozessen bei Lernvorgängen oder bei der Rehabilitation nach Hirnverletzungen. Abschließend soll betont werden, daß die Magnetresonanz-Tomographie von Hirnfunktionen eine noch junge Technik ist, deren vielfältige Möglichkeiten eher neue Fragen aufwerfen als alte beantworten. Sicher ist, daß dieses Verfahren zusammen mit den Fortschritten der molekularen Neurobiologie und Neurogenetik die Erforschung des menschlichen Gehirns in der nächsten Dekade maßgeblich mitbestimmen wird.

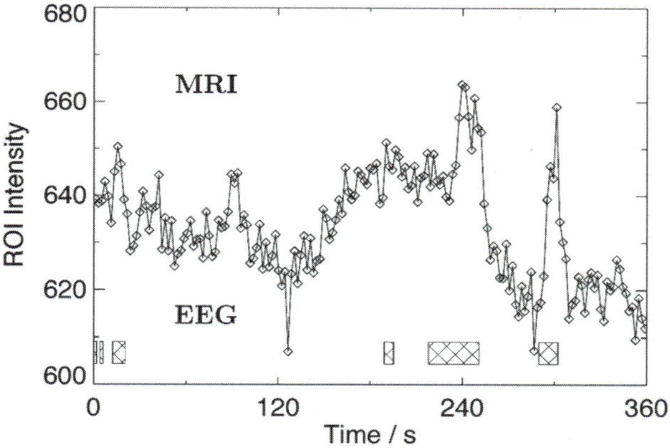


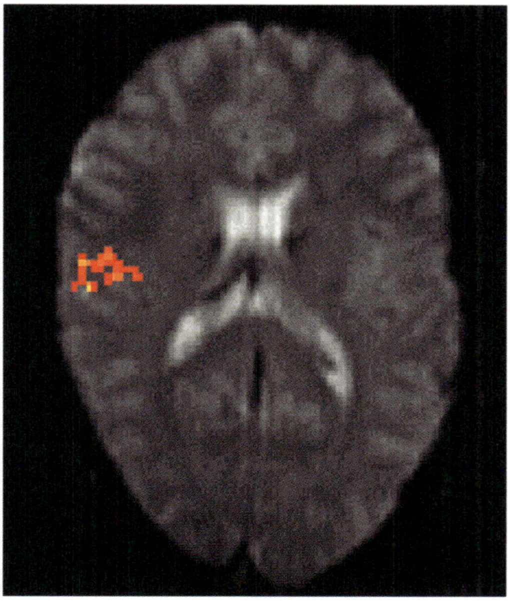

Abb. 7: Funktionelle Aktivierungen bei einem Patienten mit fokaler Epilepsie.
Oben: Zeitverlauf der Magnetresonanz-Tomographie-Signalstärke aus denjenigen Bildelementen, die synchron mit Abnormalitäten des gleichzeitig aufgezeichneten Elektroenzephalographie-Signals (schraffierte Felder) einen Anstieg des Blutflusses und der Sauerstoffversorgung aufweisen.
Unten: Die ermittelten Bildelemente ergeben eine räumlich zusammenhängende Region, die als Zentrum der epileptischen Aktivität gedeutet wird.

Frahm, Jens und Wolfgang Hänicke: Rapid scan techniques. In: Magnetic Resonance Imaging. (Eds.) Stark, D.D. and Bradley, W.G. 3rd Edition. Mosby, St. Louis 1998, S. 87-124.

Frahm, Jens, Peter Fransson and Gunnar Krüger: Magnetic resonance imaging of human brain function. In: Modern Techniques in Neuroscience Research. (Eds.) Windhorst, U. and Johansson, H. Berlin 1999, S. 1055-1082.

# Sprache und Gehirn: Zur Neurobiologie der Sprachverarbeitung

VON

ANGELA D. FRIEDERICI

## *1. Fenster zu einer verschlossenen Welt: Einblicke in das Gehirn*

Die Frage nach dem Zusammenhang zwischen kognitiven Leistungen und dem Gehirn hat die Menschheit schon seit langem beschäftigt. Daß es einen direkten Zusammenhang zwischen Sprache und Gehirn gibt, weiß man spätestens seit 1861, dem Jahr, in dem Paul Broca in einer ersten Veröffentlichung über einen Patienten mit einer schweren Sprachstörung berichtete. Dieser Patient war nur in der Lage, eine einzige Silbe zu produzieren, konnte aber durch verschiedene Intonation dieser Silbe Bejahung oder Verneinung signalisieren und andeuten, daß er die an ihn gerichteten Fragen verstehen konnte. Die Obduktion des Gehirns dieses Patienten ergab eine Schädigung einer bestimmten Region im frontalen Anteil der linken Gehirnhälfte (genauer eine Schädigung des unteren Teils der dritten Stirnwindung, siehe Abb. 1). Dieser Teil des Gehirns wurde fortan für die menschliche Fähigkeit, Sprache zu produzieren, verantwortlich gemacht.

Wenige Jahre später berichtete Carl Wernicke (1874) über eine Reihe von Patienten mit massiven Defiziten im Sprachverstehen bei gleichzeitig relativ gut erhaltenen Sprachproduktionsleistungen. Seine Patienten zeigten bei Obduktion ebenfalls Schädigungen in der linken Gehirnhälfte, allerdings im temporalen und nicht im frontalen Anteil (Abb. 1). Diese Region wurde aufgrund der bei diesen Patienten beobachteten Defizite mit Prozessen des Sprachverstehens in Verbindung gebracht.

Bis vor kurzem war die systematische Korrelation von Sprachdefiziten und bestimmten Hirnschädigungen die einzige Möglichkeit, Aussagen über den Zusammenhang von Sprache und Gehirn zu machen. Seit Anfang der siebziger Jahre konnte die Bestimmung der strukturellen Hirnschädigung mittels der Computertomographie auch am lebenden Individuum vorgenommen werden, jedoch war man weiterhin auf die Betrachtung von Verhalten bei Patienten mit umschriebenen Hirnläsionen angewiesen.

Erst seit den neunziger Jahren erlauben neue Verfahren der funktionellen Bildgebung einen Einblick in den Zusammenhang von Sprache und

Gehirn im gesunden Menschen. Verfahren der funktionellen Bildgebung registrieren die Hirnaktivität während einer bestimmten kognitiven Aufgabe wie zum Beispiel dem Verstehen eines Wortes oder eines Satzes. Während zu Beginn zunächst die Positronen-Emissions-Tomographie als das Verfahren der Wahl angewendet wurde, ist diese in den vergangenen Jahren durch das nicht-invasive Verfahren der funktionellen Kernspintomographie abgelöst worden, deren Details Jens Frahm in diesem Band beschreibt. Beide Verfahren messen Veränderungen des regionalen Blutflusses im Gehirn als Funktion bestimmter kognitiver Prozesse. Je genauer wir die Prozesse und die Teilprozesse, aus denen sich komplexe Prozesse zusammensetzen, definieren, desto genauer wird die Kartierung bestimmter Funktionen im Gehirn. Dies gilt nur unter der Annahme, daß bestimmte Hirnareale in der Tat für spezifische Funktionen zuständig sind. Eine Annahme, die sich bereits für einige Aspekte menschlicher Fähigkeiten, so zum Beispiel für die gut untersuchte Domäne der visuellen Wahrnehmung, bestätigt hat.

Wollen wir nun den Zusammenhang zwischen Sprache und Gehirn genau beschreiben, benötigen wir zunächst eine Vorstellung oder ein Modell davon, aus welchen Teilprozessen sich das Sprachverstehen oder die Sprachproduktion zusammensetzen. Hier können wir auf eine Anzahl von linguistischen Theorien und psychologischen Modellen zurückgreifen. Obwohl im Detail teilweise unterschiedlich, sind sich alle Modelle darüber einig, daß Sprachverstehens- und Produktionsprozesse auf folgende Wissensressourcen zurückgreifen: Information über die lautliche Struktur einer Sprache (Phonologie), Information über die Bedeutungsstruktur von und zwischen Wörtern einer Sprache (Semantik) und Information über die grammatikalischen Regeln einer Sprache (Syntax). Auf diese Informationen muß in einem Zeitbereich von Millisekunden zugegriffen werden, und die verschiedenen Informationen müssen dann ebenfalls innerhalb von Millisekunden miteinander koordiniert werden, wenn normale Sprachproduktion und normales Sprachverstehen stattfinden soll. Im Bereich des Sprachverstehens geschieht dies innerhalb von circa einer halben Sekunde. Eine Höchstleistung des Gehirns im Millisekundenbereich.

Es scheint also, wollen wir den Prozeß des Sprachverstehens adäquat beschreiben, als müßten wir neben den Hirnarealen, die diesen Prozeß unterstützen, auch das zeitliche Zusammenspiel der verschiedenen Komponenten spezifizieren. Neben der Modellvorstellung, daß alle Informationen zu jeder Zeit während des Sprachverstehens interagieren (interaktive Modelle), gibt es Modelle, die annehmen, daß die Effizienz der Sprachverstehensprozesse darin liegt, daß nach der lautlichen Verarbei-

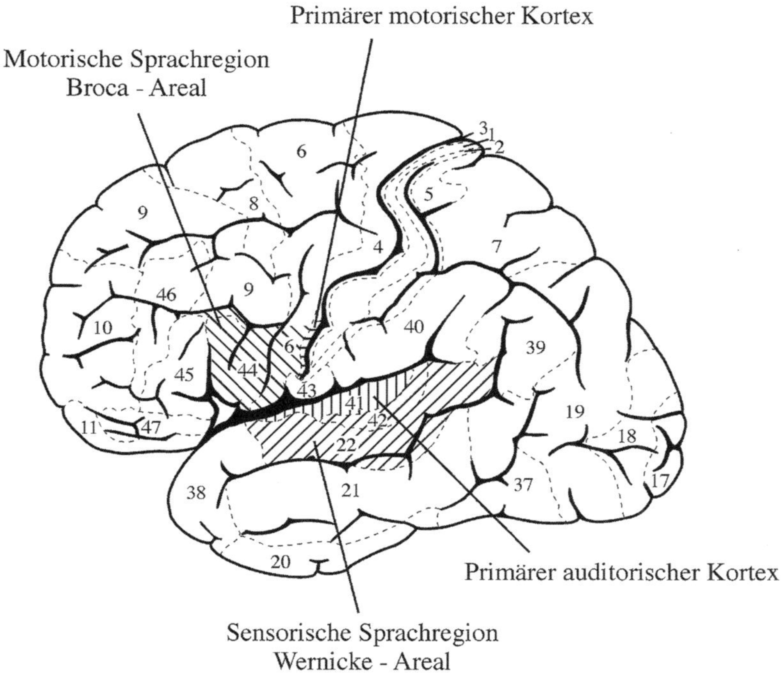


Abb. 1: Schematische Darstellung der linken Hirnhälfte und der sprachrelevanten Areale.

tung syntaktische und lexikalisch-semantische Information zunächst unabhängig voneinander verarbeitet werden und erst zu einem späteren Zeitpunkt miteinander interagieren (parallele Modelle). Sogenannte serielle Modelle postulieren darüber hinaus, daß in einer initialen Verarbeitungsphase zunächst die syntaktische Struktur des Sprachinputs analysiert wird und lexikalisch-semantische Information erst in einer darauffolgenden Phase eine Rolle spielt. Dieser erste syntaktische Strukturierungsprozeß läuft schnell und hochautomatisch ab und ist deshalb der menschlichen Intuition nicht zugänglich. Das bedingt, daß wir diese Modellvorstellung kaum intuitiv erfassen können und wir daher auf systematisches Experimentieren angewiesen sind, um eine Modellvorstellung zu belegen. Für einen Überblick siehe Friederici (1999).

Klar ist, daß Experimente, die uns Aufschlüsse über den zeitlichen Verlauf der einzelnen Subprozesse geben sollen, einer Meßmethode bedürfen, die eine zeitliche Auflösung im Millisekundenbereich erlaubt. Wir verfügen heute über zwei Meßmethoden, die Gehirnaktivität mit dieser

Zeitauflösung zu messen vermag: die Elektroencephalographie (EEG) und die Magnetencephalographie (MEG). Die Elektroencephalographie mißt die elektrische Aktivität von Neuronen, die Magnetencephalographie ihr magnetisches Feld. Die Registrierung wird meist mit einer größeren Anzahl von Meßkanälen vorgenommen, die über die gesamte Schädeloberfläche verteilt sind. Um das Signal-Rauschverhältnis der außerhalb des Schädels gemessenen Hirnaktivität auf einen bestimmten, zum Beispiel akustisch oder visuell dargebotenen Reiz zu erhöhen, wird über eine Anzahl von Reizen gleicher Art gemittelt. Erst dann können wir spezifische Hirnwellen erkennen und spezifischen Sprachfunktionen zuweisen.

Bevor wir uns der zeitlichen Struktur von Sprachverstehensprozessen widmen, wollen wir zunächst sehen, welche Hirnareale an diesen Prozessen beteiligt sind. Wir werden bei dieser Betrachtung auf die Domäne des akustischen Sprachverstehens fokussieren, da das Verstehen gesprochener Sprache sowohl phylogenetisch als auch ontogenetisch die basalere Domäne ist und somit eine festgelegte neurobiologische Verankerung wahrscheinlich ist.

## *2. Der Ort steht fest: der Sitz der Sprache im Gehirn*

Während es eine ganze Reihe von Untersuchungen zu der Frage gibt, wo Wörter im Gehirn verarbeitet werden, wenn sie einzeln in Wortlisten präsentiert werden, gibt es relativ wenige Arbeiten zu der Frage, welche Hirnareale aktiv sind, wenn Sätze verarbeitet werden. Unter den wenigen Studien zur Satzverarbeitung haben sich die Mehrzahl mit dem Lesen von Sätzen beschäftigt. Das Lesen von Sätzen mag sich aber vom Hören von Sätzen dahingehend unterscheiden, daß dem visuellen Wahrnehmen der Buchstaben und Wörter ein phonologisches Enkodieren, wenn auch auf einer abstrakten Ebene, folgt. Phonologische Enkodierungsprozesse mögen dagegen beim Verstehen akustisch dargebotener Sprache weniger zum Tragen kommen. So zeigt sich auch bei den Lesestudien neben Aktivierungen in links temporalen Regionen, die für die Dekodierung akustischer Information zuständig sind, eine deutliche Aktivierung in jenen frontalen Arealen der linken Hemisphäre, die für phonologische Prozesse während der Sprachproduktion verantwortlich gemacht werden (Brodmann Area 44/6). Ein Blick auf die Arbeiten zur auditorischen Satzverarbeitung zeigt, daß sowohl temporale als auch frontale Areale der linken Hemisphäre aktiviert sind. Obwohl die temporale Aktivität überwiegt, können wir funktionell spezifische, eng lokalisierte Aktivitäten in frontalen Arealen ausmachen.

Versuchen wir einen genaueren Blick auf diese Areale und ihre Funktionen zu werfen. Studien aus dem eigenen Institut mögen hier erste Hinweise liefern. Die dargestellten Experimente bedienen sich der Meßmethode der funktionellen Kernspintomographie (fMRI). In den Experimenten wurden jeweils acht Schichten aufgenommen, die den sprachrelevanten Teil des Gehirns abdecken.

Die Registrierung der Hirnaktivität erfolgte während des Verarbeitens verschiedener sprachlicher Reize. Um die Aspekte Syntax und Semantik getrennt betrachten zu können, haben wir folgendes Stimulusmaterial konstruiert:

(1) Normale Sätze (enthalten syntaktische Struktur, signalisiert durch Funktionswörter und Flexionen, und semantische Information, signalisiert durch Inhaltswörter).
*Die hungrige Katze jagt die flinke Maus.*
(2) Sinnleere Sätze (enthalten syntaktische Struktur, signalisiert durch Funktionswörter und Flexionen, aber keine semantische Information, da Inhaltswörter durch Pseudowörter ersetzt werden).
*Das mumpfige Fölöfel fänget das apoldige Trekon.*
(3) Listen von realen Wörtern (enthalten keine syntaktische Information, aber semantische Information).
Der Koch stumm Kater Geschwindigkeit doch Ehre.
(4) Listen von Pseudowörtern (enthalten weder syntaktische noch semantische Information).
*Der Norp Bruch Orlout Kinker Deftei Glauch Leigerei.*

In Abb. 2 ist die Aktivation in der linken Hirnhälfte für die verschiedenen Bedingungen dargestellt. Man kann eine starke Aktivierung im Temporallappen (Gyrus temporalis superior) erkennen, und zwar bei allen vier Bedingungen, jedoch mit größerer Ausdehnung nach vorne hin für die beiden Satzbedingungen. Das bedeutet, daß der vordere Teil dieser Region vornehmlich in syntaktische Verarbeitungsprozesse involviert ist. Zusätzlich können folgende Aktivierungen in frontalen Regionen beobachtet werden: Beide Wortlisten-Bedingungen, aber auch die sinnleeren Sätze, aktivieren einen bestimmten Teil des frontalen Cortex (Kreuzung des sulcus frontalis inferior und des sulcus precentralis inferior), nicht aber die normalen Sätze. Diese Hirnregion kommt offensichtlich dann ins Spiel, wenn Sprachinput, der von normalen Sätzen abweicht, verarbeitet werden muß. Interessant ist, daß jene Bedingung, in der ausschließlich syntaktische Information zur Verfügung steht (sinnleere Sätze), eine spezifische Aktivierung im sogenannten frontalen Operculum, nahe der Broca-Area, evoziert (siehe Abb. 2). Dies bedeutet, daß diese Region besonders dann aktiv ist, wenn syntaktische Verarbeitung im Fokus steht. Normale Sätze zeigen gegenüber allen anderen die geringste Aktivierung in den frontalen Regionen, was auf hochautomatisierte, wenige Ressourcen fordernde Verarbeitungsprozesse im Normalfall hinweist. Weicht der Sprachinput vom normalen ab, werden zusätzliche Hirnareale aktiv.

Generell kann festgehalten werden, daß bei der akustischen Sprachverarbeitung der hintere und mittlere Anteil der oberen Temporalwindung sowohl bei der Verarbeitung von Wörtern wie Pseudowörtern aktiv ist und daß der vordere Anteil eher syntaktische Verarbeitungsprozesse unterstützt. Für die syntaktische Verarbeitung scheint darüber hinaus das frontale Operculum, nahe der Broca-Area, von besonderer Bedeutung zu sein. Temporaler und frontaler Anteil der linken Hemisphäre (und im geringeren Ausmaß auch die homologen Areale der rechten Hemisphäre) bilden also das neuronale Netzwerk für die auditorische Sprachverarbeitung. Details sind in der Arbeit von Friederici, Meyer und von Cramon (2000) beschrieben.

Die spezifische Funktion der rechten Hemisphäre bei der Sprachverarbeitung haben wir in einem weiteren Experiment untersucht, bei dem die Satzmelodie während der auditorischen Präsentation eines Satzes systematisch variiert wurde. Es gab drei verschiedene Bedingungen:

(1) Normale, gesprochene Sätze.
(2) Sinnleere Sätze, in denen die Inhaltswörter durch Pseudowörter ersetzt waren, bei denen jedoch Funktionswörter erhalten waren und die mit normaler Satzmelodie gesprochen wurden.
(3) Delexikalisierte Sätze, bei denen mittels eines bestimmten Filterungsverfahrens alle lexikalischen Informationen nicht mehr verfügbar waren, die Wörter also nicht mehr identifiziert werden konnten, wobei jedoch die Satzmelodie voll erhalten blieb.

Es zeigte sich, daß vor allem die dritte Bedingung, also jene, bei der ausschließlich prosodische Information vorhanden war, eine erhöhte Aktivierung der rechten frontalen Operculums und der rechten oberen Temporalwindung hervorrief (Abb. 3). Für Details sei auf die Arbeit von Steinhauer, Alter, Meyer, Friederici und von Cramon (1999) verwiesen.

Zusammen mit der zuvor dargestellten Studie ergibt sich folgendes Bild: Temporale und frontale Anteile der linken Hemisphäre unterstützen vornehmlich syntaktische Prozesse, während deren homologe Areale in der rechten Hemisphäre bei der Verarbeitung von Satzmelodie, das heißt von Prosodie, relevant sind.

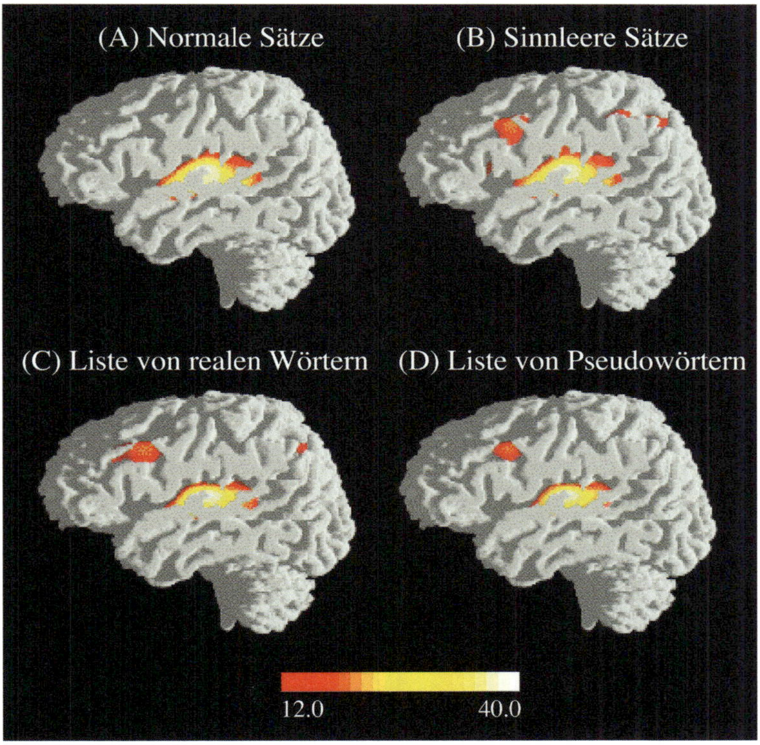


Abb. 2: Aktivationen in der linken Hirnhälfte für die Bedingungen (a) normale Sätze, (b) sinnleere Sätze, (c) Wortlisten mit realen Wörtern und (d) Wortlisten mit Pseudowörtern.

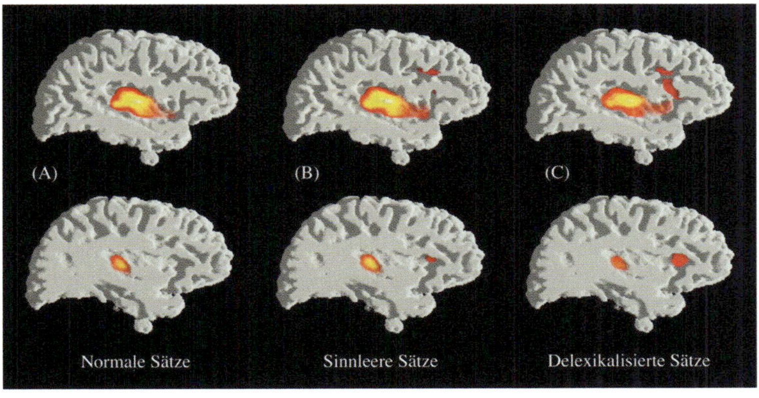


Abb. 3: Aktivationen in der rechten Hirnhälfte für die Bedingungen (a) normale Sätze, (b) sinnleere Sätze und (c) delexikalisierte Sätze.

Die funktionelle Kernspintomographie liefert uns also sehr genaue Bilder des für das Sprachverstehen relevanten Netzwerkes. Aufgrund der geringen zeitlichen Auflösung, bedingt durch die Trägheit des Blutflusses, der mit dieser Methode gemessen wird, vermag die funktionelle Kernspintomographie Aussagen im Sekundenbereich, nicht jedoch im Millisekundenbereich zu treffen. Sprachliche Prozesse jedoch spielen sich im Millisekundenbereich ab. Dies soll im folgenden demonstriert werden.

### *3. Die Uhr läuft: zur zeitlichen Struktur von Sprachverstehensprozessen*

Beim Umgang mit der Frage nach dem zeitlichen Ablauf von Sprachverarbeitungsprozessen ist ein intuitiver Zugang nicht möglich. Meist können wir nur feststellen, daß diese Prozesse ziemlich schnell ablaufen müssen, da wir die gehörte sprachliche Information relativ schnell verstehen, einzelne Subprozesse können wir jedoch nicht identifizieren. Die einzelnen Subprozesse, die durchlaufen werden müssen vom sprachlichen Input bis zur Erstellung einer Repräsentation dessen, was gesagt worden ist, sind die folgenden: Dazu gehören lautliche Dekodierung, Worterkennung, grammatikalische Strukturierung, Zuweisung von thematischen Rollen (wer tut was wem) und letztlich Interpretation. Vor dem Hintergrund dieser Anzahl von Subprozessen darf man sich wundern, daß all diese Prozesse normalerweise in 500 bis 600 Millisekunden, also in gut einer halben Sekunde, ablaufen. Daß die lautliche Dekodierung, das heißt das Erkennen einzelner Sprachlaute, bei etwa 100 Millisekunden bereits abgeschlossen ist, konnte in einer Reihe von Studien mittels der Elektroencephalographie belegt werden.

Hier sollen vielmehr die Prozesse der Syntaxverarbeitung und der Verarbeitung semantischer Informationen im Mittelpunkt stehen. Einige Theorien des Sprachverstehens machen relativ genaue Angaben über den zeitlichen Verlauf dieser Prozesse.

Sogenannte serielle Modelle (Abb. 4) gehen davon aus, daß während des Sprachverstehens in einem ersten Verarbeitungsschritt zunächst eine syntaktische Struktur der hereinkommenden Information erstellt wird (hier durch Klammern dargestellt):

[[*Der Mann*] [[*begrüßt* [*die Frau*]]].

Mittels einer solchen Strukturierung des Inputs in verschiedene Satzteile gelingt es, die kontinuierlich hereinkommende Information in Teile zu zerlegen, die größer sind als ein Wort, und Relationen zwischen einzelnen Teilen festzulegen. Zum Beispiel [[*begrüßt* [*die Frau*]] bildet eine

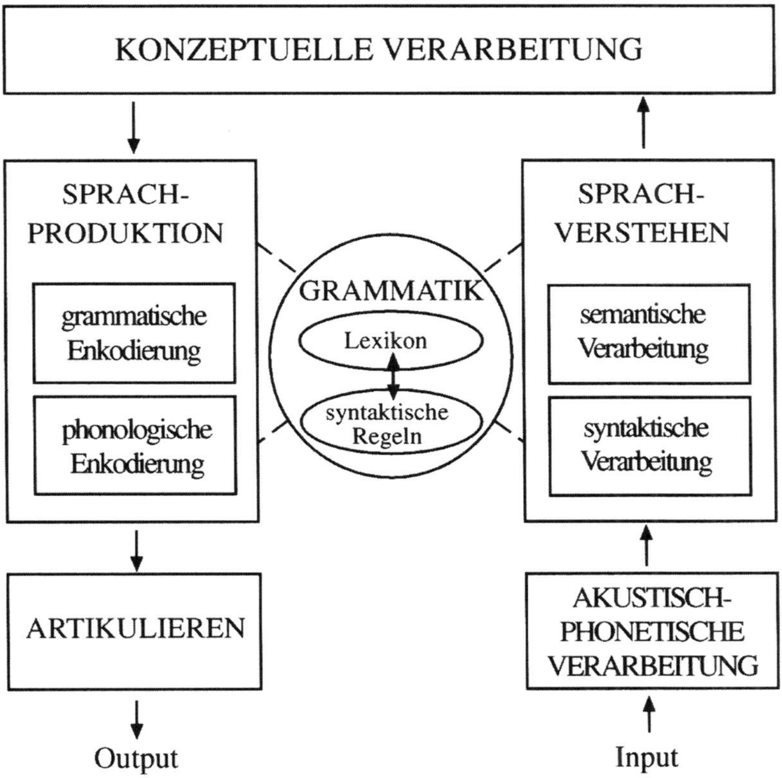


Abb. 4: Modell der Sprachverarbeitung.

größere Einheit. Auf diese Weise wird der Arbeitsspeicher, der jetzt nicht jedes Wort einzeln speichern muß, sondern größere Einheiten speichern kann, entlastet.

In einer zweiten Phase erst kommen lexikalisch semantische Prozesse zum Tragen. Das heißt, daß erst in dieser Phase die Information darüber, wer wem was tut, verarbeitet wird. Intuitiv mag man dies kaum glauben, da wir subjektiv den Eindruck haben, daß wir immer und sofort inhaltliche Information verarbeiten. Aber unser Verarbeitungssystem geht anders vor: Zunächst läßt es die Bedeutung der Wörter außer acht, um mit der schnell einlaufenden Information zurecht zu kommen, dann erst wird interpretiert. Belege hierfür liefern Experimente, die mittels der Elektroencephalographie die Hirnaktivität während des Satzverstehens Millisekunde für Millisekunde registriert.

Wir haben die Verarbeitung von semantischen und syntaktischen Prozessen unter Verwendung von auditorisch präsentierten Sätzen untersucht, die folgendermaßen formuliert waren:

(1) Korrekt
*Der König wurde ermordet.*
(2) Semantisch inkorrekt
*Der Honig wurde ermordet.*
(3) Syntaktisch inkorrekt
*Der König wurde im ermordet.*
Dieser Satz ist syntaktisch falsch, da die Präposition ›*im*‹ notwendigerweise ein Nomen als nächstes Wort fordert, zum Beispiel:
*Der König wurde im Schloß ermordet.*

Gemessen wurde das ereigniskorrelierte Hirnpotential jeweils auf dem letzten Wort (unterstrichen). Bei einer Mittelung über verschiedene Sätze von Typ (1), (2) und (3) fanden wir folgende Ergebnisse:

Ein Vergleich zwischen Satztyp (1) und (2) gibt Aufschlüsse über die Verarbeitung von semantischer Information (Abb. 5). Wir fanden für das kritische (letzte) Wort im Satz eine deutlich negativere Welle im Fall von semantischer Inkorrektheit (gepunktete Linie) im Gegensatz zu korrekten Sätzen (durchgezogene Linie). Diese Negativierung hatte ihr Maximum um die 400 Millisekunden und wird deshalb N400 genannt.

Ein Vergleich zwischen Satztyp (1) und (3) gibt Aufschlüsse über die Verarbeitung von syntaktischer Information (Abb. 6). Gemäß der Annahmen serieller Modelle sollten wir einen Indikator für eine frühe Verarbeitung syntaktischer Information finden. Die Daten zeigen für das kritische (letzte) Wort im Satz eine sehr frühe negative Welle für syntaktisch falsche im Vergleich zu syntaktisch richtigen Sätzen. Diese Negativierung ist nicht nur früher als die N400, auch ihre Verteilung über den Kopf ist deutlich von der N400 verschieden. Während die N400 relativ breit verteilt ist, hat die syntaktische Negativierung ein deutliches links anteriores Maximum. Diese Negativierung wurde deshalb LAN (Left Anterior Negativity) oder ELAN (Early Left Anterior Negativity) genannt. Der Unterschied im zeitlichen Verlauf der beiden Negativierungen belegt, daß syntaktische Prozesse den semantischen Prozessen vorausgehen, und bestätigten somit die Annahme der seriellen Modelle.

Interessanterweise finden wir für syntaktische Verletzungen außerdem eine breit verteilte späte Positivierung um die 600 Millisekunden, auch P600 genannt. Da diese Komponente sowohl bei syntaktischen Verletzungen als auch bei der Verarbeitung von syntaktisch nicht-bevorzugten Sätzen (zum Beispiel Sätze, bei denen das Objekt vorne statt hinten im

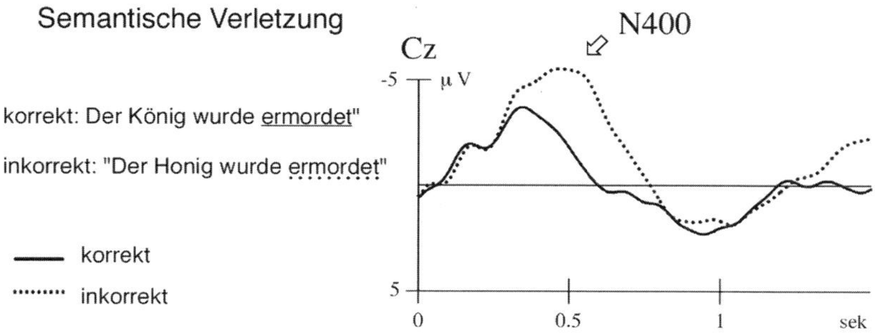


Abb. 5: Gemitteltes ereigniskorreliertes Hirnpotential für semantisch inkorrekte und korrekte Sätze. Dargestellt sind die Potentialwellen für das satzfinale Verb in beiden Bedingungen für die zentrale Elektrode Cz.

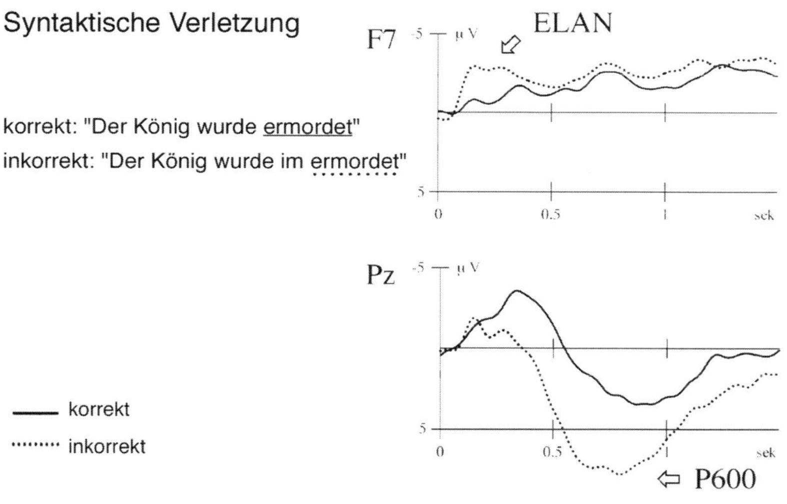


Abb. 6: Gemitteltes ereigniskorreliertes Hirnpotential für syntaktisch inkorrekte und korrekte Sätze. Dargestellt sind die Potentialwellen für das satzfinale Verb in beiden Bedingungen für die linksanteriore Elektrode F7 und die parietal-zentrale Elektrode Pz.

Satz steht) beobachtet wird, gehen wir davon aus, daß die P600 Prozesse der Reanalyse und Korrektur widerspiegeln.

Die syntax-bedingte frühe links anteriore Negativierung scheint dagegen eher sehr schnelle, automatische Prozesse der initialen Strukturbildung zu reflektieren, die für eine erste Phase der Sprachverarbeitung stehen. Die zweite Phase ist durch lexikalisch-semantische Prozesse, angezeigt durch die N400, gekennzeichnet. In einer dritten Phase werden syntaktische Struktur und semantische Information miteinander abgeglichen. Ist dies nicht problemlos möglich, kommt es zu Reanalyseprozessen, reflektiert in der P600.

## *4. Die Struktur wird schnell erkannt: frühe und späte Prozesse der Syntaxverarbeitung*

Diese Beschreibung geht davon aus, daß die ELAN Prozesse der frühen automatischen syntaktischen Verarbeitung reflektiert, während die P600 eher späte, kontrollierte Prozesse der syntaktischen Verarbeitung reflektiert. Welche weiteren Belege können wir für eine solche Interpretation anführen?

Ein in der experimentellen Psychologie häufig verwendeter Test für die Automatizität beziehungsweise Kontrolliertheit von Prozessen ist die Variation der Vorkommenshäufigkeit von Ereignissen. Ist ein Prozeß automatisch, so sollte er immer und unter allen Umständen ausgelöst werden, unabhängig davon, ob eine syntaktische Inkorrektheit sehr häufig oder nur vereinzelt in einem Experiment vorkommt. Das bedeutet, daß der durch die syntaktische Inkorrektheit ausgelöste Prozeß nicht bewußt beeinflußt werden kann. Zum Beispiel nach dem Motto, wenn dauernd falsche Sätze auftauchen, dann muß ich darauf gar nicht mehr reagieren. Wir haben also Versuchspersonen in einem Experiment untersucht, in dem entweder nur 20 % der Sätze syntaktisch falsch waren oder aber 80 % der Sätze syntaktisch falsch waren.

Die Hirnreaktionen waren die folgenden: Alle Versuchspersonen zeigten eine ELAN, und zwar unabhängig, ob sie mit 20 % inkorrekten oder aber mit 80 % inkorrekten Sätzen konfrontiert waren (Abb. 7). Dies bezeugt einen hohen Automatizitätsgrad der frühen syntaktischen Prozesse. Die späten syntaktischen Prozesse, reflektiert durch die P600, zeigten ein völlig anderes Bild (Abb. 8). Eine P600 wurde nur beobachtet, wenn lediglich 20 % der Sätze inkorrekt waren, nicht aber, wenn 80 % der Sätze syntaktisch falsch waren. Dies bedeutet, daß die späten Prozesse eher kontrolliert sind. Für Details sei auf die Arbeit von Hahne und Friederici (1999) hingewiesen.

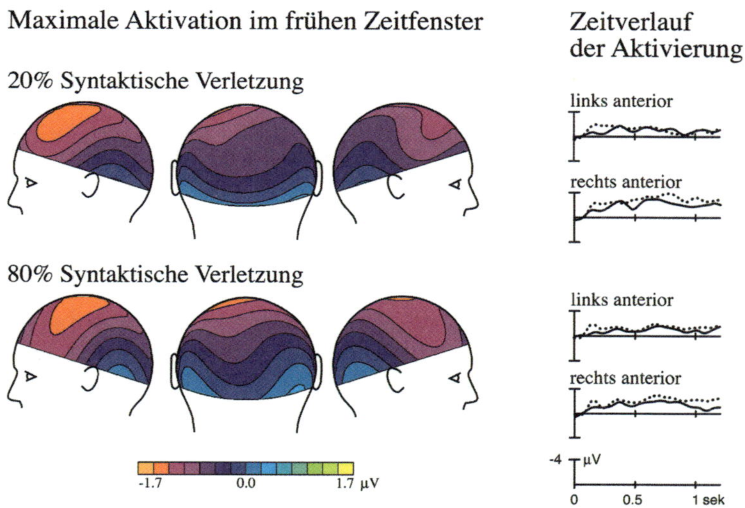


Abb. 7: Frühe Negativierung (ELAN): Differenzkarten der Aktivierung (korrekte Sätze minus syntaktisch inkorrekte Sätze) für die Bedingung 20 % syntaktisch inkorrekte Sätze (oben) und 80 % syntaktisch inkorrekte Sätze (unten). Die Negativität ist orange dargestellt. Quelle: Hahne & Friederici (1999).

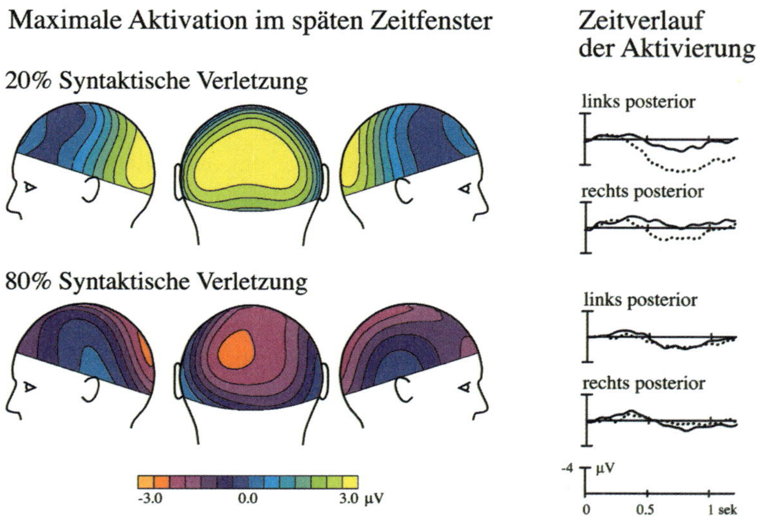


Abb. 8: Späte Positivierung (P600): Differenzkarten der Aktivierung (korrekte Sätze minus syntaktisch inkorrekte Sätze) für die Bedingung 20 % syntaktisch inkorrekte Sätze (oben) und 80 % syntaktisch inkorrekte Sätze (unten). Die Positivität ist grünlich-gelb dargestellt. Quelle: Hahne & Friederici (1999).

Unter welchen Bedingungen aber sind die frühen Prozesse, ist die ELAN beeinflußt? Eine relativ direkte Voraussage ist, daß diese Prozesse und somit die ELAN nicht zu beobachten sind, wenn syntaktische Verarbeitungsprozesse noch nicht automatisiert sind – wie im Falle des Erwerbs einer Fremdsprache. In den ersten Jahren des Erwerbs einer Fremdsprache läßt sich dies zeigen.

Wir (Hahne und Friederici, eingereicht) untersuchten japanische Muttersprachler, die im Mittel bereits 2,5 Jahre in Deutschland weilten und das Deutsche über mehrere Jahre in einem formalen Unterricht gelernt hatten. Diesen Versuchspersonen wurden Sätze der deutschen Sprache dargeboten, die entweder semantisch oder syntaktisch falsch waren. Nach jedem Satz sollten sie angeben, ob dies ein korrekter Satz der deutschen Sprache war oder nicht. Die Ergebnisse zeigten, daß sie diese Beurteilungsaufgabe recht gut leisten konnten. Die Hirnreaktionen unterschieden sich jedoch deutlich von denen derjenigen Versuchspersonen, deren Muttersprache Deutsch war. Zwar demonstrieren die Fremdsprachler ähnlich wie Muttersprachler eine N400 als Hirnantwort auf semantische Inkorrektheit. Syntaktische Inkorrektheit evozierte jedoch nur eine P600, eine frühe Negativierung war nicht erkennbar. Dieses Reaktionsmuster legt nahe, daß syntaktische Verarbeitungsprozesse bei Sprachlernern noch nicht automatisiert sind.

Nun könnte man die Frage stellen, welche Hirnareale es denn seien, die gerade die frühen Verarbeitungsprozesse unterstützen. Von der Verteilung der an der Schädeloberfläche gemessenen Potentiale ist eine Beantwortung dieser Frage allein nicht möglich. Zwar verteilt sich die ELAN frontal mit einem Maximum über der linken Hirnhälfte, jedoch ist dies nicht notwendigerweise Beleg dafür, daß darunterliegende Hirnstrukturen die Quelle für dieses Aktivationsmuster beherbergen.

Ein Zugang zur Lokalisation von bestimmten EKP-Komponenten ist gegeben, wenn möglichst viele Meßkanäle zur Verfügung stehen und die so registrierte Information in ein mathematisches Modell der Dipollokalisation eingespeist wird. Wir haben versucht, der Lokalisation der ELAN über eine Untersuchung mit einem 150-Kanal-MEG-Gerät näher zu kommen. Wir fanden, daß das an der Schädeloberfläche gemessene Potential am besten durch vier Dipole zu erklären war, die in der oberen Temporalwindung und in der unteren dritten Stirnwindung der linken und der rechten Hemisphäre lagen, wobei die Dipole links stärker waren als rechts. Diese Daten lassen sich gut auf die in der funktionellen Kernspintomographie erhobenen Daten zur Syntax-Verarbeitung abbilden, wie dies in der Arbeit von Friederici, Wang, Herrmann, Maess und Oertel (2000) gezeigt wird.

Insgesamt liefern die Ergebnisse deutliche Belege dafür, wie wichtig die gemeinsame Betrachtung neurotopographischer und zeitlicher Information für eine adäquate Beschreibung der Sprachverarbeitungsprozesse ist.

## *Literaturhinweise*

Broca, P.: Remarques sur le siège de la faculté du langage articulé, suivies d'une observation d'aphémie (parte de la parole). Bull. Soc. Anatom. Paris 6: 330-357 (1861).

Friederici, A. D.: The neurobiology of language comprehension. In A. D. Friederici (ed.), Language Comprehension: A Biological Perspective, 2nd edition. (pp. 265-304). Berlin/Heidelberg/New York (1999).

Friederici, A. D., Meyer, M. and von Cramon, D. Y.: Auditory language comprehension: An event-related fMRI study on the processing of syntactic and lexical information. Brain and Language. (2000). Im Druck.

Friederici, A. D., Wang, Y., Herrmann, C. S., Maess, B. and Oertel, U.: Localization of early syntactic processes in frontal and temporal cortical areas: A magnetoencephalographic study. Human Brainrapping. (2000).

Hahne, A. and Friederici, A. D.: Electrophysiological evidence for two steps in syntactic analysis: Early automatic and late controlled processes. Journal of Cognitive Neuroscience 11, 193-204 (1999).

Hahne, A. and Friederici, A. D.: Processing a second language: Late learners' comprehension strategies as revealed by event-related brain potentials. Bilingualism (eingereicht).

Steinhauer, K., Alter, K., Meyer, M., Friederici, A. D. and von Cramon, D. Y.: Brain activation related to prosodic processing in natural speech: An event-related fmRI study. Journal of Cognitive Neuroscience, Suppl., 54-55 (1999).

Wernicke, C.: Der aphasische Symptomenkomplex. Breslau (1874).

*Danksagung:* Der Beitrag wurde verfaßt, während die Autorin Daimler Chrysler-Fellow am Wissenschaftskolleg zu Berlin war, sie dankt hiermit für die Unterstützung.

# Apollo in uns: Wie das Gehirn Musik verarbeitet

VON

ECKART ALTENMÜLLER

Die glänzende Lichtgestalt Apolls, der Musenführer sei beschworen. Nach der antiken Mythologie brachte er den Menschen die Musik, pflegte und veredelte sie und verteidigte sie gegen barbarische Einflüsse. Wie lassen wir diese einzigartige Gabe Apollos in uns erklingen? Wie gelingt es uns, periodische Luftdruckschwankungen – denn nichts anderes ist Schall – in den überaus reichen Kosmos unserer eigenen Musik-Innen-Welten umzuwandeln?

## *1. Praeludium – Vom Wesen der Musik*

*Es wird so viel über Musik gesprochen, und so wenig gesagt. Ich glaube überhaupt, die Worte reichen nicht hin dazu, und fände ich, daß sie hinreichten, so würde ich am Ende gar keine Musik mehr machen. – Die Leute beklagen sich gewöhnlich, die Musik sei so vieldeutig; es sei so zweifelhaft, was sie sich dabei zu denken hätten, und die Worte verstände doch ein jeder. Mir geht es aber gerade umgekehrt. Und nicht bloß mit ganzen Reden, auch mit einzelnen Worten. … Das was mir die Musik ausspricht, die ich liebe, sind mir nicht zu unbestimmte Gedanken, um sie in Worte zu fassen, sondern zu bestimmte.*

(Felix Mendelssohn Bartholdy in einem Brief vom 15. 10. 1842 an M. A. Souchay).

*Und ich fragte mich, ob nicht … die Musik das einzige Beispiel dessen sei, was – hätte es keine Erfindung der Sprache, Bildung von Wörtern, Analyse der Ideen gegeben – die mystische Gemeinschaft der Seelen hätte werden können. Sie ist wie eine Möglichkeit, der nicht weiter stattgegeben wurde; die Menschheit hat andere Wege eingeschlagen, die der gesprochenen und geschriebenen Sprache. Aber diese Rückkehr zum Nichtanalysierbaren war so berauschend, daß mir beim Verlassen des Paradieses die Berührung mit mehr oder weniger klugen Menschen außerordentlich banal erschien.*

(Marcel Proust, Auf der Suche nach der verlorenen Zeit, in der Übersetzung von Eva Rechel-Mertens, Frankfurt a. M. 1979, S. 3096-3097).

Apollos Gabe ist einzigartig. Als einzige Spezies verfügen die Menschen über ein zweites, sehr differenziertes lautliches Kommunikationssystem. Jede Kultur hat ihre Musik, die ersten Musikinstrumente wurden bereits vor über 35 000 Jahren als primitive Knochenflöten, Maultrommeln und Schlaginstrumente konstruiert. Was aber brachte die Musik für Vorteile mit sich, was war – platt ausgedrückt – ihr evolutionärer Nutzen? Darüber kann nur spekuliert werden. Jaak Panksepp vertritt die Auffassung, daß die Musik ihren Ursprung in den Trennungsrufen der frühen Hominiden hat. Trennungsrufe dienen dem Zweck, den Kontakt zwischen Mutter und Kind und innerhalb der Gruppe zu verstärken. Die vegetativen Reaktionen beim Musikhören, beispielsweise die Gänsehaut bei einer besonders ergreifenden melodischen Wendung interpretiert er als ursprünglich biologisch nutzbringenden Atavismus. Ruft die Mutter das Baby, stellen sich dessen Haare auf und wärmen das Kind. Das Gemeinschaftstiftende der Musik, der Aspekt der Arbeitslieder und Kriegslieder mag ein weiterer evolutionärer Vorteil gewesen sein. Immerhin waren unsere Vorfahren schon vor über hunderttausend Jahren in der Lage, hochseetaugliche Boote zu bauen, um von Java aus Timor und später Australien zu besiedeln. Dazu benötigte man eine differenzierte Organisation der Arbeit, die durch Lieder erleichtert werden konnte. Möglicherweise trifft also der poetische Gedanke Prousts zu, daß vor der Entstehung der Sprache die Musik ein obligatorischer Bestandteil der Kommunikation früher Hominiden war, vielleicht entwickelten sich auch beide Kommunikationssysteme zunächst gemeinsam, um sich dann später in zwei Richtungen zu differenzieren.

Die vorherrschende Ansicht der Romantiker war, daß Musik als kraftvolle Sprache des Gefühls Emotionen viel wirkungsvoller als Worte vermitteln und erzeugen kann. Konsequent betitelte Felix Mendelssohn Bartholdy seine große und bis heute sehr populäre Sammlung von Klavierstücken als *Lieder ohne Worte*, wobei damit nicht das gesangliche des Klaviersatzes herausgehoben werden sollte, sondern die Verzichtbarkeit von Texten. Bei Marcel Proust ist Musik als Medium des mit Worten Unaussprechlichen die moderne Variante dieser Auffassung. In beiden Zitaten wird aber auch die von uns allen im Alltag erfahrene Subjektivität der Musikwahrnehmung und Musikverarbeitung deutlich.

## 2. *Allegro moderato musicale – Was wir hören, wenn wir Musik hören*

Das ›Kommunikationssystem Musik‹ ist sehr vielschichtig aufgebaut. Zahlreiche unterschiedliche Wahrnehmungsvorgänge geschehen dabei gleichzeitig. Ein Gedankenexperiment soll uns dies an einigen Beispielen verdeutlichen. Lassen wir dafür die Melodie des sicher allen bekannten Kinderliedes *Bruder Jakob* in uns erklingen. Man kann diese acht Takte lange Melodie als Ganzes hören, also ›global‹ oder ›ganzheitlich‹ wahrnehmen, man kann sie aber auch auf unterschiedliche Weise in ihre einzelnen Bestandteile aufgliedern. Eine radikale Art der ›lokalen‹ oder ›analytischen‹ Wahrnehmungsweise wäre die Zersplitterung in eine Folge von Tonintervallen. Der erste Intervall wäre ein großer Sekundsprung nach oben, dann ein weiterer großer Sekundsprung nach oben, dann ein großer Terzsprung nach unten etc. Eine derartige Hörweise würde man als ›intervallbezogenes‹ Hören bezeichnen. Es ist aber auch möglich, etwas größere zeitliche Wahrnehmungseinheiten zusammenzufassen und zum Beispiel die Melodiekonturen zu beachten. Die Melodie führt erst kurz nach oben, dann nach unten, dies wiederholt sich in gleicher Weise, dann führt sie weiter nach oben etc. Dieses ›konturbezogene‹ Hören ist schon eher dem ›globalen‹ ganzheitlichen Wahrnehmen verwandt. Werden noch größere Einheiten zusammengefaßt, dann bietet sich die Unterteilung des gesamten Liedes in den Vordersatz und den Nachsatz einer musikalischen Periode an. Die Periode gehorcht Symmetrieregeln und Harmoniegesetzen und erzeugt ein Gefühl der Spannung und Entspannung. Der Unterschied dieser Hörweisen liegt in der Länge der jeweils beachteten und verarbeiteten Zeitsegmente.

Musik besteht aber nicht nur aus Melodien, sondern auch aus Zeitstrukturen. Die wichtigsten musikalischen Zeitstrukturen sind Rhythmen und Metren. Rhythmus ist definiert durch die zeitlichen Verhältnisse dreier aufeinanderfolgender Ereignisse. Unser Lied erklingt zu Beginn in einem gleichmäßigen Vier-Viertel-Rhythmus. Die einer Gruppe von aufeinanderfolgenden Tönen zugrunde liegende gleichmäßige Pulsation ist das Metrum. Metrum würde den langsamen Marsch-Charakter des Liedes charakterisieren. Gustav Mahler hat dazu passend eine Moll-Version des Liedes in seiner ersten Symphonie als *Trauermarsch der Tiere* eingesetzt. Auch die Wahrnehmung von Rhythmus und Metrum setzt eine über die Zeit integrierende Speicherung akustischer Ereignisse und Erkennen einer Ordnung voraus. Wahrnehmung von Metrum beruht dabei auf dem Erkennen einer Periodizität. Analog zur Verarbeitung von Melodien kann bei Zeitstrukturen die Verarbeitung von Rhythmen kognitionstheoretisch als ›lokaler‹, die von Metren als ›globaler‹ Verarbeitungsmodus aufgefaßt werden.

Aber *Bruder Jakob* besteht aus noch viel mehr als nur aus Melodien, Konturen, Rhythmen, oder Metren. Neben der in der Zeit verlaufenden *horizontalen Struktur* besitzt Musik eine *vertikale Struktur*, den Klangraum. Diesen Klangraum würden wir hören, wenn wir das Lied zu zweit oder zu dritt als Kanon singen. Der Klangraum baut sich mit dem Eintreten der Stimmen sukzessive auf, wobei durch die kanonische Form eine komplizierte Interaktion der horizontalen und der vertikalen Strukturen mit Folgen unterschiedlicher Dur-Harmonien entsteht. Neben diesen eher im langsamen Zeitbereich von Sekunden ablaufenden Vorgängen enthält Musik aber auch sehr schnelle akustische Ereignisse. Die Klangfarben der singenden Stimmen beispielsweise entstehen durch Geräusche und Einschwingvorgänge bei der Lautbildung und durch spezifische Obertonspektren (den Sängerformanten) der Sänger. Ihre Wahrnehmung setzt schnelle auditorische Analysevorgänge im Millisekundenbereich voraus.

Man könnte beim Hören des Liedes *Bruder Jakob* noch mehr Beispiele für die verschiedenen *Möglichkeiten der Wahrnehmung* anführen, doch sei an dieser Stelle darauf verzichtet. Ein Charakteristikum des Musikhörens scheint unsere Fähigkeit zu sein, zwischen den verschiedenen Wahrnehmungsweisen lustvoll ›hin- und herschalten‹ zu können. Ein weiteres Merkmal ist, daß wir uns in Musik sehr rasch ›Einhören‹ können und daß unsere Hörweisen rasch veränderlich sind. So ist möglicherweise der gerade gelesene Text bereits Anlaß dafür, daß sich Ihre Hörweise des Liedes *Bruder Jakob* verändert hat. Die *Lernfähigkeit oder ›Plastizität‹* des auditorischen Systems ist also eine weitere Besonderheit dieses Sinnes. Das wichtigste Merkmal der Musik ist aber ihre unmittelbare Wirkung auf die Emotionen. Musik kann uns bewegen, ohne daß wir dies mit Worten auszudrücken vermögen.

Zusammenfassend sei festgehalten, daß Musikwahrnehmung *auf einem komplexen Zusammenspiel der Analyse von Tonhöhen- und Zeitstrukturen* beruht. Die Analysevorgänge können unterschiedlichen zeitlichen Ordnungsparametern unterworfen werden und benötigen ein leistungsfähiges auditorisches Arbeitsgedächtnis. Musikalische Gestalten in der Zeit werden dadurch erfaßt und mit zuvor gehörten – gelernten – Mustern verglichen. Musikhören unterliegt ständigen plastischen Lernvorgängen mit Aktualisierung zuvor gespeicherter Hörerfahrung. Wir können Musik als Ganzes wahrnehmen und sie einfach ›nur so‹ genießen oder unsere Aufmerksamkeit auf einzelne Details richten. Wir können je nach musikalischer Vorbildung zwischen vielen unterschiedlichen Hörweisen hin- und herschalten. Wie gelingt es unserem Nervensystem, diese Herkulesarbeit zu vollbringen?

## 3. *Prestissimo nervoso: Im Geschwindmarsch durch die Hörbahn*

Im folgenden seien kurz die allgemeinen Vorbedingungen des Hörens geschildert. Einige anatomische und physiologische Grundlagen kann ich Ihnen an dieser Stelle nicht ersparen. Zum Musikhören brauchen wir natürlich das Ohr. Das eigentliche Sinnesorgan des Hörens ist das Corti-Organ des Innenohres. Es befindet sich in der Hörschnecke und enthält ungefähr 3500 innere Haarzellen und 12000 äußere Haarzellen, die auf der Basilarmembran sitzen. Der Schall trifft zunächst auf das Trommelfell. Die im Mittelohr gelegene Gehörknöchelchen-Kette mit Hammer, Amboß und Steigbügel transformiert als Hebelsystem Luftschall in den energiereicheren Flüssigkeitsschall. Der Steigbügel kommuniziert am ovalen Fenster mit dem Innenohr und überträgt die Schwingungen der Gehörknöchelchenkette in Schwingungen der Endolymphflüssigkeit des Innenohres.

Die *Schallanalyse* geschieht – vereinfacht dargestellt – mit Hilfe von Wanderwellen: Die maximale Auslenkung der Basilarmembran erfolgt dabei frequenzabhängig auf Grund mechanisch-physikalischer Eigenschaften der Hörschnecke und der Membran bei hohen Frequenzen in der Nähe des Steigbügels, bei tiefen Frequenzen in der Nähe der Schneckenspitze. Durch die Auslenkung der Basilarmembran werden die inneren Haarzellen leicht geknickt. Dadurch entstehen in den Haarzellen als Ort der mechano-elektrischen Koppelung Nervenpotentiale, die über die Hörnerven zum Gehirn gelangen. Entscheidend ist, daß jeder dieser Haarzellen ein bestimmter Schwingungsbereich zugeordnet ist. Am Steigbügel sind die hohen Frequenzen repräsentiert, an der Schneckenspitze die tiefen. Im Innenohr werden also Ortskoordinaten in Tonhöheninformation umgewandelt, ein Phänomen, das Tonotopie genannt wird. Diese Tonotopie mit der an ein Klavier erinnernden räumlichen Anordnung der für Tonhöhenanalyse zuständigen neuronalen Elemente bleibt in der gesamten Hörbahn erhalten und läßt sich auch in der Hörrinde des Großhirns nachweisen. Während die inneren Haarzellen im Innenohr als eigentliche Frequenzmelder fungieren, sind die äußeren Haarzellen Effektoren, die vom Zentralnervensystem gesteuert werden und über die absteigende Hörbahn Schwingungen der Basilarmembran örtlich umschrieben gezielt verstärken und dämpfen können und damit die Trennschärfe bei der Schallanalyse erhöhen.

Nach Erregung der inneren Haarzellen wird die Information über die Hörnerven zunächst an den Hirnstamm weitergeleitet und dort in mindestens vier Schaltstationen zur gleichen Seite, aber auch zur Gegenseite umgeschaltet. Die Umschaltstationen dienen der Mustererkennung, der

Filterung und der Berechnung von Laufzeitdifferenzen des Schalles zwischen beiden Ohren. Durch Detektion derartiger Laufzeitunterschiede sind wir in der Lage, die Richtung zu orten, aus der Schall ertönt. Im Bereich der Umschaltstation des Thalamus besteht die Möglichkeit, gezielt Informationen zum Cortex durchzustellen oder zu unterdrücken. Dieser als ›Gating-Effekt‹ bekannte Mechanismus ermöglicht unter anderem die selektive Aufmerksamkeitssteuerung, die wir zum Beispiel beim Heraushören eines bestimmten Instrumentes aus dem Orchesterklang nutzen. Nach Passage durch den Thalamus, der auch als ›Tor zur Hirnrinde‹ bezeichnet wird, gelangt die Hörinformation in die Hörrinde des Schläfenlappens. Wichtig ist, daß etwa 90 % der Informationen des linken Ohres zur rechten Hirnstamm- und Großhirnseite projizieren und nur 10 % der Verbindungen auf der gleichen Seite – ipsilateral – bleiben. In Tierversuchen konnte allerdings gezeigt werden, daß sich bei Durchtrennung eines Hörnervs die Netzwerke plastisch verändern und Bahnen vom anderen, gesunden Ohr dann zur gleichseitigen Hemisphäre verstärkt aktiviert werden.

Die vom Innenohr kommende Information wird entlang der aufsteigenden Hörbahn nicht nur hintereinander – hierarchisch – zunehmend komplizierteren Analysevorgängen unterworfen, sondern es erfolgt auch eine parallele Informationsverarbeitung. Das bedeutet, daß die gleiche Information in verschiedenen Teilen des Hirnstamms und des Mittelhirns und auch des Großhirns unter unterschiedlichen Aspekten verarbeitet wird. Schließlich gelangt die neuronal kodierte Information nach zahlreichen Voranalysen zur primären Hörrinde, die auf der obersten Windung des Schläfenlappens im Bereich der sogenannten Heschlschen Querwindung gelegen ist (Areal 41 in der Einteilung des Hirnanatomen Brodmann). Eine beidseitige Zerstörung der Heschlschen Querwindung führt nicht zu einer vollständigen Taubheit, aber zu einer schwerwiegenden Störung der zeitlichen Lautdiskriminationsfähigkeit. Dies hat zur Folge, daß Sprachverständnis, aber auch Musikwahrnehmung nicht mehr gewährleistet sind.

Die primäre Hörrinde ist halbkreisförmig von sekundären Hörarealen umgeben, in denen komplexere Musteranalysen, beispielsweise von Lautstärken oder Klangfarben, stattfinden. Nach vorn, nach hinten und seitlich angrenzend finden sich große Hirnrindengebiete, die im weiteren Sinne als auditorische Assoziationskortizes zu bezeichnen sind. Dazu gehört auch die Wernicke-Region der linken Hemisphäre, der eine entscheidende Funktion bei der Sprachwahrnehmung zukommt. Man kann davon ausgehen, daß bei etwa 98 % der Rechtshänder und weit über 90 % der Linkshänder auditive Sprachverarbeitung im Bereich der linkshemisphärischen hinteren Schläfenwindung stattfindet. Offensichtlich sind dort Neuronennetzwerke lokalisiert, die besonders schnell die zeitkritischen Operationen bei der Phonemerkennung durchführen. Eine Zerstörung der Wernicke-Region führt zu einer schwerwiegenden und in der Regel bleibenden Sprachverständnisstörung.

Neue Befunde deuten auf eine weitere Spezialisierung des Hörsystemes hin. Kernspintomographische Vermessungen der hinteren oberen Schläfenwindung bei Musikern mit absolutem Gehör und bei Musikern ohne absolutes Gehör zeigen, daß Absoluthörer in der linken Hemisphäre eine relativ größere Ausdehnung dieser Rindenregion besitzen. Dabei scheint, wie dies Schlaug und andere 1995 gezeigt haben, der Beginn des musikalischen Trainings vor dem Alter von sieben Jahren eine wichtige Einflußgröße für beides, Erwerb des absoluten Gehörs und Ausbildung der Größe dieser Hirnregion, zu sein.

Zum Abschluß dieses Abschnittes seien noch zwei Besonderheiten des Hörsystems hervorgehoben, die dieses Sinnessystem von allen anderen Sinnen unterscheiden:

1. Das Ohr ist das Sinnesorgan mit den wenigsten Sinneszellen. Den in jedem Innenohr vorhandenen ungefähr 3500 inneren Haarzellen stehen im zentralen Nervensystem nahezu 100 Milliarden zentraler Neurone zur Verfügung. Das bedeutet, daß pro Sinneszelle auf der Basilarmembran des Innenohres etwa 14 Millionen Nervenzellen zur weiteren Verarbeitung zur Verfügung stehen. Wie Gerhard Roth in seinem Buch *Das Gehirn und seine Wirklichkeit* ausführt ›muß das menschliche Gehirn einen ungeheuren Aufwand treiben, um aus der extrem spärlichen Information, die vom Innenohr kommt, all die ungeheuren Details der auditorischen Wahrnehmung zu erzeugen, die etwa beim Sprachverstehen oder bei der Musikwahrnehmung vorliegen. Je ›dürftiger‹ aber ein von der Peripherie kommendes Signal ist, desto mehr Aufwand müssen die Gehirnzentren treiben, um diesen Signalen eine eindeutige Bedeutung zuzuweisen. Diese Bedeutungszuweisung ist dann hochgradig erfahrungsabhängig. Mit anderen Worten: Der Prozeß des Hörens kann also als ein strukturierender, bedeutungsgenerierender Vorgang bezeichnet werden, bei dem Ohr und Gehirn interaktiv die Hörempfindung hervorbringen.

2. Der Hörsinn verfügt wohl von allen Sinnen über die größte Lernfähigkeit. Dies mag mit den komplizierten Analysevorgängen zu tun haben, mit denen wir unsere Hörwelt erzeugen. Dabei können diese Lernvorgänge ganz unterschiedliche Zeitdynamiken aufweisen. Unser Gehör lernt in Sekunden, aber auch in vielen Jahren. Ein aus dem Alltag von Musikern herausgegriffenes Beispiel für die Lernfähigkeit unseres Ohres ist das ›Einhören‹ in eine veränderte Akustik im vollbesetzten Konzertsaal.

### *4. Allegro lesionato: Auf der Suche nach dem ›Musikzentrum‹*

Die Suche nach dem ›Musikzentrum‹, nach Großhirnarealen, in denen Musik verarbeitet wird, begann bereits im 19. Jahrhundert. Als einzige Forschungsmethode stand zu dieser Zeit für derartige Fragen die neuropsychologische Methode der Läsionsstudien zur Verfügung: Man beobachtete das Verhalten von Patienten nach Hirnschädigungen und schloß aus den Leistungseinbußen – etwa der Unfähigkeit, ein Lied zu erkennen –, daß dann am Ort der Schädigung beim Gesunden das untersuchte Verhalten verarbeitet oder erzeugt wird, daß also dort das ›Liederkennungszentrum‹ lokalisiert war. Nachteil dieser Methode ist allerdings, daß durch den Ausfall der Leistung bei einer Läsion nur *eine* der möglicherweise vielen für sie notwendigen Bedingungen bekannt wird, nicht aber die weiteren notwendigen Bedingungen erfaßt werden. Ein weiteres Problem besteht darin, daß die Verhaltensänderungen nach Hirnverletzungen im Verlauf weniger Tage bis Wochen starken Veränderungen unterliegen. Das Gehirn organisiert sich nämlich nach den Läsionen neu und paßt sich ›plastisch‹ den neuen Bedingungen an.

Während mit Läsionsstudien die hirnphysiologischen Grundlagen der Sprachverarbeitung bereits im neunzehnten Jahrhundert recht gut aufgeklärt wurden und insbesondere die linkshemisphärische Dominanz der Sprachleistungen bei Rechtshändern rasch gesichert war, blieben die Befunde zur Lokalisation musikalischer Fähigkeiten widersprüchlich. Auch wenn das medizinische Lehrbuchwissen noch heute häufig eine dichotome Organisation der Hemisphärendominanz mit linkshemisphärischer Sprachverarbeitung, aber rechtshemisphärischer Musikverarbeitung hervorhebt, ist doch eine sehr viel differenziertere Betrachtungsweise notwendig. So zeigen Läsionsstudien Ausfälle musikalischer Leistungen nach links-, aber auch nach rechtshemisphärischen Hirnschädigungen. Dabei ist die Lokalisation keineswegs nur auf die auditorischen Regionen des Schläfenlappens beschränkt, sondern kann Stirnhirn und Scheitelregionen einbeziehen.

Auch die Zuordnung bestimmter musikalischer Teilbereiche zu links- oder rechtshemisphärischen Funktionen läßt sich nicht eindeutig treffen. Sorgfältige Untersuchungen ergaben, daß Zeit- und Melodiestruktur nicht genau von den gleichen neuronalen Netzwerken verarbeitet werden müssen. In mehreren Arbeiten, Näheres dazu in dem Übersichtsartikel von Altenmüller aus dem Jahre 1995, wurde ein dissoziierter Ausfall nur einer dieser beiden Parameter nach Hirnläsionen beschrieben.

Ein besonderes Charakteristikum der neuropsychologischen Befunde zur Musikverarbeitung ist jedoch die starke Variabilität der Befunde.

Anders als bei Sprachverarbeitung mit recht einheitlicher Linksdominanz linguistischer Fertigkeiten zeigten sich sehr uneinheitliche und verwirrende ›Hirnlokalisationen‹ musikalischer Leistungen. Ein Teil dieser Varianz ließ sich aus den unterschiedlichen Untersuchungstechniken mit Verwendung nicht standardisierter Tests erklären. Isabelle Peretz beschrieb jedoch darüber hinaus Unterschiede, die entstanden, wenn entweder ›analytisch‹ oder ›ganzheitlich‹ gehört wurde. Ihre Untersuchung ergab, daß Patienten nach Schädigung der linken Hirnhälfte Schwierigkeiten hatten, Melodien zu unterscheiden, in denen einzelne Intervalle variiert waren (analytische Hörweise), während Patienten nach rechtshirniger Läsion eher bei der Unterscheidung von unterschiedlichen Konturen (ganzheitliche Hörweise) eine schlechtere Leistung zeigten. Dies wurde mit kognitionspsychologischen Konzepten erklärt, nach denen ganzheitliche Verarbeitung unabhängig von dem präsentierten Reizmaterial eher durch rechtshemisphärische neuronale Netzwerke erfolgt, analytische Verarbeitung eher durch linkshemisphärische. Offenbar genügt diese Erklärung jedoch nicht, da in unserem Labor Schuppert und andere die Ergebnisse von Isabelle Peretz nicht bestätigen konnten und ein ganz heterogenes Ausfallmuster nach Schlaganfällen der linken oder der rechten Hemisphäre fanden.

Allerdings ergaben sich beim Studium der individuellen Ausfallmuster unserer zwanzig Patienten Hinweise auf eine hierarchische Organisation der Musikwahrnehmung. So scheint die intakte Verarbeitung von Metrum und Konturen in der rechten Hemisphäre die Voraussetzung für die erfolgreiche Verarbeitung von Intervallen und Rhythmen mit der linken Hemisphäre zu bilden. Wesentlichste Erkenntnis aus dieser großangelegten Läsionsstudie war jedoch, daß zumindest bei musikalisch nicht vorgebildeten Personen *Musikwahrnehmung auf hochgradig individuellen und weitverzweigten neuronalen Netzwerken* beruht. Darüber hinaus fanden wir bei Nachuntersuchungen sechs bis zwölf Monate nach dem Schlaganfall, daß Störungen der Musikwahrnehmung eine sehr gute Heilungstendenz aufwiesen und die Defizite häufig nach wenigen Monaten nicht mehr nachweisbar waren.

## *5. Andante electroencephalographico con variazioni Warum wird Musik individuell unterschiedlich verarbeitet?*

Man kann sich mit gutem Grund fragen, worin die große interindividuelle Variabilität der am Musikhören beteiligten neuronalen Netzwerke begründet ist. Im Folgenden sollen einige der diesbezüglichen Einflußfaktoren dargestellt werden. Als erster Faktor wäre die *Hörweise* zu nennen. Hörweisen sind davon abhängig, wie Musikhören gelernt wurde. Ein professioneller Musiker wird ein Konzert von Kollegen mit Darbietung eines ihm bekannten Werkes anders hören als ein naiver Musiklaie, der vielleicht nicht einmal die Klangfarbe und die Namen der beteiligten Musikinstrumente kennt.

Wir sind dieser Frage in einer Untersuchung nachgegangen. Professionelle Musiker, Amateurinstrumentalisten und Musiklaien hatten die Aufgabe, harmonische und melodische Diskriminationsaufgaben zu lösen. Die Hirnaktivierung wurde mit Gleichspannungs-Elektroenzephalogrammen erfaßt. Dabei handelt es sich um ein Verfahren, bei dem langsame Änderungen negativ geladener Summenpotentiale der oberen Dendritenschicht in der Großhirnrinde gemessen werden. Diese langsamen Hirnpotentialschwankungen sind Ausdruck einer örtlich umgrenzten Aktivierung. Es zeigte sich, daß die Gruppe der Berufsmusiker sehr viel häufiger stärker die linke Hemisphäre beteiligten als die Amateure und Laien. Dies wurde als Ausdruck der stärker analytischen Hörweise interpretiert. Darüber hinaus verfügten nur die Musiker über die Möglichkeit, die gehörten Klänge und Melodien verbal zu klassifizieren, also während des Hörens innerlich mitzusprechen (Altenmüller 1986). Da eine derartige Querschnittsstudie jedoch nicht ausschließt, daß Musiker nur deshalb Berufsmusiker wurden, weil sie a priori eine stärkere linkshemisphärische Beteiligung beim Musikhören aufwiesen, wurden in den folgenden Jahren mehrere Längsschnittstudien während des Erwerbs spezifischer Hörweisen durchgeführt.

In Zusammenarbeit mit dem Freiburger Musikpädagogen Wilfried Gruhn wurden Schüler über sechs Wochen trainiert, musikalische Phrasen als ›geschlossen‹ oder als ›offen‹ zu beurteilen (Altenmüller et al. 1997). Dabei handelt es sich um ein musikalisches Merkmal, das durch bestimmte harmonische und melodische Regeln und durch Symmetriegesetze operationalisiert werden kann. Vor Beginn des Unterrichtes wurde ein Gleichspannungs-Enzephalogramm während des Bearbeitens dieser Höraufgabe registriert. Anschließend wurden die Schüler zum Training in drei Gruppen aufgeteilt. Gruppe A erhielt traditionellen, verbal betonten Unterricht, der eher deklaratives Wissen über Musik vermittelte, die zweite Gruppe B erhielt genuin musikalische Unterweisung durch improvisatorisches Musizieren unter weitgehendem Verzicht auf verbale Interventionen. Dieser Gruppe wurden also eher prozedurale Hörfertigkeiten vermittelt. Eine dritte Gruppe C erhielt keinen Unterricht. Nach den sechs Wochen hatten beide Gruppen gleich gut gelernt, die musikalischen Phrasen zu beurteilen. Die Hirnaktivierungsmuster unterschieden sich jedoch hochsignifikant. So zeigten die verbal unter-

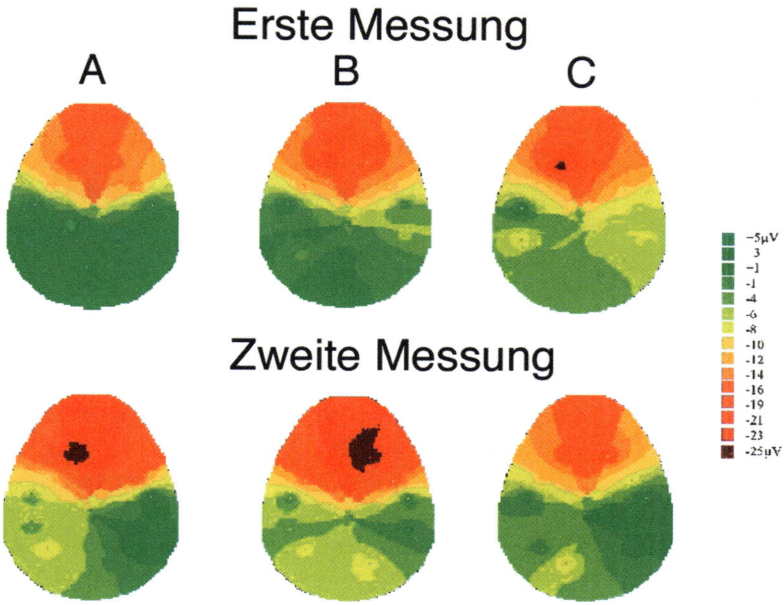


Abb. 1: Mit Hilfe der Gleichspannungs-Elektroenzephalographie gemessene Hirnaktivierungsbilder während des Hörens von Melodien und Beurteilung auf ›Abgeschlossenheit‹ oder ›Offenheit‹. Jedes der Kopf-Diagramme stellt ›Gruppenmittelwerte‹ über drei Versuchspersonen dar. Die obere Reihe zeigt die Aktivierung vor dem Unterricht, die untere Reihe nach sechs Wochen Unterricht. Die linke Gruppe A erhielt überwiegend verbal vermittelten ›deklarativen‹ Unterricht, die mittlere Gruppe B erhielt musikalisch vermittelten ›prozeduralen‹ Unterricht. Die rechte Gruppe C erhielt keine spezielle Unterweisung. Die Diagramme sind als Ansichten von oben auf das Gehirn zu verstehen. Hohe Aktivität ist hellrot-dunkelrot dargestellt, niedrige grün. Man erkennt in der linken Gruppe nach dem Lernen die Zunahme der Aktivierung über der linken Stirnhirn- und Schläfenregion, in der mittleren Gruppe die Zunahme über dem rechten Stirnhirn und über beiden Scheitelregionen. Die Kontrollgruppe zeigte eine generelle Abnahme der Aktivierung nach sechs Wochen, was als unspezifischer Gewöhnungseffekt zu interpretieren ist. Die Abbildung wurde freundlicherweise von Herrn Dipl. Phys. Marc Bangert bearbeitet.

richteten Kinder nach der Trainingsphase eine Mehraktivierung über linkshemisphärischen Stirnhirn- und Schläfenregionen, die genuin musikalisch unterrichteten Kinder jedoch eine Mehraktivierung über dem rechtsseitigen Stirnhirn und beidseitigen Scheitelregionen. Die Kontrollgruppe zeigte eine Abnahme der Hirnaktivierung ohne Änderung des Musters. Offenbar bestimmte die Art und Weise des Lernens die Hirnaktivierung während der Hörleistung. Mit anderen Worten: *Hirnaktivierung während des Musikhörens spiegelt auch die individuelle Lernbiographie wider.* (Abb. 1)

Noch eindrucksvoller konnte der Einfluß musikalisch-sensomotorischen Lernens auf die neuronalen Netzwerke in einer Querschnittstudie an professionellen Pianisten und in einer Längsschnittstudie während des Erlernens von Klavierspiel nachgewiesen werden. Üben und Spielen eines Instruments beruhen immer auf einer auditorisch-sensomotorischen Integrationsleistung des Gehirns. Professionelle Pianisten können eindrucksvoll schildern, wie ihnen beim Hören von Klaviermusik die ›Finger jucken‹ und wie anderseits beim selbstvergessenen Trommeln mit den Fingern auf der Tischplatte vor dem ›inneren Ohr‹ Klaviermusik erklingt. Marc Bangert aus unserem Labor wies in einer Reihe von Experimenten nach, daß professionelle Pianisten beim Hören von Klaviermusik ihre motorische Handregion und beim lautlosen Klavierspiel auf einer Tastatur ihre Hörrinde aktivieren. Bei musikalischen Laien kommt es beim Erlernen des Klavierspiels erstaunlicherweise zu ähnlichen Effekten. Bereits nach vier Minuten Klavierüben entsteht bei Anfängern eine funktionelle Kopplung mit gleichzeitiger Aktivierung der Nervenzellverbände in den Hörrinden und den sensomotorischen Arealen.

In der Abb. 2 ist ein Beispiel für einen derartigen raschen Lerneffekt gezeigt. Ein Anfänger hatte die Aufgabe, nach dem Hören einfacher, drei Sekunden langer Klaviermelodien im Fünf-Ton-Raum diese mit der rechten Hand nachzuspielen. War die Wiedergabe korrekt, wurde der Schwierigkeitsgrad der vorgegebenen Melodien erhöht, bis keine weitere Steigerung der Nachspielleistung mehr erreicht werden konnte. In der Regel war die Leistungsgrenze in einer Übesitzung nach 20 bis 30 Nachspielaufgaben erreicht. Das Bild 2 zeigt die Änderungen der Hirnaktivität nach einer acht Minuten dauernden Trainingssitzung. In den beiden symbolisierten Kopfdiagrammen ist dabei links die Änderung der Hirnaktivierung beim Zuhören, rechts beim Nachspielen dargestellt. Die Kopfdiagramme sind als Aufsichten auf die Großhirnrinde zu verstehen (oben entspricht jeweils der Stirnhirnregion, unten der Hinterhauptsregion). Eine Zunahme der Hirnaktivität nach dem Training ist rot und gelb, eine Abnahme grün und blau kodiert. Man erkennt deutlich, daß

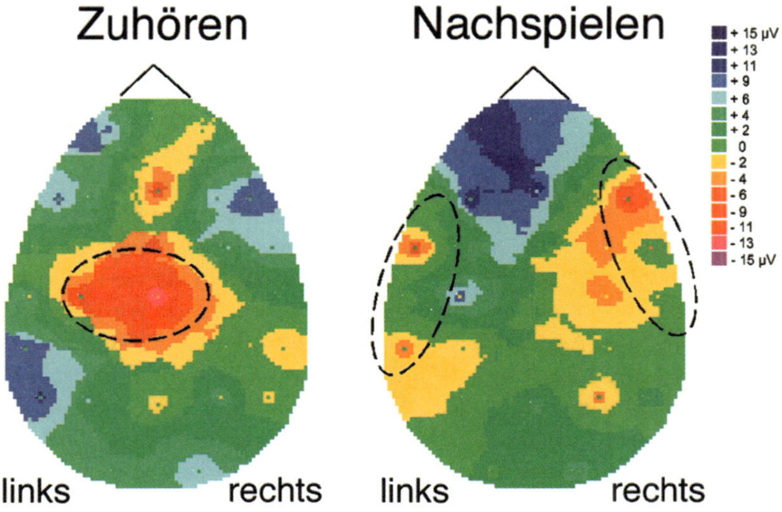


Abb. 2: Mit Hilfe der Gleichspannungs-Elektroenzephalographie gemessene Hirnaktivierungsbilder während des Hörens von einfachen Klaviermelodien (links) und während des Nachspielens dieser Melodien auf dem Klavier mit der rechten Hand (rechts). Abgebildet sind nur die Änderungen, die durch eine acht Minuten dauernde Klavier-Übesitzung erzeugt werden. Die Diagramme sind als Ansichten von oben auf das Gehirn zu verstehen. Zunahme der Aktivität nach dem Üben ist gelb und rot dargestellt, Abnahme grün und blau. Man erkennt auf dem linken Diagramm, daß nach dem Üben bereits beim Hören von Klaviermelodien die zentral gelegenen sensomotorischen Areale mit aktiviert werden. Beim Nachspielen kommt es nach dem Üben zur zusätzlichen Aktivierung der seitlich gelegenen Hörrinde beider Hirnhälften. Die Abbildung wurde freundlicherweise von Herrn Dipl. Phys. Marc Bangert zur Verfügung gestellt.

nach dem Training schon beim Anhören der Aufgabe die zentral gelegenen motorischen Großhirnareale aktiviert werden. Beim Nachspielen dagegen zeigen sich nach dem Training vor allem in den links und rechts seitlich gelegenen Schläfenregionen zusätzliche Aktivierungen. Dies entspricht einer verstärkten Aktivierung der Hörrinde. Die Kopfdiagramme können eine Vorstellung geben, welche plastischen Anpassungsvorgänge in der Großhirnrinde schon nach wenigen Minuten Üben ablaufen. Sie zeigen aber auch, daß beim Klavierüben weitverzweigte Nervenzellnetzwerke mit Einbeziehung fast aller Großhirnstrukturen aktiviert werden. Bereits nach fünf Wochen Training am Klavier sind diese zunächst nur vorübergehenden Änderungen der neuronalen Vernetzung stabil, und es kommt bei Klavieranfängern dann zu einem ähnlichen Aktivierungsmuster wie bei den professionellen Pianisten.

Ein wichtiger, das eigentliche Wesen der Musik betreffender Faktor wird in den ›neuromusikologischen‹ Arbeiten häufig zu wenig beachtet: Musik ist die machtvolle Sprache der Emotionen und kann in einzigartiger Weise Emotionen auslösen. Musik kann aber auch für jeden Menschen etwas anderes bedeuten, da die durch Musikhören ausgelösten Emotionen nicht für jeden Menschen gleichartig sind. Wenn Jugendliche im Techno-Rausch euphorisch durch Berlin ›raven‹, erzeugt das bei vielen Angehörigen der älteren Generation eher entgegengesetzte Emotionen. Die unterschiedliche emotionale Bewertung ist also ein weiterer Faktor, der die Variabilität der Hirnaktivierungsmuster beim Musikhören erhöht. In einer kürzlich abgeschlossenen Studie untersuchten wir, ob sich die Hirnaktivierung beim Hören positiv bewerteter Musik von der beim Hören negativ bewerteter Musik unterscheidet. Es zeigte sich, daß positiv bewertete Musikstücke zu einer stärkeren linkshemisphärischen Lateralisation der Aktivierung von Stirn- und Schläfenhirn führten, während bei negativ bewerteter Musik beide vorderen Stirn- und Schläfenregionen gleichermaßen aktiviert waren.

Zusammenfassend sei in diesem kurzen Abschnitt festgehalten, daß die zerebrale Organisation der Musikwahrnehmung von der individuellen Lernbiographie (z. B. verbal vs. musikalisch, mit Klavier oder durch Singen), von der Hörweise (z. B. analytisch vs. ganzheitlich) und von den ausgelösten Emotionen abhängt.

## *6. Finale cognitivo: macht Musizieren intelligent?*

Floridas Mütter erhalten zur Geburt ihrer Kinder eine Mozart-CD um die Intelligenz ihrer Babys zu fördern (Hannoversche Allgemeine Zeitung 157, 1998), denn ›Musik regt das Gehirn‹ an. Fast wöchentlich kann man Berichte über die wundervollen Auswirkungen von Musik auf das Gehirn lesen. Was ist aber wirklich daran? Wir haben gesehen, daß musikalisches Lernen die neuronalen Netzwerke in spezifischer Weise beeinflussen kann. Können derartige veränderte Nervennetzwerke auch für andere Intelligenzleistungen nutzbar gemacht werden? Zunächst einmal: Das Hören von Mozarts Musik scheint nach neuen Ergebnissen den Intelligenz-Quotienten nicht zu verbessern. Aber vielleicht das Spielen von Mozart?

Auch wenn bislang wenig wissenschaftlich fundierte Beweise existieren, möchte ich doch ein Plädoyer für die positive Auswirkung des Musizierens auf die Intelligenz halten. Apollos Gabe – Musizieren – gehört zu den schwierigsten menschlichen Leistungen. Um das Gehör als strengen Richter zufriedenzustellen, muß die Sensomotorik beim Musizieren Höchstleistungen an räumlich-zeitlicher Präzision in der Größenordnung von Millimetern und Millisekunden erbringen. Durch zähes Üben werden über Jahre überaus komplizierte feinmotorische Steuerprogramme erstellt, die dann genau im richtigen Moment abgerufen werden. Aber beim Musizieren kann ein Musiker das alles vergessen und mit seinem Instrument Dinge sagen, die mit Worten nicht auszudrücken sind. Kein Wunder, daß in unseren Darstellungen der elektrischen Hirnaktivität beim Klavierspielen das Großhirn förmlich zu brennen scheint. Kein Wunder, daß sich die Gehirne der Berufsmusiker von denen der normal Sterblichen unterscheiden. Doch verhilft das zu höherer Intelligenz?

Vorab sei kurz der hier verwendete Intelligenzbegriff erläutert, der auf Howard Gardners Theorie der multiplen Intelligenzen beruht. Gardner unterscheidet sieben Formen der Intelligenz als Grundbedingungen menschlichen Erlebens, Denkens und Fühlens. Es handelt sich um die sprachliche, die mathematische, und die räumliche Intelligenz, die in ›handelsüblichen‹ Intelligenztests abgefragt werden. Darüber hinaus existieren die musikalische Intelligenz, die Bewegungsintelligenz und die für das Sozialleben besonders wichtigen ›personalen‹ Intelligenzen. Die intrapersonale Intelligenz bezeichnet die Fähigkeit, wahrzunehmen, was in mir vorgeht, die interpersonale Intelligenz beschreibt die Fähigkeit, vorherzusagen und wahrzunehmen, was andere Menschen denken und fühlen.

Welche dieser sieben Fähigkeiten kann durch Musizieren geübt und entwickelt werden? Fangen wir mit den beiden letzten Intelligenzen an. Wer das Übezimmer verläßt und im Blockflötenkreis oder in der Big-Band der Schule musiziert, benötigt die Fähigkeit, andere Menschen ganz genau wahrzunehmen. Er muß auf sie eingehen, ihnen ›nachgeben‹, mitschwingen, taktvoll sein. Und wer mit Musik seine Gefühle anderen Menschen mitteilen möchte, muß sie vorher in sich selbst erforscht haben. In Hinblick auf die Bewegungsintelligenz ist es naheliegend, daß intensives Training der Feinmotorik am Instrument auch im Alltag nützlich sein kann. Ein herausragender Chirurg und Geiger wie der Brahmsfreund Theodor Billroth mag dafür ein gutes Beispiel sein, allerdings findet man auch viele Musiker mit den sprichwörtlichen zwei linken Händen im Alltag. Neue Befunde aus der Motorikforschung sprechen aber dafür, daß geübte Bewegungen tatsächlich auch außerhalb des geübten Zusammenhanges die motorischen Fertigkeiten verbessern.

Daß Musizieren die musikalische Intelligenz fördert, bedarf keiner Erläuterung. Räumliche Vorstellung und Bewegungen im dreidimensionalen Raum bilden die Grundlage der Beherrschung fast jeden Musikinstrumentes, und wer Fingersätze befolgt, sich mit Sechzehnteln, Triolen und Sieben-Achtel-Rhythmen auseinandersetzt, der hat etliche mathematische Grundoperationen verinnerlicht. Bleibt noch die sprachliche Intelligenz, die zumindest in Westeuropa wenig vom Musizieren profitiert. Ganz anders verhält es sich aber in Sprachen, in denen die Wortmelodie Bedeutungen verschlüsselt. Im Chinesischen beispielsweise haben Musiker ein besseres Wortgedächtnis als Nicht-Musiker. Fazit ist, daß Musizieren alle Gardnerschen Intelligenzen trainiert. Musizieren trainiert aber noch viel mehr, nämlich Konzentrationsfähigkeit, Ausdauer, Verfolgen langfristiger Ziele. Dinge, die jeder Personalchef schätzt.

Und zum Schluß vergessen Sie bitte alles, was in diesem Abschnitt steht. Musik und Musizieren brauchen keine vordergründige Legitimation, niemand würde auf die absurde Idee kommen, Musik zu machen, um intelligent zu werden. Nein, Apollos Gabe gehört zu unserem Leben, sie ist eine menschliche Daseinsbedingung, die sich nicht in Frage stellen läßt, sie ist einfach da.

## *7. Coda apollonia*

Wie also verarbeitet das Gehirn Musik, wo finden wir Apollo in unserem Gehirn. An vielen Orten und in vielen Gestalten. Aber warum ist Musik so vielgestaltig, während andere Hirnleistungen, etwa Sprache in doch recht umschriebenen, für nahezu alle Menschen verbindlichen Zentren verarbeitet werden? Wahrscheinlich liegt dies an zwei wichtigen Unterschieden dieser beiden Kommunikationssysteme:

1. Spracherwerb erfolgt in der ganzen Welt in gleicher Art und Weise in den ersten Lebensjahren durch Hören und Sprechen mit den Bezugspersonen. Der Erwerb musikalischer Fertigkeiten erfolgt meist viel später

und auf ganz unterschiedliche Art und Weise. Möglicherweise werden im späteren Kindesalter dann die Hirnareale besetzt, die noch über keine festen funktionellen Zuordnungen verfügen.

2. Spracherwerb unterliegt einer starken Normierung. Die Standards werden durch die Notwendigkeit, sich verständlich auszudrücken, und den Wunsch, Gesprochenes zu verstehen, vorgegeben. Eine ähnliche Normierung findet beim Musikhören nicht statt. Entsprechend den unterschiedlichen musikalischen Fertigkeiten in der Bevölkerung wird die neuronale Organisation variieren.

Da also unsere musikalischen Hörbiographien einmalig sind, da wir darüber hinaus in der Lage sind, von einer Hörweise zur anderen schnell umzuschalten, und da die Emotionen beim Musikhören flüchtig und veränderbar sind, ist ein statisches Konzept der Musikverarbeitung an einem bestimmten Ort im Gehirn nicht angebracht. Je nach musikalischer Vorbildung, nach individueller Hörstrategie, nach aktuellen Anforderungen und nach momentaner Befindlichkeit werden individuell gebildete und über beide Hirnhälften weitverzweigte neuronale Netzwerke zu einem unterschiedlichen Grad aktiviert. Somit trägt jeder von uns seinen eigenen Apollo in sich.

## *Literaturhinweise*


Altenmüller, E.: Hirnelektrische Korrelate der cerebralen Musikverarbeitung beim Menschen. Eur. Arch. Psychiatr. Neurol. Sci. 235: 342-354 (1986).

Altenmüller, E.: Gehör – Zentralnervöse Verarbeitung auditorischer Information. In: Die Musik in Geschichte und Gegenwart. Bd. 3. (Hrsg.) Finscher, L., Basel, London, New York, Prag 1995, S. 1094-1103.

Altenmüller, E.: Hand-Wunder – Vom Spitzgriff zur Liszt-Sonate. In: Die Hand-Werkzeuge des Geistes. (Hrsgg.) Wehr, A. und Weinmann, M. Heidelberg, Berlin, Oxford 1999, S. 79-111.

Altenmüller, E., Gruhn, W., Parlitz, D. and Kahrs, J.: Music learning produces changes in brain activation patterns: a longitudinal DC-EEG-Study. Int. J. of Arts Medicine 5: 28-34 (1997).

Bangert, M., Parlitz, D. und Altenmüller, E.: Wie auditorische und sensomotorische Hirnfunktionen beim Klavierlernen verschmelzen. Eine Untersuchung von Großhirnaktivierungsmustern. Musikphysiologie und Musiker-Medizin 6: 53-61 (1999).

Gardner, H.: Frames of mind. The theory of multiple intelligences. New York 1983.

Panksepp, J.: The emotional sources of ›Chills‹ induced by music. Music Perception 13: 171-207 (1995).

Peretz, I.: Processing of local and global musical information by unilateral brain-damaged patients. Brain 113: 1185-1205 (1990).

Roth, G.: Das Gehirn und seine Wirklichkeit. Frankfurt a. M. 1995, S. 111-112.

Schlaug, G., Jäncke, L., Huang, Y. and Steinmetz, H.: In vivo evidence of structural brain asymmetry in musicians. Science 267: 699-701 (1995).

Schuppert, M., Münte, T. F., Wieringa, B. M. and Altenmüller, E.: Receptive Amusia: evidence for cross-hemispheric neural networks underlying music processing strategies. Brain 123: 546-559 (2000).

# Die neurobiologische Verankerung von Erfahrungen

von

Gerald Hüther

## *Die Bedeutung individueller Erfahrungen*

Wir leben in einer sich ständig verändernden Welt, und wir verfügen über ein gewisses Spektrum an Verhaltensstrategien, das es uns ermöglicht, uns in dieser Welt zurechtzufinden. Unser Fühlen, Denken und Handeln ist also weitgehend an die Erfordernisse unserer Lebenswelt angepaßt. Solange alles gut läuft, fragen wir uns nur sehr selten, weshalb wir so fühlen, denken und handeln, wie wir es eben tun, und was eigentlich dazu geführt hat, daß bestimmte Grundzüge unseres Fühlens, Denkens und Handelns so geworden sind, wie sie sind. Ist es unser angeborener Charakter? Sicher nicht, denn als Kinder oder Jugendliche haben wir ganz anders gefühlt, gedacht und gehandelt als heute. Ist es die Erziehung? Schon eher. Aber haben die Eltern und Lehrer tatsächlich so gefühlt, gedacht und gehandelt wie wir? Teils, teils, mehr noch der Großvater oder ein älterer Freund, oder ein anderes, inzwischen fast schon vergessenes Idol aus frühen Jahren. Auch nur weniges von dem, was wir in der Schule und während des Studiums alles gelernt haben, hat unser Denken, Fühlen und Handeln entscheidend geprägt. Wirklich entscheidend waren die Erfahrungen, die wir im Laufe unseres Lebens gemacht haben. Sie haben uns ganz wesentlich zu dem gemacht, was wir heute sind. Den Spuren, die sie hinterlassen haben, verdanken wir die Fähigkeit, uns in unserer jetzigen Welt zurechtzufinden.

Was wir – jeder einzelne von uns wie auch die Gesellschaft, die wir bilden – heute sind, ist das Ergebnis von Kräften, die im Verlauf unserer bisherigen Entwicklung auf uns eingewirkt und uns zu bestimmten Entscheidungen gezwungen haben. Und was in Zukunft aus uns – aus unseren Kindern und der Gesellschaft, in die sie hineinwachsen – wird, hängt von den Entscheidungen ab, die wir heute treffen. Das, was uns bei all diesen Entscheidungen leitet, ist nicht unser Geist oder unser Bewußtsein, auch nicht all unser auswendig gelerntes oder von dem Geplapper der Medien übernommenes Wissen, sondern es sind die Erfahrungen, die wir im Verlauf unserer bisherigen Entwicklung gesammelt haben. Die Erfahrungen, die ein Mensch im Lauf seines Lebens gemacht hat, sind fest in seinem Gehirn verankert, sie bestimmen seine Erwartungen, sie lenken seine Aufmerksamkeit in eine ganz bestimmte Richtung, sie legen fest, wie er das, was er erlebt, bewertet und wie er auf das, was ihn umgibt und auf ihn einstürmt, reagiert. In gewisser Weise sind diese individuell gemachten Erfahrungen der wichtigste und wertvollste Schatz, den ein Mensch besitzt. Er kann ihn nicht nur für sich selbst nutzen, sondern – wenn er einmal die Erfahrung gemacht hat, daß Verschenken sehr viel Freude macht – auch versuchen, ihn an andere weiterzugeben. Das Besondere an diesem Erfahrungsschatz ist, daß er dadurch, daß man ihn benutzt und verteilt, nicht immer kleiner, sondern immer größer wird.

Den streng analytisch, im klassischen Sinn naturwissenschaftlich ausgerichteten Hirnforschern, ja selbst vielen Psychologen, sind diese individuell gemachten Erfahrungen jedoch eher suspekt. Sie sind immer etwas Subjektives, sehr Persönliches und lassen sich daher a priori nicht ›über einen Kamm scheren‹, also objektivieren. Erfahrungen kann man auch nicht messen, geschweige denn berechnen und mit statistischen Verfahren auswerten. Erfahrungen sind auch nicht angeboren. Aus diesem Grund lohnt es sich auch nicht, nach einem genetischen Programm zu suchen, das für die Verankerung bestimmter Erfahrungen zuständig ist. Erfahrungen sind auch nicht einfach nur erworbenes Wissen, denn Erfahrungen kann man nicht – wie anderes Wissen – auswendig lernen. Erfahrungen muß man selbst – am eigenen Leib – machen, und dazu muß einem etwas widerfahren, das einen emotional aufwühlt, betroffen macht und zum Handeln (oder wenigstens zum Nachdenken) zwingt. Als Erfahrung wird auch nicht nur das in unserer Erinnerung festgehalten, was in einer bestimmten Situation mit uns passiert ist, sondern vor allem das, was dabei in uns passiert ist: was wir wahrgenommen haben, wie wir darauf reagiert haben, ob wir in der Lage waren, damit umzugehen oder auch nicht, und vor allem das Gefühl, welches das Geschehene in uns ausgelöst hat. Wer sich emotional nicht mehr aufrütteln läßt, kann auch keine eigenen, neuen Erfahrungen mehr machen, und wer keine eigenen, neuen Erfahrungen mehr macht, bleibt auf der geistigen und emotionalen Entwicklungsstufe stehen, die er bis dahin erreicht hat.

### *Neuroplastizität als Voraussetzung für die neurobiologische Verankerung von Erfahrungen*

Normalerweise macht aber jeder Mensch im Lauf seines Lebens immer wieder neue Erfahrungen. Am Anfang – wenn noch vieles neu und fremd ist – sind es besonders viele, später – wenn er bereits über einen gewissen Erfahrungsschatz verfügt, der ihm hilft, sich in seiner Welt zurechtzufinden – werden es immer weniger. Aber prinzipiell können neue Erfahrungen bis ins hohe Alter gemacht werden. Das bedeutet: Je älter ein Mensch ist, desto umfangreicher ist auch der Erfahrungsschatz, über den er verfügt, und um so umsichtiger sind auch die Entscheidungen, die er auf der Grundlage dieser Erfahrungen zu treffen imstande ist. Wenn diese Weisheit des Alters in unserer Gesellschaft seit einigen Generationen zunehmend geringgeschätzt und mißkreditiert wird, so hat das viele Gründe, die aber nicht in der Organisation des Gehirns, sondern in der Entwicklung und Ausrichtung unserer Gesellschaft zu suchen sind. Wie in vielen anderen Bereichen haben auch hier Vorstellungen und Konzepte von Naturwissenschaftlern dazu beigetragen, diesen Bewußtseinswandel zu unterstützen.

So war es einer der Pioniere der modernen Hirnforschung, der Spanier Raymond y Cajal, der zu Beginn des 20. Jahrhunderts behauptete, die während der Entwicklung des menschlichen Gehirns herausgebildeten neuronalen Verschaltungen seien nach Abschluß der Hirnreifung nicht mehr veränderbar und könnten mit zunehmendem Lebensalter nur noch einer fortschreitenden Degeneration anheimfallen: »Once the development was ended, the fonts of growth and regeneration of the axons and dendrites dried up irrevocably. In adult centers, the nerve paths are something fixed, ended, immutable. Everything may die, nothing may regenerate« (Cajal, 1928).

Diese Vorstellung wurde von den späteren Hirnforschern übernommen und fast ein Jahrhundert lang als Dogma vertreten. Sie bestimmte bis vor wenigen Jahren das Denken der meisten Neurobiologen, Psychologen und Psychiater und hat sich in weiten Kreisen der Bevölkerung als Grundüberzeugung verfestigt.

Inzwischen wissen wir, daß das Gehirn auch im Erwachsenenalter noch in hohem Maße zu struktureller Plastizität fähig ist. Zwar können sich Nervenzellen im Anschluß an die intrauterine Reifung des Gehirns schon vor der Geburt nicht mehr teilen (bis auf wenige Ausnahmen), sie bleiben jedoch zeitlebens zur adaptiven Reorganisation ihrer neuronalen Verschaltungen befähigt (›experience dependent plasticity‹). Im Zuge derartiger Umbauprozesse kommt es zu Veränderungen der Effizienz bereits vorhandener Synapsen, etwa durch Vergrößerung oder Verringerung der synaptischen Kontaktflächen, durch verstärkte oder verminderte Ausbildung prä- und postsynaptischer Spezialisierungen oder durch Veränderungen der Eigenschaften und der Dichte von Transmitterrezeptoren und damit der Effizienz der Signalübertragung. Verstärktes Auswachsen und ›kollateral sprouting‹ (Bildung zusätzlicher Seitenäste) von Axonen kann zur Neubildung von Synapsen, terminale retrograde

Degeneration zur verstärkten Elimination vorhandener Synapsen führen. Durch plastische Veränderungen des Dendritenbaumens oder durch Änderung der Abschirmung von Neuronen durch Astrozyten kann das Angebot postsynaptischer Kontaktstellen erhöht oder vermindert werden. Unter normalen Bedingungen findet so im Gehirn eine ständige Neubildung und Elimination synaptischer Verbindungen und neuronaler Verschaltungen statt.

Der beim Menschen wichtigste und hinsichtlich seiner Bedeutung für die Nutzung der im Gehirn angelegten neuronalen Netzwerke und synaptischen Verschaltungen am nachhaltigsten wirksame Einfluß ist besonders schlecht operationalisierbar. Er läßt sich am zutreffendsten mit dem Begriff ›Erfahrung‹ umschreiben. Gemeint ist damit das im Gedächtnis eines Individuums verankerte Wissen über die in seinem bisherigen Leben entweder besonders erfolgreich oder besonders erfolglos eingesetzten, in dieser Weise immer wieder bestätigt gefundenen und deshalb auch für die Lösung zukünftiger Probleme als entweder besonders geeignet beziehungsweise ungeeignet bewerteten Strategien des Denkens und Handelns. Solche Erfahrungen sind immer das Resultat der subjektiven Bewertung der eigenen Reaktionen auf eine wahrgenommene und als bedeutend eingeschätzte Veränderung der Außenwelt. Sie unterscheiden sich darin von allen (passiven) Erlebnissen und (passiv) übernommenen Kenntnissen und Fertigkeiten, denen kein oder noch kein Bedeutungsgehalt für die eigene Lebensbewältigung beigemessen wird. Aufgrund der normalerweise bereits während der frühkindlichen Entwicklung stattfindenden und im späteren Leben aktiv vollzogenen Einbettung des Menschen in ein immer komplexer werdendes soziales Beziehungsgefüge, sind die wichtigsten Erfahrungen, die ein Mensch im Lauf seines Lebens machen kann, psychosozialer Natur.

## *Angeborene Erfahrungen*

Deutlich stärker als beim Menschen wird das Verhalten von Tieren von genetisch determinierten neuronalen Verschaltungen in Form artspezifischer Verhaltensprogramme gesteuert, die durch angeborene Auslösemechanismen aktiviert werden. Die für diese instinktiven Verhaltensweisen verantwortlichen genetischen Programme lassen sich in einem erweiterten Sinn als im Laufe der Entwicklungsgeschichte einer Spezies gemachte ›artspezifische Erfahrungen‹ auffassen. Diese nicht von einem Individuum, sondern von all seinen Vorfahren in Form eines Reproduktionsvorteils erlebte Zweckmäßigkeit bestimmter Verhaltensreaktionen wurde im Verlauf der Artentwicklung durch die bevorzugte Weitergabe der diesen Verhaltensreaktionen zugrunde liegenden genetischen Programme im ›genetischen Gedächtnis‹ der betreffenden Art, ihrem Genpool, festgehalten.

Die Auswahl und die Verankerung besonders geeigneter genetischer Programme in diesem artspezifischen Genpool erfolgte jedoch nicht nur durch den seit Darwin ›survival of the fittest‹ genannten Selektionsprozeß, sondern auch durch einen zweiten, ebenfalls von Darwin erkannten, bisher aber nur unzureichend beachteten evolutionären Auswahlmechanismus, die sogenannte ›sexuelle Selektion‹. Die gezielte Auswahl eines ganz bestimmten, aufgrund bestimmter Merkmale besonders attraktiv erscheinenden, das eigene Überleben und das der Nachkommenschaft sichernden Sexualpartners besitzt bei allen sozial organisierten Tieren mit einer relativ langen Entwicklungsphase eine ganz entscheidende Bedeutung für den Fortpflanzungserfolg eines Individuums und damit für die Weitergabe der diesen Merkmalen zugrunde liegenden Genkombinationen. Im Verlauf der Evolution gewann diese, als Partnerwahl bezeichnete Auslese immer stärker an Bedeutung. Sie führte neben der Selektion bestimmter körperlicher Merkmale vor allem zur Selektion solcher psychischer Merkmale (und der ihnen zugrunde liegenden genetischen Anlagen), die sich als besonders geeignet für die erfolgreiche Aufzucht der Nachkommen erwiesen. Die Maßstäbe zur Auswahl eines geeigneten Fortpflanzungspartners wurden (und werden) beim Menschen in viel stärkerem Maß als bei Tieren durch individuell (zumeist während der frühen Individualentwicklung gemachte) Erfahrungen bestimmt. Die Auswahl eines für die Umsetzung dieser Erfahrungen besonders geeignet erscheinenden Reproduktionspartners hatte zwangsläufig zur Folge, daß auch die entsprechenden genetischen Anlagen beider Eltern im Genpool zunächst bestimmter Familienverbände stabilisiert und durch sexuelle Vermischung schließlich auch im Genpool von Sippen, Clans, Stämmen und Rassen verankert wurden.

Die mit der fortschreitenden Sozialisierung einhergehende Herausbildung fester Familienverbände bildete nicht nur eine entscheidende Voraussetzung für die effiziente Abschirmung der Nachkommenschaft gegenüber allen die Ausreifung des Gehirns dieser Nachkommen störenden Einflüssen aus der Außenwelt. Sie ermöglichte auch eine weitgehende soziale Determination ihrer Entwicklungsbedingungen innerhalb des jeweiligen Familien- und Sippenverbandes. Erst so konnte ein bereits während der gesamten Evolution der Wirbeltiere vorhandener Selektionsdruck, der eine weniger strenge genetische Determination der im Gehirn angelegten neuronalen Verschaltungen im Genom verankerte, während der Menschwerdung voll wirksam werden. Diese allmähliche

Relaxation der ursprünglich noch sehr starren neuronalen Verschaltungsmuster im Zentralnervensystem und der von ihnen gesteuerten Verhaltensprogramme ermöglichte eine immer weiterreichende und nachhaltigere Aus- und Überformung der initial angelegten, genetisch determinierten neuronalen Verschaltungen und damit die strukturelle Verankerung der im Lauf des Lebens von einem Menschen gemachten Erfahrungen.

### *Erworbene Erfahrungen*

Auf den ersten Blick scheint es so, als verliefe die Hirnentwicklung weitgehend autonom und durch ein inneres Programm gesteuert. Dieses Programm scheint sehr genau festzulegen, wie lange und in welchen Bereichen Nervenzellen proliferiert werden, wohin sie anschließend wandern, in welche Richtungen ihre Fortsätze auswachsen, wie sie sich verzweigen und mit welchen anderen Nervenzellen sie synaptische Verschaltungen und funktionelle Netzwerke ausbilden. Auf der Verhaltensebene tritt dieser sequentielle Reifungsprozeß als charakteristische Abfolge der funktionellen Reifung und des Erwerbs einzelner Fähigkeiten und Fertigkeiten im Verlauf der kindlichen Entwicklung zutage. Den diese Entwicklung steuernden göttlichen Plan sucht man jedoch ebenso vergeblich wie ein hierfür verantwortliches genetisches Programm.

Wir haben es hierbei mit einem beeindruckenden Beispiel der Selbstorganisation eines lebenden Teilsystems zu tun, und dieser Prozeß ist mit den klassischen mechanistischen Vorstellungen der Entfaltung oder Expression eines a priori vorhandenen (auch genetischen) Programms prinzipiell nicht beschreibbar. Keine der Milliarden Nervenzellen ›weiß‹ zu irgendeinem Zeitpunkt ihrer Reifung, was sie zu tun, wohin sie sich zu entwickeln hat. Jede verfügt lediglich über ein charakteristisches, genetisch determiniertes Spektrum an Optionen. Welche dieser Potenzen sie zu einem bestimmten Zeitpunkt nutzt, hängt erstens davon ab, wie stark die betreffende Zelle im Verlauf ihrer bisherigen Entwicklung bereits gezwungen war, bestimmte Optionen (meist auf Kosten anderer, ursprünglich ebenfalls noch vorhandener Potenzen) zu nutzen, das heißt sich zu spezialisieren. Zweitens sind es immer charakteristische Veränderungen ihrer bisherigen äußeren Entwicklungsbedingungen, also spezifische neuartige Anforderungen, die eine sich entwickelnde Nervenzelle zwingen, bestimmte, noch vorhandene Potenzen zur Bewältigung dieser Anforderungen abzurufen und auszuschöpfen.

Es geht also, um es bildlich auszudrücken, einer sich entwickelnden

Nervenzelle im Gehirn nicht anders als einem Kind, das in ein sich ständig fortentwickelndes gesellschaftliches Beziehungssystem hineinwächst. Menschliche Gemeinschaften besitzen ebensowenig wie alle anderen, offenen, lernfähigen Systeme (auch Ökosysteme) ein Programm, sondern entwickeln sich im Zuge eines sich selbst organisierenden Prozesses auf der Grundlage bestimmter vorhandener (historisch gewachsener, präformierter) Potenzen und unter dem Zwang aktuell vorherrschender (meist von den betreffenden Systemen erzeugter) Gegebenheiten und neu auftretender (meist aus der Auseinandersetzung des Systems mit Störungen aus seiner Außenwelt herrührender) Anforderungen.

Auch die Entwicklung des kindlichen Gehirns folgt diesem grundsätzlichen Entwicklungsprinzip aller lebenden Systeme: Neue Interaktionen (hier: neuronale Verbindungen und synaptische Verschaltungen) können nur im Rahmen und auf der Grundlage bereits etablierter Interaktionsmuster ausgebildet und stabilisiert werden. Dabei müssen sie den bereits entwickelten Interaktionsmöglichkeiten zwischen den verschiedenen Subsystemen folgen. Wie alle lebenden Systeme entwickelt sich auch das Gehirn nur dann weiter, wenn neuartige Bedingungen auftreten, welche die Stabilität der bereits etablierten Interaktionen in Frage stellen. Solche Bedingungen werden primär von dem sich entwickelnden System selbst verursacht. Im sich entwickelnden Gehirn geschieht dies unter anderem durch Proliferation von neuralen Zellen, Auswachsen von Fortsätzen und die Sekretion von wachstumshemmenden und -stimulierenden Faktoren. Solange das der Fall ist, verläuft die Entwicklung weitgehend autonom, selbstorganisiert und eigendynamisch innerhalb der jeweils herrschenden äußeren (intrauterinen) Bedingungen. In dem Maße, wie Proliferation und Wachstum erlöschen, verliert das sich entwickelnde Gehirn eine wesentliche Triebfeder seiner Eigendynamik. In dem Maße, wie es zunehmend Verbindungen zur Außenwelt erlangt, werden die bereits etablierten Verschaltungen und Erregungsmuster über die entsprechenden sensorischen Eingänge zunehmend von außen beeinflußbar. Mehr noch, da nun die durch sensorische Eingänge ausgelösten Erregungsmuster dazu führen, daß bestimmte neuronale Verschaltungsmuster stabilisiert werden können, hängt die Stabilität dieser Verschaltungen von den jeweiligen sie stabilisierenden Eingängen und Erregungsmustern ab. Von diesem Zeitpunkt an verläuft die Hirnentwicklung nicht mehr autonom gegenüber sensorischen Erregungen, sondern sie wird durch die sensorischen Eingänge aus der Außenwelt bestimmt und bleibt von ihnen abhängig.

Bleibt die entsprechende Eingangserregung über längere Zeit aus, so können die von ihr stabilisierten neuronalen Verschaltungen nicht erhalten werden. Ist sie zu stark oder erreicht sie das sich entwickelnde Gehirn bereits zu einem Zeitpunkt, zu dem seine bis dahin etablierten neuronalen Verschaltungsmuster noch relativ instabil sind, so gewinnt sie eine dominante Bedeutung für den weiteren Aufbau neuronaler Verbindungen und stört so die gleichmäßige, balancierte Herausbildung komplexer neuronaler Verschaltungsmuster. Mit der fortschreitenden Ausbildung assoziativer neuronaler Verschaltungen wird die Aufrechterhaltung der zunächst noch sehr direkt von sensorischen Eingängen abhängigen Erregungsmuster zunehmend unabhängig von der aktuellen Wahrnehmung. In immer stärkerem Maße werden die vom assoziativen Cortex generierten Erregungsmuster zu inneren Abbildern der äußeren Welt und stabilisieren auf diese Weise die zu einem bestimmten Zeitpunkt bereits entwickelten neuronalen Verschaltungsmuster.

Die ersten individuellen Erfahrungen werden sehr wahrscheinlich bereits während der intrauterinen Entwicklung auf der Grundlage der bis dahin genetisch präformierten neuronalen Verschaltungsmuster verankert. Bereits die genetisch determinierten Verschaltungen prädisponieren das sich entwickelnde Gehirn für ganz bestimmte sensorische Wahrnehmungen, für eine bestimmte assoziative Verarbeitung dieser Eindrücke und für die Aktivierung ganz bestimmter Verhaltens- und Gefühlsreaktionen. Sie sind in dieser Hinsicht vergleichbar mit den im späteren Leben aufgrund individuell gemachter Vorerfahrungen entstandenen Erwartungen, die in ähnlicher Weise die Aufmerksamkeit, die Verarbeitung, das Denken, Fühlen und Handeln einer Person prädisponieren. Ob diese Erwartungen noch rein genetisch bedingt oder bereits durch eigene Erfahrungen begründet sind, in beiden Fällen lassen sich neue Erfahrungen nur dann machen, wenn es zu einer Diskrepanz zwischen subjektiven Erwartungen und den tatsächlich wahrgenommenen Phänomenen kommt. Dieser subjektiv festgestellte Unterschied oder gar Widerspruch zwischen einer bestimmten Erwartung und einem eingetretenen Ereignis löst einen Prozeß aus, der als Streß-Reaktions-Prozeß bezeichnet wird.

Die damit einhergehende neuroendokrine Streßreaktion ist der wichtigste Auslöser für adaptive Veränderungen der bereits etablierten assoziativen Verschaltungsmuster im Gehirn des Menschen. Sie wird immer dann ausgelöst, wenn bestimmte neuartige Anforderungen oder Veränderungen auftreten, die mit Hilfe der bereits vorhandenen Verschaltungen von einer Person nicht oder nur inadäquat beantwortet werden können. Es kommt dann zur unspezifischen Aktivierung kortikaler und limbischer assoziativer Netzwerke (›arousal‹), die mit einer Aktivierung des zentralen und peripheren noradrenergen Systems einhergeht und als mehr oder weniger stark angstbesetzter Handlungsbedarf wahrgenommen wird. Läßt sich das Problem durch Aktivierung bestimmter assoziativer Verschaltungen lösen, so erlischt die initial aktivierte Streß- und Angstreaktion. Vor allem die damit einhergegangene verstärkte Ausschüttung von Noradrenalin (auch von Dopamin) wirkt jedoch noch längere Zeit nach und trägt durch die Stimulation adrenerger Rezeptoren von Nerven- und Gliazellen zur Festigung und Bahnung aller im Verlauf des gesamten Streß-Reaktions-Prozesses aktivierten synaptischen Verschaltungen bei. Durch die wiederholte Aktivierung derartiger kontrollierbarer Streßreaktionen kommt es zu einer immer effizienter werdenden Bahnung der im Rahmen der wiederholt eingeschlagenen Bewältigungsstrategie aktivierten neuronalen Verschaltungen. Das Ergebnis ist eine zunehmende Verfestigung und neurobiologische Verankerung der von einer Person erfolgreich zur Bewältigung der Angst eingesetzten kognitiven und emotionalen Reaktionen. Diese auf neuronaler Ebene gebahnten Reaktionsmuster sind im späteren Leben schwer wieder auflösbar. Sie stellen offenbar das ›neurobiologische Substrat‹ für bestimmte Erwartungshaltungen und Grundeinstellungen für bestimmte Verhaltensstrategien und Reaktionsweisen dar.

### *Die Bedeutung der Streßreaktion für die neuronale Verankerung von Erfahrungen*

Der Nachweis von Kortikoidrezeptoren im Gehirn hat den Blick für ein Phänomen geschärft, das bisher in der Streßforschung kaum beachtet wurde: Das Gehirn ist nicht nur der Ausgangspunkt, sondern auch das wichtigste Zielorgan der Streßreaktion. Die durch einen Stressor im Zentralnervensystem ausgelösten Reaktionen (beispielsweise verstärkte Katecholaminausschüttung im Zuge der Aktivierung noradrenerger Kerngebiete, vermehrte Ausschüttung von Cortikotropin-Releasing-Hormon und Vasopressin durch intra- und extrahypothalamische Axone, von beta-Endorphin und adrenocortikotrophem Hormon durch endokrine Zellen der Adenohypophyse) sind in der Lage, die im Zuge der Streßreaktion ablaufenden zentralnervösen Verarbeitungsprozesse auf vielfältige Weise zu beeinflussen. Auch die streßinduzierte Stimulation des sympathischen Nervensystems und der Ausschüttung von Noradrenalin und Adrenalin aus dem Nebennierenmark hat eine ganze Reihe direkter und indirekter Effekte auf das Zentralnervensystem. Sie reichen von Änderungen der Hirndurchblutung über die vermehrte Bereitstellung von Substraten für den Energiestoffwechsel bis hin zu Änderungen der Verfügbarkeit von Vorstufen für die Katecholamin- und Serotoninsynthese. Durch ansteigende Spiegel zirkulierender Glukokortikoide kommt es nicht nur zu einer direkten Aktivierung von Glukokortikoidrezeptoren im Zentralnervensystem mit weitreichenden und oft langfristigen Konsequenzen für die Funktion der betreffenden Nerven- und Gliazellen. Auch indirekte, Glukokortikoid-vermittelte periphere Effekte, zum Beispiel der Abfall der Sexualhormonspiegel, Suppression der Synthese und Ausschüttung von Mediatoren der intrazellulären Kommunikation wie Prostaglandine und Zytokine, Änderungen der Substratversorgung, können zu langfristigen Veränderungen der Struktur und Funktion neuronaler Verschaltungen im Zentralnervensystem führen.

Welche dieser Mechanismen im Zuge einer Streßbelastung aktiviert und welche langfristigen Veränderungen dadurch ausgelöst werden, hängt von der Art der Belastung ab, der sich eine bestimmte Person ausgesetzt sieht, also von der individuellen Bewertung der Kontrollierbarkeit des Stressors. Zu einer kontrollierbaren Streßreaktion kommt es immer dann, wenn die bisher angelegten Verschaltungen zwar prinzipiell zur Beseitigung der Störung geeignet, aber einfach noch nicht effizient genug sind, um diese vollständig und gewissermaßen routinemäßig zu beantworten. Eine derartige Streß-Belastung ist besser mit dem Begriff ›Herausforderung‹ zu beschreiben.

Sie beginnt, wie jede Reaktion auf einen psychischen Stressor, mit einer unspezifischen Aktivierung kortikaler und limbischer Hirnstrukturen, die zur Stimulation des zentralen und peripheren noradrenergen Systems führt (›arousal‹). Sobald im Zuge dieser unspezifischen Aktivierung eine Möglichkeit zur Lösung der betreffenden Anforderung gefunden wird, so kommt es mit der Aktivierung der an dieser Verhaltensreaktion beteiligten neuronalen Verschaltungen zum Erlöschen der initialen unspezifischen Aktivierung. Vor allem die verstärkte Ausschüttung von Noradrenalin in den initial aktivierten cortikalen und limbischen Hirnregionen führt zu einer ganzen Reihe von funktionellen und metabolischen Veränderungen in Nerven- und Gliazellen, die direkt oder indirekt dazu beitragen, daß es zu einer Stabilisierung und einer Verbesserung der Effizienz der in die Antwort involvierten neuronalen Verschaltungen kommt. Wiederholt auftretende, kontrollierbare psychosoziale Belastungen (oder besser: Herausforderungen) führen so zu einer sukzessiven Stabilisierung, Bahnung und verbesserten Effizienz der in die Antwort involvierten neuronalen Netzwerke und Verbindungen. Dieser zentralnervöse Anpassungsprozeß ist in gewisser Weise vergleichbar mit peripheren Anpassungen an physische Stressoren, etwa der durch Kältebelastung induzierten Verdichtung des Haarkleides. Sehr komplexe, verschiedenartige und vielseitige kontrollierbare Belastungen sind offenbar notwendig, um die individuellen genetischen Möglichkeiten zur Strukturierung eines entsprechend komplexen Gehirns nutzen zu können.

Wenn eine Belastung auftritt, für die eine Person keine Möglichkeit einer Lösung durch ihr eigenes Handeln sieht, an der sie mit all ihren bisher erworbenen Reaktionen und Strategien scheitert, so kommt es zu einer sogenannten ›unkontrollierbaren Streßreaktion‹. Sie ist durch eine langanhaltende Aktivierung cortikaler und limbischer Strukturen sowie des zentralen und peripheren noradrenergen Systems gekennzeichnet, die sich wechselseitig so weit aufschaukelt, daß es schließlich auch zur Aktivierung des hypothalamo-hypophyseo-adrenocorticalen Systems mit einer massiven und langanhaltenden Stimulation der Cortisolausschüttung durch die Nebennierenrinde kommt. Solche unkontrollierbaren Belastungen haben andere, weitreichendere Konsequenzen auf die im Gehirn angelegten Verschaltungen als die soeben beschriebenen kontrollierbaren Streßreaktionen. Beobachtungen an Versuchstieren deuten darauf hin, daß vor allem die aus unkontrollierbaren Belastungen resultierenden massiven und langanhaltenden Erhöhungen der Glucocorticoid-Spiegel zur Destabilisierung der bereits angelegten synaptischen Verbindungen und neuronalen Netzwerke führt. Im Zuge unkontrollierbarer Belastungen wird die Noradrenalinausschüttung vermindert, der cerebrale Energieumsatz gehemmt und die Bildung neurotropher Faktoren unterdrückt. Halten derartige Belastungen länger an, so kann es sogar zur Degeneration noradrenerger Axone im Cortex und zum Absterben von Pyramidenzellen im Hippokampus kommen. Verhaltensbiologische Untersuchungen zeigen in diesem Zusammenhang einen sehr interessanten Effekt: Hohe Spiegel von Glucokortikoiden, wie sie physiologischerweise bei unkontrollierbarem Streß erreicht werden, fördern die Auslöschung von erlernten Verhaltensreaktionen und führen zur Elimination vor allem solcher Verhaltensweisen, die für eine erfolgreiche Beendigung des Streß-Reaktionsprozesses ungeeignet sind.

Die Aneignung neuer Bewertungs- und Bewältigungsstrategien, grundlegende Veränderungen im Denken, Fühlen und Handeln werden durch die vorangehende Destabilisierung und Auslöschung unbrauchbar gewordener Muster erst ermöglicht. Es ist in diesem Zusammenhang bezeichnend, daß vor allem Umbruchphasen wie die Pubertät, die zu psychosozialen Neuorientierungen zwingen, besonders häufig mit langanhaltenden, unkontrollierbaren psychischen Belastungen einhergehen. Damit tragen beide Arten von Streßreaktionen, also die kontrollierbaren Herausforderungen wie auch die unkontrollierbaren Belastungen, in jeweils spezifischer Art und Weise, zur Strukturierung des Gehirns, also zur Selbstorganisation neuronaler Verschaltungsmuster im Rahmen der jeweils vorgefundenen äußeren, psychosozialen Bedingungen bei: Herausforderungen stimulieren die Spezialisierung und verbessern die Effizienz bereits bestehender Verschaltungen. Sie sind damit wesentlich an der Weiterentwicklung und Ausprägung bestimmter Persönlichkeitsmerkmale beteiligt. Schwere, unkontrollierbare Belastungen ermöglichen durch die Destabilisierung einmal entwickelter, aber unbrauchbar gewordener Verschaltungen die Neuorientierung und Reorganisation von bisherigen Verhaltensmustern.

Die von unkontrollierbaren Belastungen ausgelösten langanhaltenden neuroendokrinen Reaktionen können offenbar über die von ihnen ausgelöste Destabilisierung neuronaler Verschaltungsmuster in limbischen und kortikalen Hirnregionen unter Umständen zu sehr grundsätzlichen Veränderungen des Denkens, Fühlens und Handelns einer Person führen. Das Ersetzen eines alten, unter dem Einfluß bisheriger Anforderungen stabilisierten assoziativen Verschaltungsmusters durch ein neues kann dazu führen, daß bisher unkontrollierbare psychosoziale Konflikte kontrollierbar werden. Ein derartiger Reorganisationsprozeß ist jedoch immer mit dem Risiko der Entgleisung und des unkompensierbaren Verlustes bestimmter Fähigkeiten im Bereich des Denkens, Fühlens oder Handelns behaftet.

### *Einseitige Erfahrungen und ihre Folgen*

Die Gefahr der Bahnung sehr einseitiger, das Denken, Fühlen und Handeln eines Menschen bestimmender neuronaler Verschaltungsmuster ist um so größer, je häufiger ganz bestimmte Strategien der Angstbewältigung von einem Menschen im Lauf seiner Entwicklung immer wieder eingesetzt und subjektiv als besonders erfolgreich bewertet werden. Beispiele für derartige bis zur psychischen Abhängigkeit gebahnte Bewältigungsstrategien sind beispielsweise Karrieresucht, Erfolgssucht, Geltungssucht, Streitsucht, Prunksucht, Vergnügungs-(Ablenkungs)sucht, Spiel-(Aufregungs-)sucht. Häufig werden auch bestimmte, durch die Nahrungsaufnahme ausgelöste zentralnervöse Effekte zur Angstbewältigung genutzt und bis zur Abhängigkeit gebahnt (Eßsucht, Magersucht). Das gleiche gilt für Drogen und Medikamente, die aufgrund ihrer anxiolytischen, sedierenden oder euphorisierenden Wirkungen zur Angstbewältigung eingesetzt werden (Medikamentensucht, Drogensucht).

Je beschränkter das Spektrum an Bewältigungsstrategien ist, das sich eine Person im Laufe ihres bisherigen Lebens anzueignen imstande war, desto größer wird die Wahrscheinlichkeit des Scheiterns angesichts neuartiger psychosozialer Konflikte und seelischer Belastungen. Solche Menschen sind oft außerstande, adäquate Lösungsstrategien für neuartige Herausforderungen zu finden, und neigen aus diesem Grunde dazu, ihre Ängste und die damit einhergehende unkontrollierbare Streßreaktion durch Rückgriff auf in ihren Augen bewährte, für den außenstehenden Betrachter jedoch oftmals schwer nachvollziehbare Bewältigungsstrategien kontrollierbar zu machen. Bei manchen Personen kommt es zu mehr oder weniger deutlichen Rückzugsversuchen in eigene, selbstgeschaffene Welten, die deshalb Sicherheit bieten, weil sie bestimmte Aspekte früh gebahnter und noch immer als erfolgreich bewerteter Lösungsstrategien beinhalten. Andere Personen neigen in solchen Konfliktsituationen zu aktiven, nach außen gerichteten Lösungsversuchen, zum Rückgriff auf alte, subjektiv als erfolgreich bewertete Strategien der Aneignung von Macht (Wutausbrüche) oder Zurschaustellung von Statussymbolen (Angeberei).

Die Chancen, eine unkontrollierbare Angst- und Streßreaktion mit Hilfe einer dieser früher einmal gebahnten und nun unbewußt aktivierten Bewältigungsstrategien tatsächlich kontrollierbar machen zu können, sind jedoch normalerweise nur sehr gering. Aus diesem Grund versuchen viele Menschen angesichts unbewältigbarer, diffuser Probleme ganz bestimmte Situationen herbeizuführen, die sie mit Hilfe ihrer ›alten‹ Bewältigungsstrategien kontrollieren können. Welche konkreten Situationen eine bestimmte Person durch ihr eigenes Verhalten heraufbeschwört, um sich selbst immer wieder zu bestätigen, daß sie in der Lage ist, die daraus resultierenden Probleme zu bewältigen, ist von ihren bisher bei der Bewältigung von Angst und Streß gemachten Erfahrungen abhängig. Manche Menschen inszenieren Situationen, in denen sie die Hilfsbereitschaft anderer wecken, andere verfolgen mit ihren Inszenierungen das Ziel, ganz bestimmte eigene Kompetenzen erneut unter Beweis stellen zu können. Manche versuchen aber auch, sich selbst mit Hilfe solcher Inszenierungen immer wieder zu beweisen, daß es ihnen nichts ausmacht und daß sie damit umgehen können, daß es also für sie kontrollierbar ist, von liebgewonnenen, Sicherheit bietenden Bezugspersonen abgelehnt zu werden oder erneute Bestätigungen ihrer eigenen Inkompetenz zu erfahren. Diese Verhaltensweisen können schließlich, je häufiger sie von einer Person zur Angstbewältigung eingesetzt und subjektiv als erfolgreich bewertet werden, bis zur Abhängigkeit gebahnt und in zwanghafter Weise immer dann eingesetzt werden, wenn sich die betreffende Person bedroht fühlt und verunsichert wird.

## *Traumatische Erfahrungen und ihre Folgen*

Wenn ein Mensch in eine Situation gerät, die in krassem Widerspruch zu all seinen bisher erworbenen Erfahrungen steht und an der er mit all seinen bisher angeeigneten und bisher erfolgreich eingesetzten Bewältigungsstrategien scheitert, so kann es zu einer psychischen Traumatisierung kommen. Sie stellt den Extremfall einer unkontrollierbaren Belastung dar, den ein Mensch erleben kann. Besonders häufig tritt sie bei Opfern sexueller Übergriffe, bei Holocaust-Überlebenden und bei Soldaten im Fronteinsatz auf.

Wenn es einem Menschen nach einer solchen traumatischen Erfahrung nicht gelingt, diese unkontrollierbare Streßreaktion irgendwie anzuhalten, so ist er verloren, denn die dadurch ausgelösten Destabilisierungsprozesse können lebensbedrohliche Ausmaße annehmen. Jeder traumatisierte Mensch spürt das, und er wird deshalb mit allen ihm zur Verfügung stehenden Mitteln versuchen, die traumatische Erfahrung und die posttraumatisch immer wieder aufflammenden Erinnerungen an das erlebte Trauma unter Kontrolle zu bringen. Bewährte Strategien, die er – so wie andere Menschen – bisher zur Bewältigung seiner Ängste eingesetzt hat, wurden angesichts des erlebten Traumas ad absurdum geführt. Auf psychosoziale Unterstützung kann er sich nicht mehr verlassen. Der Glaube an eine fremde, göttliche Macht ist ihm ebenso verlorengegangen wie der Glaube an seine eigene Kraft. All sein Wissen und Können, sein Einfluß, sein Reichtum und seine Macht haben sich als nutzlos erwiesen. Die einzige Strategie, die ihm nun noch Linderung verschaffen kann, ist die Abkoppelung der traumatischen Erfahrung aus dem Erinnerungsschatz, ihre Ausklammerung durch eine gezielt veränderte Wahrnehmung und assoziative Verarbeitung von Phänomenen der Außenwelt. Er ist gezwungen, mit diesen Strategien gegen die immer wieder aufflackernden Erinnerungen an das Trauma anzurennen. Falls er eine Strategie findet, die es ihm ermöglicht, die traumatische Erinnerung und die damit einhergehende unkontrollierbare Streßreaktion kontrollierbar zu machen, hört der Destabilisierungsprozeß auf, und es werden nun all die neuronalen Verschaltungen gefestigt und gebahnt, die zur ›erfolgreichen‹ Bewältigung seiner durch die traumatische Erinnerung ausgelösten Ängste aktiviert werden. Auf diese Weise entstehen zunächst kleine, durch ihre wiederholte ›erfolgreiche‹ Nutzung aber schließlich immer breiter und effektiver werdende zentralnervöse ›Umgehungsstraßen‹ und ›Umleitungen‹, ›Verbotszonen‹, ›Rastplätze‹ und die dazugehörigen ›verkehrsregelnden Leiteinrichtungen‹.

Gefunden werden diese Lösungen mehr oder weniger rasch und meist intuitiv, aber bis die dabei benutzten Verschaltungen hinreichend effektiv gebahnt sind, können Monate und Jahre vergehen. Die dabei ablaufenden Bahnungsprozesse können offenbar so tiefgreifend und weitreichend werden, daß bei manchen Personen die Erinnerung an das traumatische Erlebnis schließlich nicht mehr abrufbar ist. Bei manchen wird die gesamte emotionale Reaktionsfähigkeit und damit auch die basale Aktivität und die Aktivierbarkeit der neuroendokrinen Streßreaktion permanent unterdrückt. Bei manchen können bizarr anmutende oder gar selbstgefährdende Bewältigungsstrategien bis zur Zwanghaftigkeit gebahnt werden. Immer ist es die subjektive Erfolgsbewertung einer zunächst meist unbewußt gefundenen Strategie, die zur Aktivierung einer nunmehr kontrollierbaren Streßreaktion und damit zur Bahnung der dabei benutzten Verschaltungen führt. Zwangsläufig sind all diese gebahnten Abwehrstrategien daher individuelle Lösungen, die sich deutlich von den ›normalen‹ Bewältigungsstrategien nicht traumatisierter Menschen unterscheiden. Damit geraten solche traumatisierten Menschen in ein ›soziales Abseits‹ und werden oft als persönlichkeitsgestört oder antisozial attributiert. So schließt sich ein fataler Circulus vitiosus, aus dem der Betroffene aus eigener Kraft nicht mehr herausfindet.

### *Gesellschaftliche Implikationen*

Einer ganzen Gesellschaft geht es nicht viel anders als einem einzelnen Menschen, dem es im Lauf seines Lebens immer wieder gelungen ist, die unterschiedlichsten Probleme mit ein und derselben Verhaltensstrategie zu meistern: Auch sie verliert zunehmend an Flexibilität und Kreativität, auch sie wird immer unsensibler für all das, was sie bei der Verfolgung ihrer bisherigen Erfolgsstrategie stört. Auch sie zerbricht schließlich an ihrer eigenen Starrheit, wenn sie sich als unfähig erweist, eingefahrene Bahnen zu verlassen und nach neuen, geeigneteren Lösungen zu suchen, um neuartige Anforderungen zu bewältigen. Der einzelne muß die neuronalen Verschaltungen in seinem Gehirn reorganisieren, die sein Denken, Fühlen und Handeln bestimmen. Die Gesellschaft muß die inneren Strukturen reorganisieren, die das Denken, Fühlen und Handeln ihrer Mitglieder bestimmen.

Diese inneren Strukturen sind eigentlich nicht allzu schwer zu durchschauen:

Zuunterst und tief verankert liegen die während der Kindheit vorgefundenen und übernommenen Werte und Überzeugungen mit all den mehr oder weniger deutlichen Spuren im Denken und Fühlen, die Elternhaus und Schule zurückgelassen haben, mit den von Altersgenossen von Erwachsenen und den Medien übernommenen Vorstellungen davon, worauf es im Leben ankommt. Auf dieses Fundament werden alle weiteren Erfahrungen gepackt, die ein heranwachsender Mensch in der Auseinandersetzung mit der ihm übergebenen Welt machen kann, während der Ausbildung und im Berufsleben. Eingebaut wird all das, was brauchbar ist und sich bewährt, also das, was ihm hilft, Sicherheit und innere Stabilität zu finden. Der Rest fällt wieder ab, egal wieviel Mühe man aufwendet, es doch noch irgendwie anzukleben.

Die geeignetste Strategie, der effektivste Weg zum Erreichen dieser inneren Stabilität und Sicherheit, so lautet die gegenwärtig wohl wichtigste und deshalb am lautesten propagierte Lebenserfahrung der meisten Menschen in unserem Land, ist die Schaffung psychischer und materieller Unabhängigkeit, also die Aneignung von Macht und Reichtum, oder – wenn das nicht geht – von entsprechenden Statussymbolen. Das, so scheint es, ist inzwischen der wichtigste Kitt geworden, der uns, der die wesentlichen Strukturen unserer Gesellschaft noch einigermaßen zusammenhält.

Nur wenigen gelingt es heutzutage noch, einen anderen, zweiten Weg für sich zu erschließen, der ebenfalls geeignet ist, mit der individuellen Angst umzugehen und ein Gefühl von Sicherheit zu schaffen: Die Aneignung von Wissen und Kompetenz. Diese Strategie verliert jedoch zwangsläufig an Wert in einer Gesellschaft, die das Wissen jedes einzelnen in einer Informationsflut erstickt und individuelle Fähigkeiten und Fertigkeiten durch computergesteuerte Maschinen ersetzt, die immer mehr Menschen mit ihren Erfahrungen und ihren Kompetenzen arbeitslos herumsitzen läßt.

Schließlich gibt es noch einen dritten Weg, den ein Mensch einschlagen kann, um in seinem Leben Geborgenheit und Sicherheit zu finden. Bezeichnenderweise ist dieser Weg aufgrund der in unserer Gesellschaft vorherrschenden Strukturen fast schon in Vergessenheit geraten. Bewußt wird er nur noch von wenigen Menschen, und was noch fataler ist, nur noch von sehr wenigen Menschen in einflußreichen Positionen beschritten. Es ist der Weg der sozialen Bindung, der Verankerung des einzelnen in der Gemeinschaft. Er kann nur von denjenigen gefunden werden, die im Lauf ihres Lebens die Erfahrung gemacht haben, daß sie selbst nur ein Teil eines größeren Ganzen sind und daß sie als solches nur Sicherheit finden können, indem sie dazu beitragen, den Zusammenhalt innerhalb dieser Gemeinschaft zu festigen. Nur wenn diese soziale Verankerung eines Menschen breit genug ist und wenn die betreffende Person über ein umfangreiches Wissen und vielseitige Kompetenz verfügt, kann sich das herausbilden, was eine Gesellschaft tatsächlich zusammenhält: Die Fähigkeit zur Wahrnehmung von sozialer Verantwortung.

*Literaturhinweise*

Hüther, G.: The Central Adaptation Syndrome: Psychosocial stress as a trigger for adaptive modifications of brain structure and brain function. Prog. Neurobiol. 48: 569-612 (1996).

Hüther, G: Biologie der Angst: Wie aus Streß Gefühle werden. Göttingen 1997.

Hüther, G.: Stress and the adaptive self-organization of neuronal connectivity during early childhood. Int. J. Devl. Neuroscience 16: 297-306 (1998).

Hüther, G., Adler, L. und Rüther, E.: Die neurobiologische Verankerung psychosozialer Erfahrungen. Zsch. Psychosom. Med. 45: 2-17 (1999).

Hüther, G.: Der Traum vom stressfreien Leben. Spektrum der Wissenschaft, Dossier 8 (Stress), 6-11 (1999).

Hüther, G.: Die Evolution der Liebe. Göttingen 1999.

# Neuroplastizität bei neurologischen Erkrankungen

von

Walter Paulus

Unter Neuroplastizität wird die Eigenschaft des Gehirns verstanden, mit Hilfe diverser Mechanismen eine kontinuierliche Neuorganisation des zentralen Nervensystems zu bewirken. Dies betrifft die Intensität von Verbindungen zwischen Nervenzellen, deren Verbindungsmuster wie auch die strukturellen und funktionellen Eigenschaften der Nervenzellen. Während Neuroplastizität in den Grundlagenwissenschaften breiten Raum einnimmt und die zugrundeliegenden Mechanismen immer besser verstanden werden, bleibt die Umsetzung in die Therapie von neurologischen Erkrankungen rudimentär. Vielfach müssen sich neuroplastizitätsbezogene Untersuchungen bei neurologischen Erkrankungen auf die Dokumentation von läsionsinduzierten oder erholungsinduzierten neuroplastischen Veränderungen beschränken. Insbesondere die therapieinduzierte Modulation von Neuroplastizität ist Gegenstand der klinischen Forschung.

Morbus Parkinson und multiple Sklerose sind Beispiele für läsions- und erholungsinduzierte Neuroplastizität. In beiden Fällen kommt es zu Nervenzelluntergängen, im Fall der Multiplen Sklerose diffus, im Falle des Morbus Parkinson beschränkt auf dopaminerge Zellen. Schätzungen gehen dahin, daß in beiden Fällen vor dem Auftreten klinischer Symptome mindestens ein etwa 50%iger Nervenzellverlust toleriert wird. Beim Morbus Parkinson bedeutet dies eine ›Vorlaufzeit‹ der Erkrankung von etwa 5 Jahren, im Falle der multiplen Sklerose wahrscheinlich noch länger. Ziel der aktuellen Forschung ist es, den Beginn des Nervenzelluntergangs schon im vorklinischen Stadium zu diagnostizieren und vorbeugend zu verhindern, wobei derzeit noch keine effizienten neuroprotektiven Pharmaka zur Verfügung stehen.

Zwei wesentliche methodische Erweiterungen haben in den letzten Jahren dazu beigetragen, therapieinduzierte Neuroplastizität in der Klinik zu verwirklichen. Zum einen sind dies die bildgebenden Verfahren, die eine zunehmend präzisere Lokalisation von funktionellen Umorganisationen der Hirnstrukturen auch beim Menschen ermöglichen. Zum anderen ist dies die externe Modulierbarkeit von Gehirnfunktionen durch transkranielle Magnet- oder Elektrostimulation.

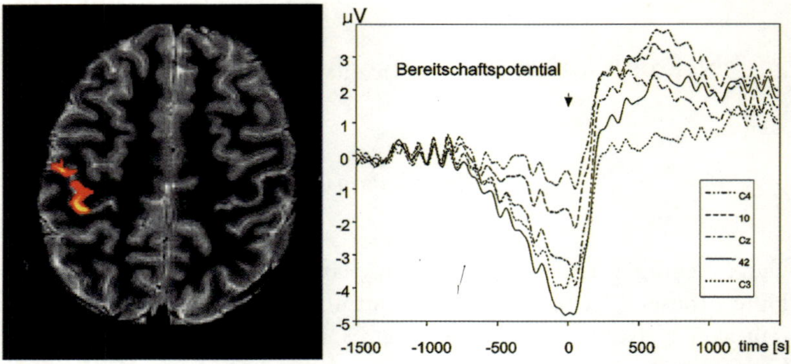


Abb. 1 links: Aktivierung des umschriebenen Teils der motorischen Großhirnrinde beim Menschen, die für bestimmte Fingerbewegungen zuständig ist.

Rechts: Im Verlauf des sogenannten Bereitschaftspotentials kommt es etwa eine Sekunde vor Ausführung einer einfachen Bewegung über weiten Arealen des Gehirnes zu einer Oberflächennegativierung (negativ hier nach unten dargestellt). Aufgezeichnet sind die Potentialverläufe über verschiedenen Elektroden. Nach Ausführung der Bewegung bei etwa 300 msec kommt es zu einer Positivierung als Ausdruck der Nachverarbeitung des Bewegungsreizes.

## *Räumliche Bildgebung*

Im Vordergrund des aktuellen Interesses steht die funktionelle Kernspintomographie, mit deren Hilfe räumlich hochauflösend Aktivierungen der Hirnrinde durch eine Zunahme der Hirndurchblutung erfaßt werden können (siehe den Beitrag von J. Frahm, Seite 53). Im Gegensatz zur Positronenemissionstomographie ist diese Methode nicht mit einer Strahlenbelastung behaftet.

Als Beispiel für die klinische Relevanz mag die Aktivierung der Großhirnrinde durch Fingerbewegungen dienen (Abb. 1 links). Mit einer Genauigkeit im Millimeterbereich läßt sich der Teil des motorischen Cortex orten, der für die Generierung der ausgeführten Bewegungen zuständig ist. Bei Patienten mit herdförmigen Epilepsien erlaubt diese Methode, den Ursprung der Anfälle darzustellen. Die Abb. 2 zeigt die kernspintomographische Untersuchung eines Patienten mit sogenannten einfach fokalen sensiblen Anfällen. In diesem Fall wird ein immer wieder auftretendes Kribbeln der linken Hand verspürt. Verglichen wurde die Hirnrindenaktivierung zwischen den Anfällen mit der während der Anfälle. Das epileptogene Areal ist als sehr umschriebene Aktivierung dargestellt.

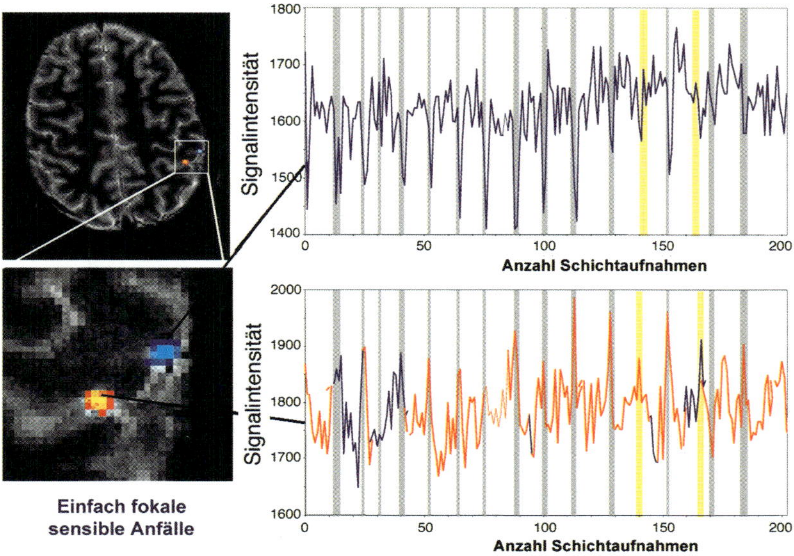


Abb. 2: Eng umschriebene Aktivierung der sensorischen Hirnrinde während einfach partieller sensibler epileptischer Anfälle. Links in Rot dargestellt das epileptische Areal, in Blau eine abführende Vene. Rechts erkennt man den Aktivierungsverlauf im aktivierten Areal über insgesamt 200 sukzessive durchgeführte Schichtaufnahmen. Während der grau unterlegten Zeiten wurde vom Patienten das Auftreten von Mißempfindungen als Ausdruck der sehr leichten epileptischen Anfälle angegeben. Hier kommt es parallel zu einer Steigerung der Signalintensität. Die beiden gelb unterlegten Areale weisen ebenfalls eine Signalintensitätssteigerung auf, allerdings unbemerkt vom Patienten.

## *Räumlich-zeitliche Bildgebung*

Die hohe zeitliche Auflösung ist die Domäne des Elektroenzephalogramms, das 1929 erstmals von Berger registriert wurde. Es wird seither beim Menschen von der intakten Schädeloberfläche abgeleitet. Das Elektroenzephalogramm weist eine hohe zeitliche bei einer gleichzeitig niedrigen räumlichen Auflösung auf. Mit Hilfe sogenannter Quellenrekonstruktionstechniken ist es möglich, dreidimensional im Gehirn rückzurechnen auf die Areale, von denen aus die jeweilige Aktivität ausgelöst wird. Diese Verfahren sind jedoch sehr aufwendig. Je höher die verlangte Auflösung, um so mehr Elektroden müssen an der Schädeloberfläche angebracht werden. Durch Überlagerung dieser Elektroenzephalogramm-Information mit der individuellen Hirnanatomie gelingt es modernen Rechenalgorithmen, mit größtmöglicher Wahrscheinlichkeit vorherzusagen, wo die jeweilige Quellenaktivität lokalisiert ist. Abb. 1 rechts zeigt dies am Beispiel einer einfachen Fingerbewegung. Vor einer Fingerbewegung wird ein sogenanntes Bereitschaftspotential ausgelöst, das erstmals 1965 von Kornhuber und Deecke beschrieben wurde. Die Oberflächennegativierung des Bereitschaftspotentiales ist am ausgeprägtesten in der Nähe der motorischen Hirnrinde, die den eigentlichen Impuls zur Ausführung der Bewegung abgibt. Im Vorfeld der Bewegungsvorbereitung kommt es jedoch zu einer Aktivierung verschiedener Hirnareale, die in Abb. 3 dargestellt sind.

Diese Technik läßt sich auch in der Lokalisation herdförmiger Epilepsien nutzen. Bei diesen Patienten wird die epileptische Aktivität mit möglichst vielen Elektroden erfaßt und auf den Ursprungsort zurückgerechnet. Im Falle von Patienten mit Schläfenlappenepilepsie wird die elektrische Quelle in den Schläfenlappen lokalisiert (Abb. 4). Diese Daten können die Information, die der Neurochirurg im Rahmen eines epilepsiechirurgischen Eingriffs zur Entfernung des epileptischen Fokus benötigt, ergänzen.

### *Magnet- und Elektrostimulation*

Nervenzellen bestehen aus einem sogenannten Dendritenbaum und aus einem Axon. Im Dendritenbaum werden die Informationen anderer Nervenzellen gesammelt, die zunächst über chemische Überträgerstoffe auf den Dendritenbaum einwirken und hier dann durch Öffnung verschiedener Kanäle Spannungsschwankungen erzeugen. Das Axon leitet die Information zunächst elektrisch an die nachfolgenden Zellen weiter. Dies bedeutet, daß elektrische Felder das Verhalten der Nervenzelle ändern können. Zwei Möglichkeiten der externen Beeinflußbarkeit dieser Felder wurden in den letzten Jahren beim Menschen erforscht. Zum einen ist dies die transkranielle Magnetstimulation. Hierbei wird von außen ein kurzer Magnetimpuls eingesetzt, der ohne Abschwächung den Schädel durchdringt und im Gehirn dann ein elektrisches Feld erzeugt. Mit Hilfe sogenannter Schmetterlingsspulen gelingt es, recht umschriebene elektrische Ströme innerhalb eines Areals von wenigen Kubikzentimetern zu erzeugen. Hierbei werden hemmende und bahnende Nervenzellen gleichermaßen erregt. Im klassischen Fall führt dies zu einer kurzen Muskelzuckung, wenn die Spule über dem motorischen Cortex liegt. Die Magnetstimulation kann auch dazu dienen, plastische Veränderungen des Gehirns nachzuweisen. Im folgenden Beispiel wurde zunächst die Stelle der motorischen Hirnrinde durch Verschieben der Magnetspule aufgesucht, die zu einer Einwärtsbewegung des Daumens

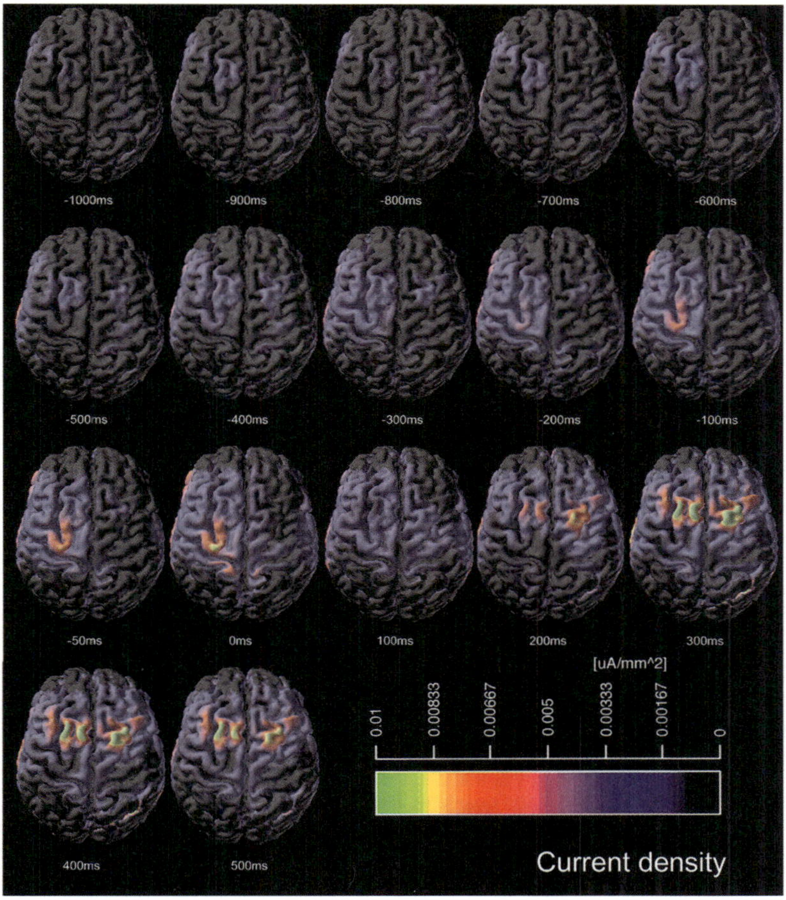


Bereitschaftspotential

Abb. 3: EEG-Quellenanalysetechnik im sogenannten realistischen Kopfmodell. Zu erkennen sind die elektrischen Aktivierungen verschiedener Hirnareale, berechnet aus insgesamt 60 Elektrodenpositionen, von denen in Abb. 1 (rechts) einige dargestellt sind. Während lange vor Bewegungsbeginn verschiedene Areale aktiviert werden, konzentriert sich um den Zeitpunkt des Bewegungsbeginns die Aktivität auf den Teil des motorischen Areals, der auch schon in Abb. 1 (links) mit Hilfe der fMRI aktiv war. Nach Ausführung des Bewegungsreizes wird die in Abb. 2 gezeigte Positivierung in dem Stirnhirnbereich lokalisiert.

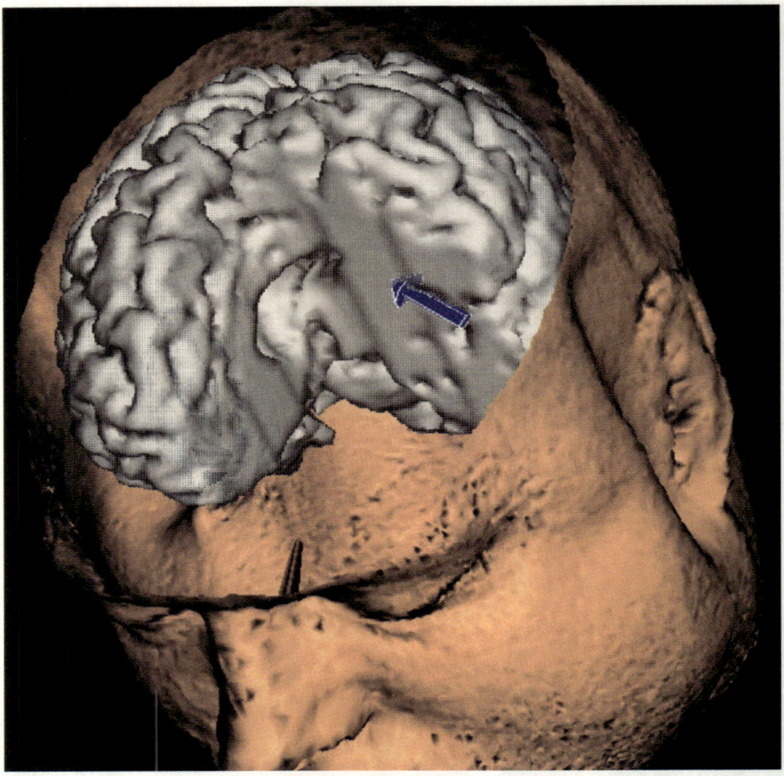

Abb. 4: Quellenrekonstruktion des epileptischen Areals bei einer Schläfenlappenepilepsie. Zu sehen ist der Ursprung der Epilepsie in einer kernspintomographischen Rekonstruktion des individuellen Patientenhirns.

führte. Die Probanden wurden daraufhin gebeten, den Daumen eine halbe Stunde willkürlich in die entgegengesetzte Richtung zu bewegen. Danach wurde erneut an der gleichen Stelle über dem Gehirn magnetstimuliert. Abb. 5 links verdeutlicht, daß das halbstündige Training dazu geführt hat, daß an der gleichen Stelle der motorischen Hirnrinde die Nervenzellen nun eine Bewegung des Daumens in die entgegengesetzte Richtung durchführen. Die Plastizität des Gehirns führt allerdings dazu, daß bereits nach wenigen Minuten die Neurone wieder die ursprüngliche Bewegungsrichtung einnehmen.

Mit Hilfe der sogenannten repetitiven Magnetstimulation, bei der wiederholt immer wieder Reize erzeugt werden, läßt sich die Hirnfunktion über die Reizdauer hinaus beeinflussen. Ziel dieser Beeinflussung ist

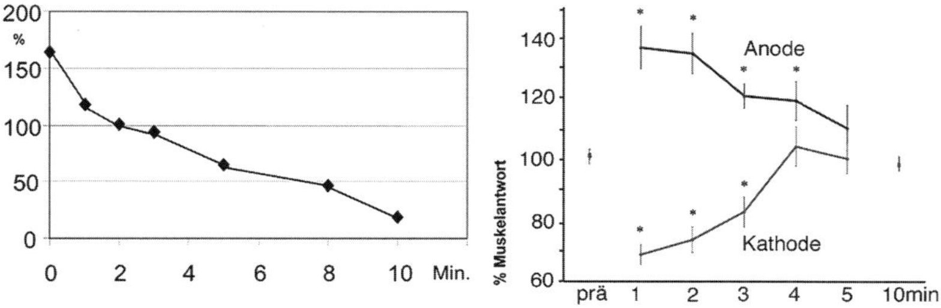


Abb. 5 links: Die Ordinate zeigt die Abweichung der Bewegungsrichtung des Daumens nach einem halbstündigen Training an. Ursprünglich lag die Bewegungsrichtung bei 0°. Über 30 Minuten haben die Probanden in eine entgegengesetzte Richtung trainiert. In der ersten Minute wird an der gleichen Stelle der motorischen Hirnrinde, die durch transkranielle Magnetstimulation vorher eine 0° Bewegung auslöste, jetzt eine 160° verdrehte Bewegungsrichtung ausgelöst. Dieser Effekt klingt über insgesamt 10 Minuten wieder ab. (Modifiziert nach Classen et al, 1998).

Rechts: Die Ordinate reflektiert die Amplitude einer Muskelzuckung, ausgelöst durch einen Magnetimpuls über der motorischen Hirnrinde. 100 Prozent entspricht dem Ausgangswert. Nach 5minütiger Stimulation kommt es zu einer höheren Amplitude über mehrere Minuten, wenn die elektrische Gleichstromstimulation mit der Anode durchgeführt wurde, und zu einer mehrminütigen Hemmung, wenn sie mit der Kathode durchgeführt wurde.

es, beispielsweise bei Patienten mit Epilepsien vorwiegend die hemmenden Neurone zu aktivieren und damit Anfälle zu unterdrücken oder bei Patienten mit Lähmungen, zum Beispiel nach Schlaganfall, vorwiegend die erregenden Neurone zu aktivieren, um Funktionsdefizite auszugleichen.

Eine neue Arbeitsrichtung beschäftigt sich mit der Modifikation zerebraler Erregbarkeit durch transkranielle schwache Gleichstromstimulation (Abb. 5 rechts). Zugrunde liegt die Hypothese, daß eine leichte Veränderung des Ruhemembranpotentials einer Nervenzelle deren Entladungsverhalten nachhaltig beeinflußt. In der Regel liegt das Ruhemembranpotential einer Zelle bei –70 Millivolt, eine Verringerung dieses Potentials bewirkt eine Erregungssteigerung, eine Erhöhung eine Erregungshemmung. Bei der Reizung mit schwachem Gleichstrom durch die Schädelkalotte hindurch läßt sich ebenfalls über Minuten abklingend nun eine Erregungssteigerung zeigen, wenn die Anode über der motorischen Hirnrinde lag, bzw. eine Erregungshemmung, wenn die Kathode über der entsprechenden Stelle angebracht wurde. Dies ist in Einklang mit dem Konzept einer Positivierung bzw. Negativierung des Nervenzellmembranpotentials.

Zusammenfassend ergeben sich neue Perspektiven in der klinischen Neuroplastizitätsforschung durch die Möglichkeit, mit Hilfe bildgebender Verfahren Umstrukturierungen der Hirnrinde nachzuweisen und diese nicht nur intern, beispielsweise durch aktivitätsabhängiges Training zu modifizieren, sondern auch extern mit Hilfe von Magnetimpulsen oder Gleichströmen zu beeinflussen. Ungeachtet dessen liegen weitere Perspektiven in der humanen Neuroplastizitätsforschung auf Gebieten wie Stammzelltransplantation oder Hemmung von Antikörpern, die zum Beispiel das Aussprossen von Neuronen bei Querschnittslähmung verhindern.

## *Literaturhinweise*

Ziemann, U., Lönnecker, S., Steinhoff, B.J. and Paulus, W.: Differential effects of various antiepileptic drugs on motor cortex excitability in man. A transcranial magnetic stimulation study. Ann. Neurol. 40: 367-378 (1996).

Haug, B., Baudewig, J. and Paulus, W.: Selective activation of human cortical area V5A by a rotating visual stimulus in fMRI; implication of attentional mechanisms. Neuroreport 9: 611-614 (1998).

Ziemann, U., Tergau, F., Wischer, S., Hildebrandt, J. and Paulus, W. Demonstration of I-waves by paired transcranial motor cortex stimulation in the intact human. J. Physiol. 511: 181-190 (1998).

Ziemann, U., Steinhoff, B. J., Tergau, F. and Paulus, W.: Transcranial magnetic stimulation: its current role in epilepsy research. Epilepsy Res. 30: 11-30 (1998).

Kole, M.H.P., Fuchs, E., Ziemann, U., Paulus, W. and Ebert, U.: Changes in 5-$HT_{1A}$ and NMDA binding sites by a single rapid transcranial magnetic stimulation procedure in rats. Brain Res. 826: 309-312 (1999).

Tergau, F., Naumann, U., Paulus, W. and Steinhoff, B.: Low-frequency repetitive transcranial magnetic stimulation improves intractable epilepsy. Lancet 353: 2209 (1999).

Herrendorf, G., Steinhoff, B. J., Kolle, R., Baudewig, J., Waberski, T. D., Buchner, H. and Paulus, W.: Dipole source analysis in a realistic head model in patients with focal epilepsy. Epilepsia 41: 71-80 (2000).

Tergau, F., Wanschura, V., Canelo, M., Wischer, S., Wassermann, E. M., Ziemann, U. and Paulus, W.: Complete suppression of voluntary motor drive during the silent period after transcranial magnetic stimulation. Exp. Brain Res. 124: 447-454 (1999).

# Gehirn und Geist zu Zeiten der Biologie

von

Martin Heisenberg

Wir leben im Zeitalter der Biologie. Biologisches Wissen und Halbwissen, von den Medien verbreitet, beflügelt und bealpt die Gemüter der Menschen in den hochtechnisierten Ländern. Während wir uns der restlichen, nicht-menschlichen Biosphäre immer gründlicher entfremden und entledigen, betrachten wir gleichzeitig die Biologie als Bedingungs- und Erklärungsgrundlage für immer weitere Lebensbereiche. Geburt und Tod werden mehr und mehr als biologische Phänomene verstanden. Die Biologie gilt fast unangefochten als die Grundlage der Medizin, inclusive der Geistes- und Gemütskrankheiten. Sie bedient immer größere Teile unserer technisch-zivilisatorischen Bedürfnisse. Biologische Erkenntnisse verändern unsere Ernährungsgewohnheiten, unseren Arbeitsplatz, unsere Wohnungen. Biologische Erklärungen müssen für persönliche Schicksale und mitmenschliche Umgangsformen herhalten. Man denke nur an den Aufklärungsunterricht in den Schulen. Wir billigen uns und anderen für unsere Missetaten und Mißerfolge biologisch begründete mildernde Umstände zu, womit gleich zwei der Pfeiler des menschlichen Selbstverständnisses, die Verantwortung und die Freiheit, ins Wanken geraten. Umweltgerechtes Verhalten ist zu einem zentralen Anliegen der Ethik geworden. Selbst ihre metaphysischen Bedürfnisse stillen manche Menschen aus der biologischen Erkenntnis, daß sie materiell aus den großen Stoff- und Energiekreisläufen der Biosphäre stammen und nach ihrem Tod darin auch wieder aufgehen werden, bis dann in ferner Zukunft jegliche Lebensvorgänge aufgrund der kosmischen Rahmenbedingungen verlöschen, so wie sie vor Urzeiten von selbst aus abiotischen Prozessen hervorgegangen sind. Um die Konfusion perfekt zu machen, gewöhnen wir uns gleichzeitig immer mehr an den Gedanken die Verwalter der Biosphäre zu sein.

Eine so mächtige Leitwissenschaft wie die Biologie birgt die Gefahr verabsolutiert und damit zu einer Art Religionsersatz zu werden. Die ungenügende biologische Schulbildung in Deutschland und vor allem der heutige Wissenschaftsbetrieb leisten dieser Tendenz kräftig Vorschub. Es liegt im vitalen Interesse eines Biologen seine Ergebnisse soweit wie möglich zu interpretieren und zu extrapolieren. Sein Eingeständnis ihrer begrenzten Relevanz würde unter den Kollegen als ›resignativ‹ empfunden. Außerdem ist der typische Biologe heute Spezialist. Seine Ausbildung in den anderen Naturwissenschaften und Philosophie ist inzwischen durch die Vorgaben der Politik auf ein klägliches Minimum reduziert worden. Man kann von ihm nicht erwarten, daß er die Biologie in einen größeren Zusammenhang einordnet, und er würde von seinen Standesgenossen dafür auch keinen Beifall ernten. Die Öffentlichkeit muß deswegen darauf vorbereitet sein, mit ihm über die Grenzen der Zuständigkeit der Biologie zu streiten. Gerade wenn biologische Erkenntnisse auf den Menschen angewendet werden, ist größte öffentliche Aufmerksamkeit geboten. Leicht macht man Menschen erst zu dem, für was man sie hält.

Das Gehirn, um das es in dieser Vortragsreihe geht, ist die Achillesverse einer als Weltanschauung mißverstandenen, verabsolutierten Biologie. Anders ausgedrückt, in der funktionellen Gehirnforschung werden die Grenzen biologischer Erkenntnis besonders deutlich sichtbar. Dort spitzt sich die eben angedeutete Konfusion zu, die entsteht, wenn wir verdrängen, daß wir gleichzeitig Subjekt und Objekt, Mitspieler und Beobachter, Naturprodukt und Verantwortungsträger, Tier und Geistwesen sind.

Vielleicht hat es sich die Naturwissenschaft in vielen Bereichen konzeptionell zu bequem gemacht. Vielleicht wird nicht mehr oft genug darauf hingewiesen, daß alle Naturwissenschaft nur wenige Schritte entfernt von Verwerfungen in der rationalen Erklärungslandschaft stattfindet, wo sich schon die Fragen dem klaren Gedanken widersetzen und die Antworten in der Unanschaulichkeit enden. Wir haben uns vielleicht inzwischen an das ›Weder-noch‹ in der Kosmologie, wo man sich *weder* einen unendlichen *noch* einen endlichen Weltraum vorstellen kann, und das ›Sowohl-als-auch‹ in der Mikrophysik, wo die kleinsten Materieteilchen sich *sowohl* als räumlich begrenzte Partikel *als auch* als genau das Gegenteil, nämlich als unendlich ausgedehnte Wellen, zeigen, gewöhnt. Ebenso gerät man in der funktionellen Gehirnforschung unversehens in diese jähe Abbruchzone unseres Denkens, wenn man die biologischen Erkenntnisse in die menschliche Sphäre extrapoliert. Nur dort, am Rande dieses Abgrunds, hat das Thema der Göttinger Vortragsreihe, die Beziehung zwischen Gehirn und Geist, seinen angemessenen Platz.

Wie kann man überhaupt funktionelle Gehirnforschung treiben? Bevor ich Ihnen Beispiele dafür aus meiner Tätigkeit vorstelle, eine kurze Zwischenbemerkung. Trotz der verschiedenen Traditionen in Medizin und Biologie ist es für den Naturwissenschaftler kein fundamentaler Unterschied, ob er das menschliche Gehirn oder das Gehirn eines Tieres untersucht. Freilich, das menschliche Gehirn genießt verständlicherweise besonderes Interesse, und andererseits sind wir in diesem Bereich auf ein spezielles Methodenspektrum festgelegt. Aber das Grundsätzliche an den Fragen und Antworten unterscheidet sich nicht. In der funktionellen Gehirnforschung gibt es nur eines: Man definiert eine Leistung, die ein Organismus mit Hilfe seines Gehirns vollbringt, und sucht dann dafür Erklärungen in den zellulären und molekularen Kommunikationsprozessen im Gehirn. Mit diesen zwei Ebenen, einer, die erklärt werden soll, und einer, in der wir die Erklärungen suchen, sind die zwei großen Forschungsbereiche abgesteckt, um die es in der Gehirnforschung geht: einerseits die Psychologie, Psychophysik und Verhaltensforschung, die beschreiben, was es zu erklären gibt, andererseits die Anatomie, Physiologie, Pharmakologie, Genetik und Biochemie, die für das jeweilige ›Was‹ das entsprechende ›Wie‹ liefern sollen. Für jede dieser beiden Ebenen werde ich Ihnen jeweils ein Beispiel aus unserer aktuellen Forschungsarbeit an *Drosophila*-Fliegen geben. Anschließend werde ich diesen heute allgemein gültigen Ansatz in der funktionellen Gehirnforschung und die daraus gewonnenen Vorstellungen von Gehirnen konsequent auf den Menschen anwenden, um Ihnen zu zeigen, was ich vorher mit den ›tektonischen Verwerfungen‹ meinte. Nach diesem Versuch Ihrer Verunsicherung werde ich zum Schluß auf die Frage nach der Beziehung des Gehirns zum Geist eingehen.

Wie ich eben schon sagte, beschreibt man in der Gehirnforschung Leistungen, die ein Organismus mit Hilfe seines Gehirns vollbringt, und versucht diese durch zelluläre und molekulare Kommunikationsprozesse im Gehirn zu erklären. Auf die Definition von Leistungen ist die Biologie festgelegt. Die Wichtigkeit dieser Tatsache wird oft unterschätzt. Sie rührt von den evolutionsbiologischen Rahmenbedingungen der Organismen her. Von den zufälligen Variationen abgesehen, muß sich alles, was wir in der Biosphäre vorfinden, durch Bewährung im Lauf der Naturgeschichte festgesetzt haben. Die Eigenschaften von Gehirnen müssen sich also letztlich durch ihren Beitrag zur biologischen Fitneß, das heißt zu den Zukunftschancen der Gene des jeweiligen Organismus, verstehen lassen.

Der amerikanische Wissenschaftsphilosoph John Searle hat die Welt des Mentalen als einen vom Verhalten unabhängigen, subjektimmanenten Wirklichkeitsbereich dargestellt. Diese Vorstellung ist aus biologischer Sicht untauglich, weil sich auch mentale Eigenschaften, um in der Evolution entstanden sein zu können, für die Zukunftschancen unserer Gene in der Auseinandersetzung mit der Außenwelt bewährt haben müssen. Wenn man das Mentale so zu definieren versuchte, würde man es von den evolutionsbiologischen Rahmenbedingungen abkoppeln.

Noch aus einem anderen Grund entfernt man sich mit dieser Annahme von der naturwissenschaftlichen Grundlage. Sie läßt nämlich unberücksichtigt, wie man zu naturwissenschaftlichen Erkenntnissen kommt. Der naturwissenschaftliche Verifikationsprozeß, der Anspruch der Objektivität zieht alles kompromißlos nach außen. Schon allein deswegen macht der Biologe keinen prinzipiellen Unterschied zwischen menschlichen und tierischen Gehirnen. Auch psychische, mentale Eigenschaften des Menschen müssen genau wie die Verhaltenseigenschaften von Mäusen, Fliegen und Schnecken objektiv beschrieben werden. Dieser Aufgabe kommt entgegen, daß eben auch die Begründung für die Existenz dieser Eigenschaften, ihr Fitneßbeitrag, in den Außenbeziehungen des jeweiligen Organismus zu suchen ist.

Die Verhaltenswissenschaften haben die Aufgabe, festzustellen, was es ist, für das es im Gehirn die entsprechenden Mechanismen zu finden gilt. Das mag einfacher scheinen, als es ist, denn sie müssen Verhalten so ›abfragen‹, daß dabei die mentale Welt zum Vorschein kommt. Mit anderen Worten, es müssen cognitive, emotionale oder instinktive Elementarleistungen des Gehirns meßbar gemacht werden. Nur für solche isolierten, klar definierten und gut analysierten Eigenschaften hat man eine Chance, die entsprechenden neuronalen Korrelate zu finden.

Nun also zu meinen beiden Beispielen. Sie handeln von Lernen und Gedächtnis. Daß Hirnforscher, die über Lernen und Gedächtnis arbeiten, ihre Antworten bei winzigen Fliegen suchen, hätte noch vor wenigen Jahren Unglauben und Heiterkeit ausgelöst. Seitdem sich aber die sogenannt niederen Tiere als unsere guten, gar nicht so entfernten Verwandten eingeführt haben, Nobelpreise gewinnen und fast wöchentlich Schlagzeilen machen, hat man sich an den Gedanken gewöhnt, daß die grundsätzlichsten Eigenschaften von Lebewesen am weitesten in der Naturgeschichte der Arten zurückreichen und damit heute die größte Verbreitung im Tierreich haben. Lernen und Gedächtnis zählen zweifellos zu solchen Eigenschaften.

Dabei hat es lange gedauert, bis man allgemein bereit war niederen Tieren überhaupt Lernfähigkeit und Erinnerungsvermögen zuzugestehen. Noch heute sind die meisten Menschen überrascht, wenn sie hören, *Drosophila* könne sich an Bilder oder die Mahlzeit vom letzten Tag erinnern. Die Verwunderung ist verständlich, wenn man bedenkt, welch weiten Weg die Wissenschaft zurücklegen mußte, um von dem, was wir an uns als Gedächtnis wahrnehmen, zu dem zu gelangen, was wir bei Fliegen als solches nachweisen und analysieren.

Im ersten Projekt geht es darum, genauer zu verstehen, welche Gehirnleistung die Fliege beim Lernen erbringt. Sie fliegt in diesem Versuch am

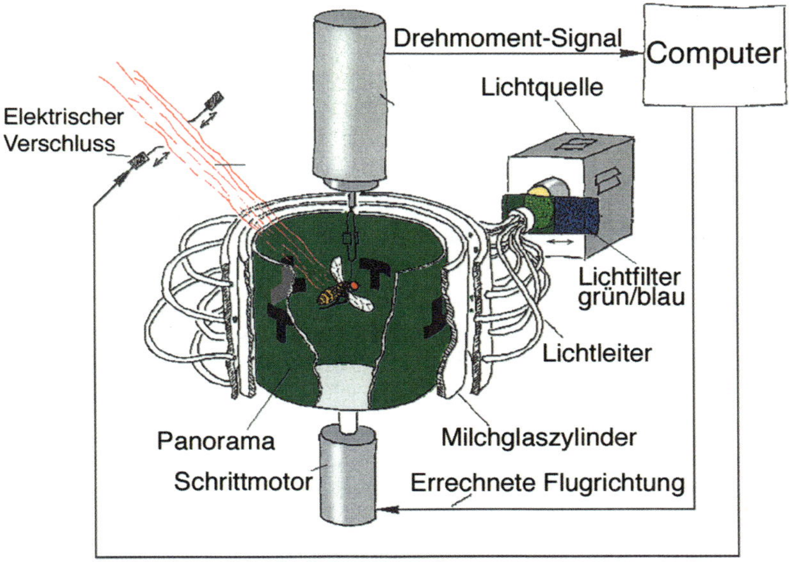


Abb. 1: Im Gehirn läßt sich nur verstehen, was sich auf das Verhalten beziehen läßt. Deswegen werden technisch aufwendige Apparate für die Verhaltensanalyse entwickelt. Untersuchungen der Taufliege *Drosophila* an einem Flugsimulator zeigen, wie das Gehirn die richtigen Reize auswählt, um die Fliege auf wichtige Ereignisse vorzubereiten (R. Wolf, Würzburg).

Rücken angeklebt in einem Flugsimulator (Abb. 1). Ihre Drehkräfte im Flug werden gemessen und dazu verwendet, ein Panorama so zu drehen, als hätte die Fliege mit ihren Wendemanövern Erfolg. Das Panorama ist mit verschiedenen Mustern bestückt, nach denen sie sich orientieren kann. Mit einem Hitzestrahl trainieren wir sie, bestimmte Flugrichtungen relativ zu den Mustern zu vermeiden. Formal betrachtet lösen im trainierten Tier die jeweiligen Musterorientierungen Vermeidungsreaktionen aus, die im naiven Tier nur die Hitze hervorruft. Die Musterorientierungen werden zu Warnsignalen, welche die zu erwartenden Temperaturen vorhersagen. Diese ermöglichen dem Tier, der Aufheizung zuvorzukommen. Hier nun liegt das Problem. Die Fliege weiß nicht, daß wir die Musterorientierung als zuverlässige Vorhersage der Temperatur durch die Versuchsanordnung ausgewählt haben. In jedem Moment erreichen das Fliegengehirn neben den Informationen über die Musterorientierung viele Tausende von Reizen von den verschiedenen Sinnesorganen, die als Vorhersagen für die Hitze völlig ungeeignet sind. Kann die Fliege gute von schlechten Signalen trennen? Mit den herkömmlichen Lernversuchen läßt sich die Frage nicht beantworten, weil dabei in der Regel die Versuchsbedingungen zwischen Training und Test gleichbleiben. In dem Fall stört es nicht, wenn man die schlechten Signale mitlernt. Die Vorhersage kann immer noch funktionieren. Im wirklichen Leben aber, in dem nie etwas genau wie vorher ist, würden die schlechten Signale den Vorhersagewert der guten Signale zunichte machen.

Kurz, wir glauben eine Gehirnleistung entdeckt zu haben, die aus der Fülle der ständig eintreffenden Sinnesreize die zuverlässigsten Warnsignale aussondert, eine Leistung also, die die Vorhersagequalität der verschiedenen Sinnesreize bestimmt und bewertet. Für die Experten sei hinzugefügt, daß dies vermutlich nur durch eine Analyse der Zeitstruktur der Reize möglich ist. Ein solcher Mechanismus würde vielleicht überhaupt erst das Zeitfenster im Fliegengehirn einen Spalt weit aufschieben und damit für die Fliege den Augenblick zu einer kleinen Dauer ausweiten. Die Verhaltensforschung, hatte ich gesagt, muß elementare Leistungen des Gehirns entdecken und charakterisieren. Wo das gelingt, findet man sich in einer faszinierenden Landschaft neuer, unerwarteter Zusammenhänge und Gedanken wieder.

Nach diesem kurzen Besuch in den Verhaltenswissenschaften machen wir nun einen Abstecher in die Erklärungsebene, den Bereich der Physiologie im weitesten Sinne. Tatsächlich hat *Drosophila* der Gedächtnisforschung schon viele Dienste erwiesen. So war es z. B. die Fliege, die den heutigen Vorstellungen von den zellulären und molekularen Grundlagen des Lernens und Gedächtnisses zum Durchbruch verholfen hat. Das Konzept wird unter dem Stichwort ›synaptische Plastizität‹ zusammengefaßt. Es besagt, daß sich durch Lernen die Stärke der Signalübertragung an den Synapsen, den Schaltstellen zwischen den Nervenzellen, nachhaltig verändert. Bei den Fliegen ließen sich genetische Varianten züchten, die ihr Lernvermögen verloren hatten, weil sie bestimmte Eiweißmoleküle nicht mehr bilden konnten, die für die synaptische Plastizität notwendig sind.

In unserem zweiten Projekt geht es um die alte Frage nach den Gedächtnisspuren im Gehirn. Wo wird besagte synaptische Plastizität gebraucht, welche Synapsen sind es, die ihre Wirkung ändern, wenn sich die Fliege z. B. die Verheißungen eines bestimmten Duftes einprägt? Schon seit mehreren Jahren hatten wir in Würzburg einen bestimmten Gehirnteil, die sog. *Pilzkörper*, als dafür notwendig festgestellt (Abb. 2). Wir hatten mit genetischen und pharmakologischen Verfahren die Pilzkörper ausgeschaltet und auf diese Weise Fliegen erhalten, die sich an Gerüche nicht mehr erinnern konnten, obwohl sie zu anderen Gedächt-

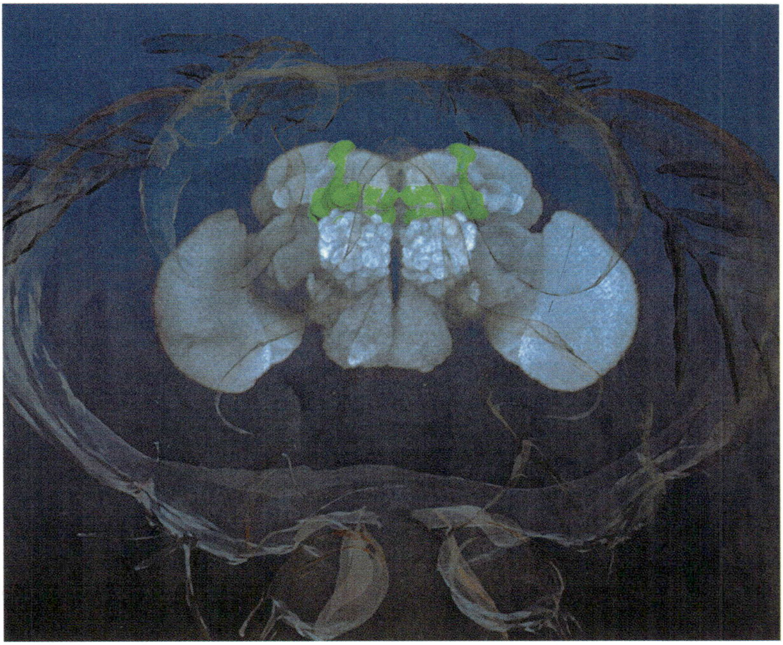

Abb. 2: Alle Gehirne haben sehr ähnliche Aufgaben. Das Bild zeigt das Gehirn der Taufliege *Drosophila* (hellgrau) mit den Pilzkörpern (grün), in denen unter anderem Gedächtnisspuren für Gerüche gespeichert sind. Die Chitinkapsel des Kopfes ist weitgehend durchsichtig dargestellt. Gehirn und Kopfkapsel wurden getrennt am konfokalen Mikroskop aufgenommen. Mit Hilfe eines Computers wurden sie dann im Bild zusammengefügt. (K. Rein, Würzburg).

nisleistungen, z. B. im oben erwähnten Flugsimulator, noch fähig waren. Stecken also die Gedächtnisspuren für Gerüche in den Pilzkörpern? Das darf man aus den erwähnten Versuchen nicht schließen, denn bisher haben wir nur gezeigt, daß die Pilzkörper für diese Gehirnleistung notwendig sind. Die Gedächtnisspuren könnten auf viele Strukturen, unter ihnen die Pilzkörper, verteilt sein.

Nun haben Matthias Fischer und Troy Zars (mit Unterstützung amerikanischer Kollegen) das in meinen Augen entscheidende Experiment zur Lokalisation von Gedächtnisspuren durchgeführt. In einem Fliegenstamm, der aufgrund eines Gendefekts die synaptische Plastizität weitgehend eingebüßt hat, gelang es, das intakte Gen ausschließlich in den Zellen der Pilzkörper wieder zur Verfügung zu stellen. Damit war den Tieren das Lernen von Düften wieder möglich. Das Ergebnis beweist:

damit sich die Fliegen an Gerüche erinnern können, müssen allein die Synapsen der Pilzkörper plastisch sein. Ihre Plastizität ist auch hinreichend. Für andere Lernaufgaben wird die synaptische Plastizität dagegen in anderen Teilen des Fliegengehirns benötigt.

Mechanismen des Lernens sind Zeitfenster, die den Augenblick aufweiten und ihm eine gewisse Dauer verleihen. Hoffentlich haben Sie gespürt, daß man als Wissenschaftler sich des aufregenden Gefühls nicht erwehren kann, an vorderster Front dabeizusein, wie sich die Menschheit bewußt macht, was Zeit in einem materialistischen Rahmen überhaupt ist. Vielleicht wird man eines Tages auch die Gedächtnisspur eines Geruchs in meinem Gehirn lokalisieren können, beispielsweise den des Göttinger Max-Planck-Gymnasiums, in dem ich als Jugendlicher ein und aus ging, ein Geruch, der mir bei meinem Besuch neulich schlagartig Gefühle und Bilder aus meiner Schulzeit ins Bewußtsein rief. Ein solches Lokalisationsexperiment wäre sicher ein wichtiger Schritt, um Lernen und Gedächtnis beim Menschen genauer zu verstehen.

Mit diesem letzten Satz ist sozusagen der Rubikon überschritten. Damit habe ich die Hirnforschung in die menschliche Sphäre extrapoliert. Aber ist es nicht unerheblich, ob wir über tierische oder menschliche Gehirne nachdenken? Wo ist denn nun der Abgrund, was ist die Achillesverse des Biologismus, werden Sie ungeduldig fragen. Warum ist die Extrapolation so problematisch? Das hat damit zu tun, daß ich nicht umhinkann die Frage zu stellen, wie denn mein Gehirn mit dem zusammenhängt, was ich selbst erlebe. Diese Frage macht die besondere Faszination des menschlichen Gehirns aus. Und das ist vielleicht auch die Stelle, wo sich der Geist einmischt.

Von allem, auch allem an uns können wir uns distanzieren, von unserem Gehirn nur ganz unvollkommen. Der eine fährt eines Morgens aus dem Schlaf hoch und stellt fest, sein Arm gehorcht ihm nicht mehr. Ein anderer wird von ständigem Ohrensausen geplagt, wieder einer von Fallsucht heimgesucht. Menschen verfallen in Schwermut, andere hören Stimmen. Einem Kollegen von mir ist im Verlauf einer Woche das aktuelle biographische Gedächtnis verlorengegangen. Alle diese Symptome lassen sich bis zum Gehirn der Betroffenen, ja manchmal bis zu bestimmten Regionen des Gehirns zurückverfolgen. Unserem Gehirn sind wir ausgeliefert, mehr als irgendein anderer Körperteil ist unser Gehirn wir selbst.

Es gibt gelegentlich Menschen, die durch einen Gehirnschlag ihr Farbsehvermögen vollständig eingebüßt haben. Der berühmte amerikanische Psychiater und Schriftsteller Oliver Sacks berichtet von einem solchen Patienten. Von einem Tag auf den anderen besteht für diesen die Sehwelt nur noch aus Grauwert-Unterschieden, wie eine grell beleuchtete Mondnacht. Erst der Verlust macht deutlich, welch große emotionale Bedeutung die Farben haben. So kann der Patient es kaum aushalten, daß die Gesichter der geliebten Personen wie gerade aus dem Leichenhaus entlaufen aussehen. Auch die Erinnerungen und Vorstellungen von Farben verblassen rasch. Er kennt natürlich noch die Farbwörter und weiß, daß Lippen und Feuerwehrautos rot, der klare Himmel blau, die Sonnenblumen gelb sind, aber er weiß nichts mehr von den Farben selbst. Poetische Farbassoziationen verfehlen weitgehend ihre Wirkung an ihm, weil er bei jedem Farbwort nur schmerzlich an die unüberbrückbare Kluft erinnert wird, die ihn von den anderen Menschen trennt. Offenbar können sich solche Patienten über Monate und Jahre allmählich an diesen Zustand recht und schlecht gewöhnen, aber sie bleiben aus der Gemeinschaft der Farbsehfähigen ausgegrenzt.

Und so ist das nicht nur mit dem Farbensehen: *Korfs Geruchssinn ist enorm / Doch der Nebenwelt gebricht's / und der Ruf, ich rieche nichts, / bringt ihn oft aus aller Form.* Oder, wie eben schon angedeutet, das Gedächtnis: Man erlebt die Gedächtnislücken so, als habe das in Frage Stehende nie stattgefunden.

Stellen Sie sich einmal vor, die Menschheit *in toto* sei komplett farbenblind. Den Erfahrungen obiger Patienten zufolge gäbe es Farbe dann offenbar gar nicht. Wir hätten auch keine Begriffe dafür in unserer Sprache, die Farbe würde uns nicht fehlen, es gäbe in dieser Hinsicht nichts, worüber sich sprechen ließe. Wir lebten in einer Schwarz-Weiß-Welt. Ich will diesen Gedanken etwas weiter ausspinnen. In unserer Schwarz-Weiß-Welt also sind die Blüten der Blumen unterschiedlich hell und heben sich kaum von Blättern und Gras ab. Aber sie duften, und man weiß, daß Insekten und blütensaugende Fledermäuse von diesen Gerüchen angezogen werden.

Nun gibt es auch in der Schwarz-Weiß-Welt tüchtige Biologen, die gut beobachten und eines Tages entdecken, daß diese Tiere die Blüten nicht nur an den Gerüchen, sondern auch an etwas anderem unterscheiden können, möglicherweise feinsten Helligkeitsunterschieden. Es stellt sich durch genauere Messungen heraus, daß die Insekten und Fledermäuse uns in dieser Hinsicht weit übertreffen, und es bleibt lange Zeit völlig rätselhaft, wie sie diese feinsten Helligkeitsunterschiede überhaupt erkennen können.

Um das zu verstehen, schauen sich die Forscher die Augen dieser Tiere an und finden dort zu ihrer Verblüffung verschiedene Typen von Sehzellen. Damit stellt sich die Preisfrage: Wozu verschiedene Sehzellen? Hier bleibt die Wissenschaft eine Weile stecken, bis eines Tages zufällig ein Pflanzenphysiologe im Nachbarinstitut, der sich für die Pigmente von Blüten interessiert, das Problem der Insektenaugen mit dem der Blütenpigmente in Verbindung bringt. Er ist Spezialist für die Trennung der Pigmente anhand ihrer unterschiedlichen spektralen Absorptionseigenschaften. Eines Tages hört er zufällig von seinem Kollegen, daß auch in den verschiedenen Sehzelltypen der Insekten Pigmente mit unterschiedlichen Absorptionseigenschaften vorkommen und daß es diese Pigmente sind, die das Licht im Sehvorgang absorbieren. Da hat er die geniale Idee, daß die Insekten vielleicht gar keine Grauwerte messen, sondern an den Blüten eine Spektralanalyse der Pigmente vornehmen, daß Insektenaugen also winzige Spektralphotometer sind. In unserer Schwarz-Weiß-Welt ist das spektralanalytische Sehen, das Farbensehen, entdeckt. Bevor die Entdeckung ihren Siegeszug antreten kann, müssen die Forscher noch verstehen, welch wichtige Rolle dabei das Gehirn spielt, das diese äußerst geringen Absorptionsunterschiede in den Sehzellen auswertet.

Sie haben sicher gemerkt, ich wollte Ihnen nicht ein Märchen erzählen, sondern an diesem fiktiven Beispiel erklären, wie die Gehirnforschung vorgeht. Es geht nämlich bei der Erforschung des Farbensehens zunächst nicht direkt um meine Farbeindrücke. Es ist unwesentlich, ob ich als Forscher farbsehfähig bin oder nicht, das Ergebnis meiner Forschung wird davon nicht berührt. Die objektive Beschreibung der Wirklichkeit nimmt auf unsere individuellen, subjektiven Befindlichkeiten keine Rücksicht, es sei denn, es gelänge, auch diese zu objektivieren. Natürlich täte sich eine farbenblinde Menschheit mit der Erforschung des Farbensehens schwerer, als wenn sie dieses Phänomen selbst erleben kann. Aber die Situation, die ich eben für das Farbensehen in einer Schwarz-Weiß-Welt beschrieben habe, finden wir vor, wenn wir die Ultraschall-Orientierung bei der Fledermaus oder die Kommunikation zwischen elektrischen Fischen untersuchen. Wir selbst haben die in Frage stehende Fähigkeit nicht.

Farbeindrücke gibt es nur, indem sie jemand hat. Dieser Jemand muß nicht der Mensch sein, die Maus oder die Fliege täte es auch. Aber es muß ein Typus sein, ›der Mensch‹ oder ›die Fliege‹. Denn was erlebt wird, muß meßbar, verallgemeinerbar, objektivierbar sein. Es geht allein um die objektive Beschreibung von Verhaltens- und Gehirnleistungen. Ob es sich um die Raumorientierung des Regenwurms oder die höchsten cognitiven Eigenschaften des Menschen handelt, als Naturwissenschaftler sind wir auf das Messen von Leistungen festgelegt. Solange wir das tun, bewegen wir uns auf sicherem Boden.

Aber warum sollte man eigentlich nicht auch die Frage stellen dürfen, wie unser eigenes Gehirn mit der Welt zusammenhängt, die wir erleben?

Ich habe erwähnt, daß für jemanden, der einen Schlaganfall in seinem Gehirnzentrum für Farbauswertung hat, die Farbe der Dinge verlorengehen kann. Würde der Farbensinn in der Menschengemeinschaft ganz fehlen, könnten wir zwar die spektralen Absorptions- und Reflexionseigenschaften der Gegenstände immer noch theoretisch erschließen und mit technischen Mitteln messen, wir könnten vielleicht soziale und emotionale Wirkungen der Farben bei Tieren nachweisen, aber Farbe als Phänomen in meiner Erlebniswelt gäbe es nicht. Die Philosophen streiten sich heftig, wie weit das Farbensehen auf dem Wege wissenschaftlicher Erkenntnis rekonstruiert werden kann und was dieses Konstrukt mit dem Phänomen selbst zu tun hat. Das Problem ähnelt ein wenig der Frage, welchen Realitätswert der gedachte vierdimensionale Raum für einen Mathematiker besitzt, der sich durch langes Nachdenken und Üben alle topologischen Konsequenzen der Vierdimensionalität augenblicklich vergegenwärtigen kann.

Die Farbe, die ursprünglich eine Eigenschaft der Dinge da draußen schien, zeigt sich nun plötzlich als eine Eigenschaft unseres Gehirns. Mit den Studien an den Fliegen haben wir uns daran gewöhnt, auch die Wahrnehmung anderer Eigenschaften der Dinge, wie Form und Bewegung, Geschmack und Geruch, als Gehirnleistungen zu verstehen. Auch die Form und Textur der Blütenblätter, an denen mir die Farbe in Erscheinung tritt, der kühle, glatte Tasteindruck, den sie zwischen meinen Fingerspitzen hervorrufen, ihr Duft, meine Wahrnehmung der Sonnenstrahlen, die auf das Blatt fallen, und vieles andere mehr, all das sind Leistungen meines Gehirns. Damit kommt man zu der unausweichlichen Folgerung, daß es so wie die Farbe auch jede andere einzelne Eigenschaft der Dinge nicht gäbe, wenn der Menschheit kollektiv die entsprechenden Gehirnprozesse nicht zur Verfügung stünden. Dieser provokante Gedanke ist nicht neu, und gegen ihn sind Bücherregale voll von Einwänden ausgeklügelt worden. Der irische Geistliche und Philosoph George Berkeley soll schon zu Beginn des 18. Jahrhunderts auf einem Spaziergang mit einem Philosophenkollegen eine ähnliche Ansicht vertreten haben, worauf sein Begleiter wütend an einen Felsen getreten habe, um darauf hinzuweisen, daß es diesen doch einfach gibt.

Am häufigsten wird eingewendet, der Gehirnprozeß des Farbensehens sei zwar notwendig für das Farberlebnis, aber er sei nicht hinreichend. Ohne das Licht der Sonne, ohne die speziellen Reflexionseigenschaften der betreffenden Gegenstände gäbe es das Farbensehen ebenfalls nicht. Aber dem kann die Gehirnforschung so nicht zustimmen. Farbwahrnehmungen lassen sich auch ganz anders erzeugen, z. B. durch Gehirnreizungen, Psychopharmaka oder mechanische Einwirkung auf die Retina.

Freilich, normalerweise sind an einer Wahrnehmung das Subjekt und der Wahrnehmungsgegenstand beteiligt. Aber was ist da nun wirklich, wenn unser Gehirn diese Wahrnehmungen auch ohne diesen Gegenstand erzeugen kann?

Ein anderer Einwand lautet: Die Bewegung des Eisenbahnzuges, die ich sehe, kann ich sogar überprüfen und vielfältig bestätigen, denn ich kann die Bewegung auch anders als durch den Gesichtsinn wahrnehmen, beispielsweise durch hören oder tasten, schlimmstenfalls, indem ich mich vor den Zug stürze. Mit anderen Worten, in der Welt ist alles vielfältig vernetzt und bestätigt sich dadurch gegenseitig. Wenn man bergauf läuft, spürt man das nicht nur von seinem Gleichgewichtssinn her, so wie den Propriozeptoren seiner Gelenke und Muskeln, sondern der Kreislauf reagiert auch auf die stärkere Belastung der Muskeln, das Herz schlägt schneller, etc. Diese Zusammenhänge machen erst die Sicherheit unserer Wahrnehmung aus. Das ist nicht von der Hand zu weisen. Aber wie eben schon gesagt, gilt auch für alle anderen Wahrnehmungsleistungen wie für den Schmerz, daß es sie nicht gäbe, wenn wir nicht die entsprechenden Gehirnleistungen hätten, die sie ermöglichen. Ja, es gibt keinen Grund, warum man nicht überhaupt alle Leistung, mit deren Hilfe man sich die Eigenschaften der Dinge da draußen erschließt, also Leistungen des Denkens, Fühlens, Vorstellens, Erinnerns, soweit sie klar definierbar sind, als Leistungen des Gehirn verstehen könnte. Das heißt, auch die Vernetzung leistet das Gehirn.

Mit der Unausweichlichkeit dieses Gedankens wird man als Gehirnforscher besonders nachhaltig konfrontiert. Wenn ich die Fliege vor mir habe, kann ich nicht umhin, festzustellen, daß sie sich nur insoweit auf die Außenwelt beziehen kann, als diese im Gehirn der Fliege durch ihre Sinne und alle anderen physiologischen Prozesse, ihre früheren Erfahrungen, so wie die Erbanlagen, also durch die stammesgeschichtlich erworbenen ›Erfahrungen‹, in den Genen repräsentiert ist. Und wie man bald bemerkt, wenn man mit Fliegen arbeitet, kommt vieles von der Außenwelt, die ja von mir festgestellt und definiert ist, in der Repräsentation im Fliegenhirn nicht vor, so wie Farbe in unserem Schlaganfallpatienten nicht mehr vorkommt.

Der Hirnforscher setzt den Menschen zumindest in Gedanken an die Stelle der Fliege. Wie sie ist er in die Außenwelt vollkommen eingebettet. Wir können uns lückenlos davon überzeugen, daß auch der Mensch in seinen Wechselwirkungen mit der Außenwelt nichts anderes zur Verfügung hat, als was seine sensorische Oberfläche, seine Erfahrungen und die in seinem Erbgut fixierten Erfahrungen seiner Vorfahren, sein Verstand und seine Vernunft ihm bereitstellen. Den entscheidenden Unterschied zwischen sich und seinen Versuchstieren, allerdings, kann der Mensch nicht wegdiskutieren: Für ihn gibt es nicht zweierlei, seine Repräsentation der Welt *und* die Welt selbst, diese entsprechen sich vollkommen. Alles was er über die Welt wissen kann, ist seine Repräsentation.

Aber, werden Sie einwenden, was ist mit unserem farbenblinden Patienten? Weicht bei ihm nicht seine Repräsentation von der Welt ab? Nein, nur in dem Sinn, daß seine Welt nicht meine Welt und seine Repräsentation nicht meine Repräsentation ist. Überhaupt besteht zwischen den Menschen keine perfekte Übereinkunft, was die Welt sei. An diesem Gedanken wird auch deutlich, warum man prinzipiell die Frage »Was sieht die Fliege?« nicht beantworten kann. Das ›Was‹ bezieht sich auf das unter den Menschen entwickelte System des Wissens, Denkens und Sprechens, mit dem wir unsere Wahrnehmung reflektieren, unsere unterschiedlichen Weltsichten ständig abgleichen und mit dessen Hilfe wir uns unserer Welt gegenüberstellen. An diesem System können wir Tiere nicht partnerschaftlich teilnehmen lassen, wie die Versuche, Schimpansen Sprache beizubringen, gezeigt haben. Die Fliege ist also, wenn wir einmal von unserer Sympathie für sie absehen, zunächst Gegenstand unserer Welt. Je mehr Ähnlichkeiten wir zwischen Fliegen und Menschen jedoch finden, im Gehirn, Verhalten und überhaupt, desto unabweisbarer wird die Vermutung werden, daß die Fliege in irgendeinem tieferen Sinn unserer Welt auch gegenübersteht wie wir.

Zurück zu unserer Ausgangsfrage: Wie real, wie dinglich ist unsere Wirklichkeit? Sie würden die Behauptung, das ganze Welttheater spiele sich ausschließlich in Ihrem Kopf ab, zu Recht als baren Unsinn abtuen. Denn auch Ihr Kopf mit seinen Inhalten ist ja Teil dieses Welttheaters. Also wäre auch Ihr Kopf nur in Ihrem Kopf. Wo wäre was denn dann? Unter Biologen ist die gängigste Antwort auf dieses Dilemma, hinter der Wirklichkeit, die wir wahrnehmen, läge eine zweite, uns prinzipiell unzugängliche absolute Wirklichkeit, der wir uns mit unseren Wahrnehmungen, unserer Erkenntnis immer nur graduell annähern könnten. So wie die Fliege nur einen Teil dessen, was es in der Wirklichkeit gibt, aufnehmen kann, so erfassen auch wir diese Wirklichkeit immer nur partiell. Ist nicht der traditionelle Wahrheitsbegriff, die stets unvollkommene Übereinstimmung von Aussage und Sachverhalt, gerade auf diese Situation zugeschnitten?

Es würde zu weit führen, hier über Wahrheit zu diskutieren. Aber die Annahme einer zweiten Wirklichkeit ähnelt dem Zylinder mit doppeltem Boden, aus dem die Zauberkünstler die lebenden Kaninchen ziehen. Was sollte es nützen, etwas einzuführen, von dem wir gleich dazusagen müssen, daß wir prinzipiell nichts, rein gar nichts darüber sagen können. Und da wir nichts darüber sagen können, könnten wir schon gar nicht wissen, ob wir uns diesem Unsagbaren tatsächlich durch Erkenntnis annähern. Nein, das ist kein akzeptabler Ausweg. Vergessen wir die zwei Wirklichkeiten gleich wieder. Bleiben wir dabei, die Welt ist unsere Repräsentation. Es macht also keinen Sinn, nach der Repräsentation dieses Saales in meinem Gehirn zu fragen. Der Saal ist diese Repräsentation.

Schon Goethe war sich der Schwierigkeit des Drinnen und Draußen bewußt. Er schreibt in seinen Naturwissenschaftlichen Schriften:

> Müsset im Naturbetrachten / Immer eins wie alles achten: / Nichts ist drinnen, nichts ist draußen, / Denn was innen, das ist außen. [...] So ergreifet ohne Säumnis / Heilig öffentlich Geheimnis.

Wissenschaft findet immer ganz in der Nähe von Verwerfungen in unserem rationalen Erklärungsgebäude statt, ob wir diese bemerken oder nicht. Wir befinden uns in der Hirnforschung in einer ähnlichen Lage wie unsere Kollegen in der Kosmologie und Physik. Wir können uns nicht unbesehen auf den gesunden Menschenverstand verlassen. Anders als in diesen Disziplinen zeigt meine hier angestellte Betrachtung, daß wir in der Gehirnforschung noch nicht angemessen über unser Forschungsobjekt, das Gehirn, reden können.

Damit komme ich zum letzten Teil: Wie steht es mit dem Geist in den Zeiten der Biologie? Unter Biologen ist es sehr verbreitet, den Geist als Teil der Natur, als ein Bündel menschlicher Gehirnleistungen zu verstehen. Hat man diese Annahme einmal gemacht, geht man folgerichtig davon aus, daß sich die Wurzeln dieser Fähigkeiten schon im Tierreich vorfinden (Tierseele; animal mind), sie sich aber erst zusammen mit der menschlichen Sprache, dem Denken und der Kultur spät in der Stammesgeschichte des Menschen ausgeformt haben. Diese Vorstellung überzeugt mich nicht. Bevor ich aber inhaltlich darauf eingehe, möchte ich festhalten, daß die Hirnforschung zu diesem Thema keine objektiven, wissenschaftlichen Erkenntnisse vorzulegen hat. Im Gegenteil, man darf vermuten, daß sich die Biologie, die, wie wir gesehen haben, schon die Frage nach dem Status der Welt in der Gehirnforschung so erfolgreich verdrängt hat, mit dem Geist besonders schwer tut.

Wie würde, nach dem, was ich Ihnen heute erzählt habe, ein Forschungsprogramm aussehen, das den Geist als Gehirnleistungen versteht? Wir müßten den Geist oder doch zumindest einen Zipfel des Geistes objektivieren, das heißt ihn durch Verhaltensversuche oder ihre Äquivalente in der Psychologie analytisch und operational, umfassend und inhaltsreich funktionell beschreiben, ihn meßbar machen. In der zeitgenössischen Philosophie des Geistes ist dieser Gedanke unter dem Stichwort ›Naturalisierungsprogramm‹ intensiv diskutiert worden. Für den Verhaltensforscher liegt die prinzipielle Undurchführbarkeit dieses Programms auf der Hand. Aber das ist vielleicht kein Argument. Könnte es nicht trotzdem richtig sein, den Geist als Bündel von Gehirnfunktionen zu verstehen, selbst wenn das Programm wegen der astronomischen Dimensionen der Versuchsansätze scheitern müßte? Ich vermute, bei jeder Gehirnleistung, die wir objektivieren *könnten*, würden wir am Ende mit Faust sagen: *Ich finde nicht die Spur / von einem Geist und alles ist Dressur.* Dem Naturalisierungsgedanken will ich also nicht weiter nachgehen, sondern Ihnen hier zum Schluß in drei Sätzen meine eigene Vorstellung anbieten. Diese drei Sätze muß ich dann kurz erläutern.

Bewußtes, mitteilbares Leben ist Leben im Geist.
Der Geist weht, wo er will.
Die Wissenschaft ist, wie das Leben selbst, ein kollektiver geistiger Prozeß.

*Erläuterung:* Den Geist als Bündel von Gehirnleistungen anzusehen hieße, ihn als Eigenschaft von Materie zu deuten. Für mich ist Geist gegenwärtiges Schöpfungsgeschehen, die Einzigartigkeit in der Vielfalt, ein Gesicht, das mich ansieht, das Gefühl, das seinen sprachlichen Ausdruck findet, der Funke, der überspringt, der Hauch, der mich anrührt. Ich versuche die materialistischen Erklärungen der Biologie, so wichtig sie für das Leben und Überleben so vieler Menschen auf unserem Planeten sein mögen, als Teilantworten in einer umfassenderen geistigen Wirklichkeit zu verstehen. Mit dieser Annahme können wir nicht einer biologistischen Weltanschauung erliegen, und wir brauchen keinen Zylinder mit doppeltem Boden für die Wirklichkeit. Wir werden in *eine* Wirklichkeit hineingeboren. Diese erleben wir, und als ihr Teil finden wir auch *uns* vor. Später beginnen wir (unter Umständen) wissenschaftlich zu denken. In den von Rationalität und Vernunft geleiteten wissenschaftlichen Aussagen über die Wirklichkeit versuchen wir Widersprüche soweit wie möglich zu vermeiden. Die konsequente Extrapolation der biologischen Gehirnforschung in die menschliche Sphäre führt jedoch zu Widersprüchen, beispielsweise in dem, was ›drinnen‹ und was ›draußen‹ ist. Goethe möchte, daß wir diesen Widerspruch stehenlassen, als ›heilig öffentlich Geheimnis‹. Der Widerspruch wird sich nur um den Preis der Anschaulichkeit auflösen lassen. Einstweilen können wir uns durch diese Provokation zumindest daran erinnern, daß selbst die Evolutionstheorie, die unseren materiellen Ursprung ausbuchstabiert, eine geistige Leistung der

Menschheit ist. Unsere geistige Existenz hat, beispielsweise durch die Bedingung unseres kollektiven Bewußtseins und unserer Sprache, hinter diese beiden wir nicht zurücktreten können, ebenso einen Letztendlichkeitsanspruch wie unsere materielle.

*Literaturhinweise*

Meier, H. und Ploog, D. (Hrsgg.): Der Mensch und sein Gehirn. München 1997.
Squire, L. R. und Kandel, E. R.: Gedächtnis. Heidelberg 1999.
Roth, G.: Das Gehirn. Frankfurt a. M. 1997.
Jacob, F.: Die Maus, die Fliege und der Mensch. Berlin 1997.
Weizsäcker, V. v.: Der Gestaltkreis. Theorie der Einheit von Wahrnehmen und Bewegen. Gesammelte Schriften. Bd. 4. Frankfurt a. M. 1997.
Sacks, O.: Eine Anthropologin auf dem Mars. Reinbek 1995.

*Danksagung:* Meiner Frau danke ich für kritische Hinweise, R. Wolf und K. Rein für die Abbildungen.

# Bewußtsein und Gehirn

von

Dietrich Dörner

In diesem Aufsatz soll untersucht werden, was Bewußtsein ist (besser: wie man das Wort ›Bewußtsein‹ verstehen sollte) und in welcher Weise Bewußtsein in einem Medium wie dem Gehirn als eine bestimmte Form der Informationsverarbeitung möglich ist.

Zunächst werde ich darstellen, daß ›bewußt‹ und ›nicht bewußt‹ sehr wohl ›einen Unterschied‹ macht. Dem bewußten Handeln wird ›freier Wille‹ attestiert, und es wird anders behandelt und bewertet als ein Handeln, welches unter Umständen gleiche Effekte ohne Bewußtsein hervorbringt. Im zweiten Abschnitt werde ich versuchen zu klären, was man denn eigentlich unter Bewußtsein verstehen sollte, und im dritten Abschnitt schließlich versuche ich zu zeigen, wie Bewußtsein als Informationsverarbeitung der Fall sein kann.

## *1. Bewußt – unbewußt: Macht das einen Unterschied?*

In den Naturwissenschaften sind wir es gewöhnt, nur *eine* Form der Verursachung für Ereignisse zu akzeptieren, nämlich die Kausalität. Wenn wir wissen, wie ein Ereignis verursacht wurde, wenn wir wissen, welche notwendigen und hinreichenden Bedingungen zu dem Ereignis geführt haben, sind wir zufrieden. Wir akzeptieren als Erklärung für die Tatsache, daß eine vom Tisch fallende Kaffeetasse auf dem Fußboden zerspringt, die Angabe eines Ursachengefüges, in dem die Stoßimpulse, die das spröde Material der Tasse aufgrund der Beschleunigung und der plötzlichen Abbremsung erfahren mußte, für das Zerspringen verantwortlich gemacht werden.

So erklären und verstehen wir Ereignisse in unserer physikalischen Umwelt. Wir sind zufrieden mit der Erklärung, daß das Erlöschen des Raumlichtes verursacht wurde durch das Durchbrennen des Drahtfadens in der Glühbirne. Wir akzeptieren die Erklärung, daß ein Ei deshalb hart geworden ist, weil es zehn Minuten lang in kochendem Wasser lag.

Wenn wir aber menschliches Handeln erklären, machen wir Unterschiede. Hier kennen wir zwei Arten von Verursachungen. Für die eine werden wir, wenn wir Auslöser der entsprechenden Handlung waren, zur Verantwortung gezogen und – je nachdem – als Helden gefeiert oder als Verbrecher verurteilt, für die andere aber zeichnen wir nicht verantwortlich und entschuldigen uns damit, daß wir eben nicht wußten, was wir taten, daß es eben so ›über uns kam‹, daß wir in Angst, Wut oder Panik ›bewußtlos‹ oder ›im Affekt‹ reagierten.

Affekt, Panik, Angst, Wut: Das alles hängt mit der ›normalen‹ Kausalität zusammen; wir konnten in der entsprechenden Situation nicht anders; ›es kam so über uns‹, wir waren nicht ›Herr unserer selbst‹. Hier ist naturwissenschaftliche Kausalität im Gange; Naturgesetze der Umsetzung von Triebimpulsen in die motorische Aktivität schlagen unmittelbar durch, und wir stehen noch nicht einmal machtlos daneben, sondern wissen das alles gewöhnlich allenfalls hinterher. – Und im anderen Fall? Da gibt es natürlich auch ›Triebimpulse‹; eigentlich wollen wir weglaufen vor der Gefahr, die Triebimpulse werden aber von unserem kognitiven System gewissermaßen aufgefangen. »Das kannst du doch nicht tun: bedenke mal: alle die Frauen und Kinder!« sagte sich *John Maynard* in Fontanes gleichnamiger Ballade und »hielt das Steuer fest in der Hand«, bis er die ›Schwalbe‹ bei Buffalo am Eriesee auf den flachen Sandstrand gesetzt hatte. Gerettet wurden alle, nur John Maynard kam bei diesem Unglück ums Leben (was übrigens nicht den historischen Tatsachen dieses Schiffsunglücks entspricht). Und er wird als Held gefeiert, der sein Leben für seine Mitmenschen gab.

Die bewußte, willentliche Hervorbringung eines Effektes ist etwas anderes als seine schlichte Verursachung durch eine bestimmte Kausalkette. So zumindest gehen wir mit den Handlungen von Menschen bei der Würdigung von Taten in der Alltagspsychologie und auch im Strafrecht um.

»Gerettet alle, nur einer fehlt!« – »Er starb für uns, unsere Liebe sein Lohn!« John Maynard ist ein Held, weil er sich bewußt für die Möglichkeit entschied, unter Umständen zu sterben bei seinem Versuch, die Passagiere der *Schwalbe* zu retten.

Das gleiche hätte auch anders geschehen können. Statt daß John Maynard in einer Willensentscheidung beschlossen hätte, das Steuerrad der *Schwalbe* »fest in der Hand« zu halten, hätte er eine Rauchvergiftung erleiden können, die wiederum die Ursache dafür hätte sein können, daß er ohnmächtig über dem Steuerrad zusammengebrochen wäre. Das Steuerrad wäre durch seinen Körper in der richtigen Position festgehalten worden, und so wäre die *Schwalbe* gleichfalls auf den flachen Sandstrand gesetzt worden. Dann hätte man John Maynards Schicksal beklagt und zugleich die glücklichen Umstände gerühmt, die ausgerechnet diese spezifische Blockierung des Steuerrades herbeigeführt hätten; eine Verehrung als Heldentum aber wäre dieser Art der kausalen Verknüpfung kaum zuteil geworden.

Gibt es durch den bewußten freien Willen einen Bruch im Netzwerk der Kausalitäten? Eine sich als Wissenschaft verstehende Psychologie wird das leugnen müssen. Für sie darf es den Unterschied zwischen Ereignissen, die durch die ›normale‹ Kausalität hervorgebracht werden, und solchen, die durch den aus dem ›Off‹ kommenden ›freien Willen‹ hervorgebracht werden, nicht geben. Der bewußte freie Wille muß für sie eine ›nützliche Fiktion‹ bleiben (Herrmann, 1996). Es gibt ihn nur »scheinbar«. Oft wird in diesem Zusammenhang auf die Experimente von Libet (1985) verwiesen. Die Libetschen Versuchspersonen hatten die Aufgabe, eine vor ihnen befindliche Taste zu betätigen, wann immer sie wollten. Wenn sie sich dazu entschlossen hatten, so sollten sie das vorher kundtun. Libet stellte nun fest, daß *vor* der jeweiligen Kundgabe der Versuchspersonen schon immer spezifische Hirnimpulse beobachtet werden konnten, Impulse also, die der freien Willensentscheidung *vorausgingen*. Viele Autoren (nicht Libet selbst) interpretierten dies als kausale Determination der also gar nicht mehr freien Willensentscheidung.

Ganz wohl wird einem allerdings nicht, wenn man auf diese Weise die heile Welt der einheitlichen Verursachung wiederhergestellt hat. Sollte man wirklich keinen Unterschied machen zwischen dem ohnmächtig über dem Steuerrad zusammengesunkenen John Maynard, der seinen Tod *erleidet*, und dem John Maynard, der seinen Tod bewußt in Kauf nimmt, um andere zu retten? Ist Fontanes Ballade nur Indoktrination, ein Versuch, durch ›mentales Modellernen‹ Dienstleister (Steuermänner, Lokführer, Oberkellner) zu uns dienlichen Verhaltensweisen zu bringen, die ihnen sonst fernliegen würden? Ist tatsächlich die ›bewußte‹ Entscheidung von John Maynard eins in genau der gleichen Weise determiniert wie die (den anderen) Rettung bringende Ohnmacht des John Maynard zwei? Ist die Ohnmacht aufgrund des Einatmens von Rauch etwas grundsätzlich anderes, als zum Beispiel die John Maynard durch seine Erziehung eingebleute Gehorsamspflicht seinem Kapitän gegenüber? Dann wäre John Maynard doch eigentlich auch im ersten Fall kein Held, sondern das bedauernswerte Opfer einer obsoleten Erziehungspraxis (die in diesem Fall allerdings gemeinschaftsdienliche Folgen hatte). Statt durch die Rauchvergiftung wäre er durch einen Gehorsamsreflex am Steuerrad festgehalten worden. – Und ›Helden‹ gäbe es eigentlich überhaupt nicht. Denn ein Held, wenn er denn untergeht, tut dies ›sehenden Auges‹ und in dem Bewußtsein, daß er auch anders könnte, wenn er nur wollte. Er will aber nicht, und deshalb ist er ein Held. Wenn man aber gar nicht wollen kann, wenn alles doch determiniert ist, dann gibt es keine Helden (und auch keine Verbrecher).

Es sträubt sich etwas in uns, die Tat von John Maynard in dieser Weise ›herabzuwürdigen‹. – Aber andererseits halten wir die Welt der psychischen Prozesse für kausal erklärbar, und wir müssen das tun, wenn wir Psychologie in wissenschaftlicher Weise betreiben. Wenn aber der ohnmächtige und der bewußt am Steuer ausharrende John Maynard durch Kausalitäten der gleichen Art determiniert werden, wo liegt der Unterschied? Wieso sollten wir die beiden Fälle unterscheiden? Wir sollten gar nicht, sagen uns viele Psychologen. Nützlich ist die ›Illusion der Freiheit‹, weil sie uns den Vorwand dafür liefert, unsere Mitmenschen durch Balladen, wie die von *John Maynard*, zweckdienlich zu programmieren.

Soll man dabei bleiben? Macht es wirklich keinen Unterschied, ob man sich bewußt frei entscheidet oder ob man, durch Rauchschwaden betäubt, über einem Steuerrad zusammensinkt? – Was ist das überhaupt, Bewußtsein? Wir wollen im nächsten Abschnitt versuchen, den Begriff ›Bewußtsein‹ zu klären.

## 2. *Was ist Bewußtsein?*

›Bewußtsein‹ war lange Zeit in der Psychologie kein Thema mehr. Bis vor einigen Jahren gab es Lehrbücher der Allgemeinen Psychologie, in denen das Wort ›Bewußtsein‹ (oder ›consciousness‹) noch nicht einmal im Stichwortregister auftauchte, wie zum Beispiel in dem Buch *An Introduction to Psychology* von Lindsay und Norman oder dem von Klix über *Information und Verhalten.* Dabei hat der Begriff auf der anderen Seite in der Psychologie eine große Tradition. Es gab Zeiten, in denen die Psychologie als die ›Wissenschaft vom Bewußtsein‹ bezeichnet wurde. Die Psychoanalyse aber, welche die *unbewußten* Determinanten psychischen Geschehens betonte, und der Behaviorismus, der die Kausalketten von Reiz-Reaktionsverbindungen in den Mittelpunkt der wissenschaftlichen Aufmerksamkeit rückte und für den das Wort ›Bewußtsein‹ in die Mottenkiste ›mentalistischer‹ Begriffe gehörte, räumten damit gründlich auf.

In der letzten Zeit hat sich das allerdings geändert. Seit einiger Zeit gibt es regelmäßig alle zwei Jahre in Tucson (Arizona) Konferenzen über Bewußtsein. Das Thema ist bei Philosophen und Neurowissenschaftlern ausgesprochen ›in‹. Man sucht *Neural Correlates of Consciousness,* so der Titel einer Tagung, die von Gerhard Roth im Jahre 1999 in Bremen veranstaltet wurde. Nun oszilliert bei den auf diesen Veranstaltungen vertretenen Ansätzen der Begriff des Bewußtseins in sehr verschiedenen Facetten. Über den Gegenstand dessen, was man als Bewußtseinsforscher erforscht, besteht also keineswegs Einigkeit.

Franz von Brentano sah 1874 als zentrales Merkmal des Bewußtseins die ›Intentionalität‹ an, die Ausrichtung auf ein Objekt. Für Klix ist Bewußtsein die Aktivität der ›Zentralen Verarbeitungseinheit‹ der kognitiven Prozesse; die Inhalte des Kurzzeitgedächtnisses (als Speicherregister der zentralen Bearbeitungseinheit) sind bewußt. Crick (1994) setzt Bewußtsein und visuelle Aufmerksamkeit gleich. Norman und Shallice (1985) vertreten eine Ebenentheorie der kognitiven Prozesse und identifizieren die oberste Ebene mit dem Bewußtsein. Ähnliches meint wohl Rosenthal (1995), wenn er Bewußtsein mit ›higher order thoughts‹ in Verbindung bringt. – Für Johnson-Laird (1988) ist Bewußtsein Wachheit, und ›freier Wille‹ wird durch »mächtige Zufallsgeneratoren« erzeugt. Und Penrose (1994) schließlich meint, daß man Bewußtheit zurückführen müsse auf bestimmte Formen der Informationsverarbeitung, die in den Mikrotubuli der Neuronen stattfindet und auf quantenphysikalischen Wechselwirkungen basiert.

Wenn man das alles zusammenbringen wollte: Es käme etwas heraus wie »Bewußtsein ist irgend etwas ›Höheres‹!« Aber das hilft natürlich nicht viel. Weiter führt es, wenn man, wie Metzinger (1995) versucht, Merkmale des Bewußtseins aufzuzählen. Metzinger meint folgende Merkmale des Bewußtseins feststellen zu können:

- Bewußtsein ist *transparent*; wir sehen gewissermaßen durch die Bewußtseinszustände hindurch auf die Welt und erkennen ihre Strukturen (zum Beispiel die Gründe dafür, daß auf den Frühstücksbüffets der Hotels immer große Mengen von Marmeladengläsern zu finden sind, auf den Abendbuffets aber nicht, siehe unten!).
- Bewußtsein ist perspektivisch; es geht von *mir* aus. Ich bin es, der auf die Welt schaut; Bewußtsein konstituiert das ›Ich‹. Ich bin Zentrum des Bewußtseins.
- Bewußtsein ist gekennzeichnet durch Präsenz; die bewußten Inhalte sind unmittelbar gegeben. Sie existieren *jetzt*.

Das ist ein Ansatz, obwohl durchaus nicht ganz klar wird, was man zum Beispiel eigentlich darunter verstehen soll, daß man »durch die Bewußtseinszustände hindurch auf die Welt schaut«. – Wahrscheinlich ist es ziemlich müßig, zu fragen, was ›Bewußtsein‹ eigentlich *wirklich* ist. Bewußtsein ist zunächst ein Wort, welches, wie es bei vielen psychologischen Begriffen der Alltagssprache der Fall ist, in unterschiedlichen Kontexten unterschiedlich gebraucht wird. »Ich bin mir nicht bewußt, das gesagt zu haben!« heißt soviel wie »Ich habe das nicht gesagt« beziehungsweise »Ich kann mich nicht daran erinnern, daß ich das gesagt habe«. »Sie widmet sich dieser Aufgabe sehr bewußt!« bedeutet, daß sie die Aufgabe mit hoher Konzentration angeht. »Ich war bei vollem Bewußtsein, als das geschah!« bedeutet, daß ich alles genau beobachtet habe.

Verschiedene Bedeutungen, zumindest verschiedene Bedeutungsfacetten für den Begriff Bewußtsein: Was macht man in einem solchen Falle? Es scheint nicht vernünftig, zu fragen, was denn nun eigentlich Bewußtsein ›wirklich‹ sei. Besser ist es, sich festzulegen und aus den unscharfen Begriffen der Alltagspsychologie einen zentralen Kern herauszuschälen, um damit wissenschaftlich zu arbeiten. Welches könnte dieser zentrale Kern sein? Meines Erachtens die *Selbstreflexion*, die Fähigkeit von uns Menschen, uns selbst, unsere psychischen Prozesse, unser Denken, Wahrnehmen, Erinnern, unser Fühlen, Hoffen, Verzweifeln zum Objekt der Betrachtung zu machen. Was heißt das?

Manchmal – man bemerkt dies selten, obwohl wohl die Masse unseres Verhaltens im Alltag von dieser Art ist! – tut man etwas, und man weiß nicht warum und weshalb. Ein Ball rollt aus einer Parkreihe von Autos auf die Straße, und ich bremse abrupt. Eine Plastiktüte, die vom Wind auf die Straße geweht wird, sieht ziemlich ähnlich aus, hätte aber nicht die gleiche Reaktion ausgelöst. Erst hinterher wird mir bewußt, daß ich einen *Ball* (und nicht irgendein Ding) wahrgenommen und wohl irgendeine Art von Assoziation mit einem möglicherweise hinter einem Ball her springenden Kind hergestellt und deshalb gebremst habe. Der Wahrnehmungsprozeß, der hier zweifellos stattgefunden hat und einen Ball eben als Ball identifizierte, die Einleitung einer Handlung, die so nicht erfolgt wäre, wäre der Ball nicht ein Ball, sondern eine Plastiktüte gewesen, und das – wenn man es so bezeichnen will – Denken, welches mich (kann man eigentlich sagen ›mich‹?) zu der Entscheidung führte, schnell und abrupt zu bremsen, waren vollkommen unbewußt. Wahrscheinlich sind die meisten unserer alltäglichen Handlungen, beispielsweise das Gehen, das Stehen, das Türeöffnen, das den Fahrstuhl mit Knopfdruck Herbeirufen, Aktionen, die als solche nicht bewußt werden, nicht bewußt geplant, nicht mit bewußten Wahrnehmungen verbunden, nicht mit einer bewußten Aktivierung der Motorik verknüpft sind. Wir merken das meistens nicht, eben weil es uns nicht bewußt wird. Mitunter – im nachhinein – wundern wir uns ein wenig darüber.

Wir sind bei Bewußtsein, wenn wir in der Lage sind, nicht eben nur wahrzunehmen, uns zu entscheiden, etwas zu tun, uns an etwas zu erinnern – das alles geht auch unbewußt –, sondern wenn wir ebendies bemerken und bearbeiten können. Wir sind bei Bewußtsein, wenn wir wissen: Du siehst jetzt gerade einen Ball! oder wenn wir wissen: Du gehst jetzt auf eine Tür zu und wirst sie gleich öffnen!

Bewußtsein hängt also damit zusammen, daß wir in der Lage sind, unsere eigenen inneren Zustände und Prozesse zu identifizieren, sie also als das zu erkennen, was sie sind, als Erinnerungsprozesse, als Prozesse der Wahrnehmung, als Prozesse der motorischen Aktivierung.

Beim Identifizieren braucht es nicht zu bleiben. Wir können die einzelnen Prozesse, die in uns ablaufen, und die gelernte Sequenz dieser Prozesse kritisch befragen. Wir können uns fragen, warum wir eigentlich bei dem Ball gebremst haben, was wir bei einer Plastiktüte unterlassen hätten. Wir können uns fragen, warum wir immer den einen Weg nehmen, wenn wir zur Arbeitsstätte fahren, aber einen ganz anderen Weg, wenn wir von der Arbeit nach Hause fahren, obwohl dieser zweite Weg auch noch länger ist? Wir können den Gang unserer inneren Prozesse kritisch überwachen, und wir können ihn ändern. Wir können uns beispielsweise sagen: »In Zukunft fährst du auf demselben Weg nach Hause, auf dem du zur Arbeit fährst!« Oder: »In Zukunft unterläßt du das Rauchen.« Und solche Vornahmen setzen wir durchaus in die Tat um und modifizieren uns auf diese Weise selbst. Und so haben wir auch einen freien Willen, die Impulse, die unser Motivationssystem unseren inneren handlungsleitenden Organen übergibt, werden nicht einfach als Befehl betrachtet und prompt ausgeführt, sondern laufen oft durch eine Art von kognitivem Filter, so, wenn wir beispielsweise fragen: »Ist das auch richtig, was du jetzt tust?« – »Was wird das für Folgen haben?« – »Sind die Bedingungen für einen Erfolg der von dir geplanten Aktion auch gegeben?« Und auf diese Art und Weise wird aus einem Handlungsimpuls unter Umständen etwas ganz anderes oder sogar das Gegenteil; statt zu handeln, lassen wir es bleiben.

Das kann positive Folgen haben; wir unterlassen Handlungen, die negative Folgewirkungen haben, wir stellen eine Aktion zurück, bis bessere Bedingungen gegeben sein werden. Wir tun nichts, wo wir eigentlich, wenn wir unseren ersten Impulsen nachgeben würden, etwas tun würden. Auf diese Weise managen wir auch unsere Emotionen und unterdrücken einen Ärgerausbruch.

Diese kognitive (eigentlich auto-kognitive) Tätigkeit hat nicht nur Vorteile. Mitunter verlieren wir dadurch unsere Spontaneität, wo sie vielleicht angebracht wäre, und handeln nicht, wo wir handeln sollten, weil uns allzu viele Bedenken quälen. *Von des Gedankens Blässe angekränkelt / Fehlt ihm die starke Farbe der Entschließung / Und Unternehmungen voll Mark und Nachdruck / Durch diese Rücksicht aus der Bahn gelenkt, / Verlieren so der Handlung Namen*, läßt Shakespeare seinen Hamlet sagen.

Aber im großen und ganzen ist dieses bewußte Bedenken, dieser autokognitive Filter, der unsere Handlungsimpulse analysiert, wohl vorteilhaft, sonst hätte er sich nicht entwickelt.

Mitunter wird dieser kognitive Filter auch ›abgestellt‹, nämlich dann, wenn es schnell gehen muß. In Angst oder Panik, bei einem plötzlich eintretenden, unerwarteten Ereignis denken wir nicht mehr lange nach, sondern handeln sofort und treten auf die Bremse. Das kann falsch sein; unsere in solchen Fällen eingesetzten ›Automatismen‹ sind natürlich immer konservativ. Wir tun das, was sich in solchen Situationen in der Vergangenheit bewährt hat. Eine Umformung unserer Aktionen ist nicht mehr möglich. Und das kann mitunter auch in einer Gefahren- und Paniksituation falsch sein. Wenn in einem Saal ein Feuer ausbricht, ist der naheliegende Impuls natürlich: Weglaufen! Das aber kann gerade den Untergang bedeuten, wenn man in den von der panisch flüchtenden Menge verstopften Ausgängen keinen Durchgang mehr findet oder sogar von den flüchtenden Menschenmassen überrannt wird. Unter Umständen ist es besser, ›kalten Blutes‹ zunächst einmal einige Sekunden zu verharren, um auf diese Art und Weise einen nicht mit dem Leuchtzeichen ›Notausgang‹ versehenen Seitengang zu finden.

So weit, so gut. So können wir Bewußtsein bestimmen und können sagen, daß wir uns dann in einem Zustand des Bewußtseins befinden, wenn wir in der Lage sind, unsere jeweiligen Aktionen zu kategorisieren und kritisch zu analysieren. Und wenn wir dazu nicht mehr in der Lage sind, wie zum Beispiel im anästhesierten Zustand oder im Schlaf oder in Angst oder Panik oder auch in verzückter Ekstase, dann sind wir nicht mehr bei Bewußtsein. Das braucht keineswegs zu heißen, daß wir nichts mehr tun. Der bewußtlos völlig in sein Spiel versunkene Schlagzeuger tut etwas, der panisch flüchtende Mensch natürlich auch und ebenfalls der schwerbetrunkene Autofahrer.

Im nächsten Abschnitt wollen wir uns der Frage zuwenden, wie Bewußtsein als Selbstreflexivität möglich ist. Man kann diese Frage – ich möchte hier partiell wieder Metzinger (1995, Seite 21 ff.) folgen – in Subfragen zerlegen:

- Ist ›bewußt‹ das Merkmal eines Objektes, so wie Farbe das Merkmal eines Objektes ist, oder ist es eine Systemeigenschaft?
- Wie findet Bewußtsein statt? Im Bereich der Quantenphysik? Neurobiologisch? Neurologisch (›Neurocomputational‹)?
- Wie ist die ›epistemische Asymmetrie‹ von Bewußtheit erklärbar? Ich weiß, daß ich bei Bewußtsein bin, ein anderer kann es nicht wissen.

- Wie bringt es das Bewußtsein zustande, Objekte und Geschehnisse zu formen? Bewußtheit betrifft Raum, Zeit und Kausalität. Wie kommt das zustande? Wie können wir unsere eigenen neuen Welten, die nicht unserer Erfahrung entsprechen, konstruieren?
- Wie kommt das ›Ich‹ zustande?
- Wie steht es mit der ›mentalen Verursachung‹? (Das ist die Frage nach dem Unterschied von John Maynard eins und zwei) Wie hängen mentale Zustände mit der realen Welt zusammen? Wie können Gründe Ursachen sein?

Einige dieser Fragen werden wir im nachfolgenden Abschnitt beantworten.

## *3. Wie ist Bewußtsein möglich?*

Im letzten Abschnitt habe ich geschildert, wie man Bewußtsein verstehen kann (oder sollte). Bewußtsein ist die Fähigkeit eines Systems, seine eigenen inneren Abläufe zu betrachten, zu kategorisieren und zu bewerten. Ein System, welches bei Bewußtsein ist, kann sagen: »Das und das ist in mir geschehen, und es hat zu den und den Folgen geführt. Und das war eigentlich nicht das, was erreicht werden sollte. Also war das, was getan wurde, wenig effektiv«. An eine solche Beschreibung und Bewertung kann sich eine Reflexion über die möglichen Veränderungen dessen, was getan wurde, anschließen. Die einfachste Form einer solchen Reflexion ist wohl das ›Ausfällen des Gemeinsamen‹, wie Duncker (1935) es nennt. – Die Folge (innerer oder äußerer Operatoren) a c a a c führt zu keinem Ergebnis. Dasselbe gilt für die Folge a b a b a a b und dasselbe auch für die Folge c b a c a b. Was ist allen diesen Folgen gemeinsam? Nun, das Element a. Es kommt in der ersten, in der zweiten und in der dritten Folge vor. ›Ausfällen des Gemeinsamen‹ besteht nun darin, daß das, was den erfolglosen Lösungsansätzen gemeinsam war, weggelassen wird. Man ersetzt also zum Beispiel das Element a durch das Element i. Und dann beginnt man von neuem. Hat i c i i b c einen besseren Erfolg? Oder i b i b i i b? Oder c b i c i b?

Machen wir es konkreter. Abb. 1 zeigt das *Baumreihenproblem* von Dreistadt (1967) und seine Lösung. Es wird gefordert, daß die zehn Bäume in fünf *geraden* Reihen zu jeweils genau vier Bäumen angeordnet werden. Man sieht rechts die Lösung und in der Mitte einige unbrauchbare Lösungsansätze. Das Problem macht durchaus Schwierigkeiten. Es ist klar, daß sich die Baumreihen überschneiden müssen. Die meisten Versuchspersonen beginnen nun, Reihen über Kreuz zu legen, wobei sie meist davon ausgehen, daß die Bäume in der Reihe den gleichen Abstand haben müssen (was nicht gefordert ist!). Die Idee, die Reihen nur an den Enden zu verbinden und sogar divergieren zu lassen, liegt den meisten Versuchspersonen nicht nahe, das ist ›Vergeudung‹; man muß die Bäume eng zusammenbringen. Hilfreich ist allerdings eben die Selbstbetrachtung. Wenn eine Versuchsperson sich sagt: »Was tust du da eigentlich? Du zeichnest Baumreihen! Und die überschneiden sich immer rechtwinklig und enthalten die Bäume in gleichen Abständen! Und dann geht es nicht. Und was ist diesen erfolglosen Ansätzen gemeinsam? Nun, eben die Tatsache, daß deine gleichabständigen Baumreihen-Linien sich immer rechtwinklig schneiden. – Kann man das anders machen? Natürlich kann man das anders machen! Man kann die Linien diagonal übereinanderlegen. Verboten ist das nicht. Also: Versuchen wir es mal!«

Das Ausfällen des Gemeinsamen als Technik der Selbstmodifikation setzt voraus, daß man sich selbst, nämlich die eigenen inneren Prozesse, das Erinnern, das Planen, zum Gegenstand der Betrachtung machen kann. Man muß wissen, wie man gehandelt hat, um zu erkennen, was den erfolglosen Lösungsansätzen gemeinsam war, und um diese dann zu modifizieren. Wie aber kann so etwas sein? Wie kann ein System sich selbst zum Objekt der Betrachtung machen? Liegt in einer solchen Konzeption der Selbstreflexion nicht ein infiniter Regreß? Ein System denkt nach über die Lösung des Baumproblems. Dieses ›Nachdenken‹ besteht darin, daß das System bestimmte Maßnahmen erwägt, überlegt, welche Folgen es hätte, wenn man beispielsweise diese oder jene Baumreihe pflanzt oder neue Maßnahmen erwägt. Das alles wird dann zum Objekt der Betrachtung gemacht. Braucht man dafür nicht ein anderes System, ein System II, welches die Tätigkeiten des Systems I betrachtet? Denn das System I kann sich ja wohl nicht selbst betrachten. Nun kann man die Betrachtung der Betrachtung natürlich auch wiederum zum Objekt einer Betrachtung machen. Man kann das System II überwachen, und man kann die Strategien ansehen, mit deren Hilfe das System I zum ›Ausfällen des Gemeinsamen‹ kommt. Man kann feststellen, daß dies dadurch geschieht, daß das System I die verschiedenen Lösungsansätze des Systems 0 miteinander vergleicht. Und bei diesem Vergleich interessiert sich das System I vor allem für die Gemeinsamkeiten der verschiedenen Lösungsansätze, nicht für die Unterschiede. Diese Feststellung macht das System I, und System II stellt fest, daß das System I das feststellt. Und nun kann es zweifellos auch ein System III geben, welches wiederum die Betrachtung, die System II dem System I angedeihen läßt, betrachtet. Und so weiter ad infinitum!

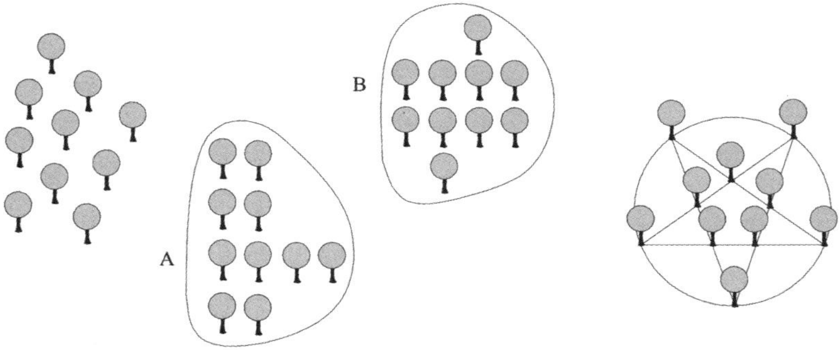


Abb. 1: Das Baumreihenproblem von Dreistadt und seine Lösung.

So kann man also feststellen, daß ein selbstreflektierendes System einen infiniten Regreß beinhaltet, eine unendliche Reihung von Systemen. Wie soll aber so etwas in ein begrenztes Gehirn hineinpassen? Dies fragt sich auch der englische Philosoph Lucas (1964) und kommt zu keiner Lösung.

Meines Erachtens ist die Lösung einfach. Abb. 2 zeigt, wie die prinzipiell unendliche Schachtelung von Selbstbetrachtungen ganz ohne eine unendliche Schachtelung von Systemen möglich ist. Die Lösung hat etwas mit der Konzeption des Gedächtnisses zu tun. Gewöhnlich betrachtet man in der Psychologie das Gedächtnis aus verschiedenen Instanzen zusammengesetzt. Zum Beispiel aus einem Kurzzeitgedächtnis, einem Arbeitsgedächtnis und einem Langzeitgedächtnis. Zwischen diesen Gedächtnissen bestehen Beziehungen. Ein Teil der Informationen, die im Kurzzeitgedächtnis enthalten sind, können ins Langzeitgedächtnis überführt werden; umgekehrt kann das Kurzzeitgedächtnis aus dem Langzeitgedächtnis Nachrichten ›empfangen‹.

Nach meiner Meinung ist diese Konzeption falsch. Sie ist auch ziemlich unsystemisch mit ihren verschiedenen Instanzen, die in hohem Maße gegeneinander abgeschottet sind. Ich bevorzuge die Konzeption des Gedächtnisses, wie sie in Abb. 2 dargestellt wird. Es gibt hier nur eine Gedächtnisinstanz, die sich aus einem ständig weiter gesponnenen ›Gedächtnisfaden‹ ergibt. Alle Ereignisse, innere oder äußere, jede Wahrnehmung, beispielsweise die Wahrnehmung »ach, das ist ja hier ein Buch«, die Wahrnehmung »ich führe gerade eine Teetasse zum Mund« (also Wahrnehmung einer Aktion) oder »ich versuche mich an die Telefonnummer von Gerd zu erinnern« werden protokolliert und niedergelegt im Gedächtnis. Dort verfallen sie gewöhnlich sehr schnell, wenn sie nicht verstärkt werden.

Verstärkt werden können solche Ereignisse durch zwei verschiedene Mechanismen. Einmal kann es sich ergeben, daß eine bestimmte Sequenz zu einer Befriedigung eines Bedürfnisses führt. Dies bedeutet eine retrograde Verstärkung der Spuren, die im Gedächtnis noch von den vorausgegangenen Ereignissen vorhanden sind. In der Psychologie heißt diese Art der Verstärkung gewöhnlich ›operantes Konditionieren‹. Zum zweiten können diese Gedächtnisspuren durch Selbstbetrachtung verstärkt werden, dadurch, daß man sie ›bespricht‹. Baddeley (1996, Seite 52 ff.) nennt diesen Mechanismus *Phonologische Schleife*.

Diese phonologische Schleife besteht darin, daß man die Inhalte der Gedächtnisspur eines Protokollgedächtnisses ›versprachlicht‹. Dies kann in der Form von Urteilen geschehen, also einfach in der Weise, daß man beiläufig feststellt, »ach, jetzt habe ich gerade Tee getrunken, und dann habe ich mir Marmelade aufs Brötchen geschmiert«. Interessanter sind aber diejenigen Formen der Versprachlichung, die in einer Art von Selbstbefragung bestehen. »Warum habe ich morgens immer Appetit auf Marmelade und nicht auf Käse oder Wurst?« – »Warum trinke ich morgens Kaffee, den ganzen Tag über aber viel lieber Tee?«

Es kann bei den Fragen bleiben, aber oft genug kann die Frage der Ausgangspunkt weiterer Überlegungen sein. Man sucht nach den Bedingungen für das morgendliche Kaffeetrinken oder den morgendlichen Appetit auf Marmelade. Und damit sind wir dann schon bei der Selbstbetrachtung und der Selbstanalyse. Sie hängt also an der nachträglichen Verbalisierung der ›Spuren im Protokollgedächtnis‹.

Wie das? Ich spreche zu mir selbst: »Gerade habe ich Marmelade auf das Brötchen geschmiert!« Diese Verbalisierung setzt zunächst einmal voraus, daß ich in der Lage bin (besser: daß irgend etwas in meinem Gehirn dazu in der Lage ist), eine Folge von Ereignissen, die in einem Protokollgedächtnis gespeichert sind, in einen Satz oder eine Folge von Sätzen umzuwandeln. Nehmen wir einmal an, es gäbe einen solchen Prozeß, einen »Sinn-Verbalisierungsprozeß« (der mit dem Broca-Zentrum im linken präfrontalen Cortex zusammenhängen sollte), nennen wir ihn kurz SIV, und machen wir uns über seine innere Struktur keine weiteren Gedanken – zumindest nicht hier. Aus der Verbalisierung kann wieder die Vorstellung einer Ereignisfolge werden (hier brauchen wir auch wieder einen Mechanismus, der aus Sätzen kognitive Schemata und Vorstellungen macht; nennen wir ihn SEM (Sinn-Erzeugungs-Mechanismus), was hübsch zu ›Semantik‹ alliteriert, und machen wir uns gleichfalls über seine innere Struktur an dieser Stelle keine weiteren Gedanken). Aufgrund von SEM sehe ich den Löffel, der in das Marmeladenglas taucht, die Marmelade auf die Brötchenhälfte beför-

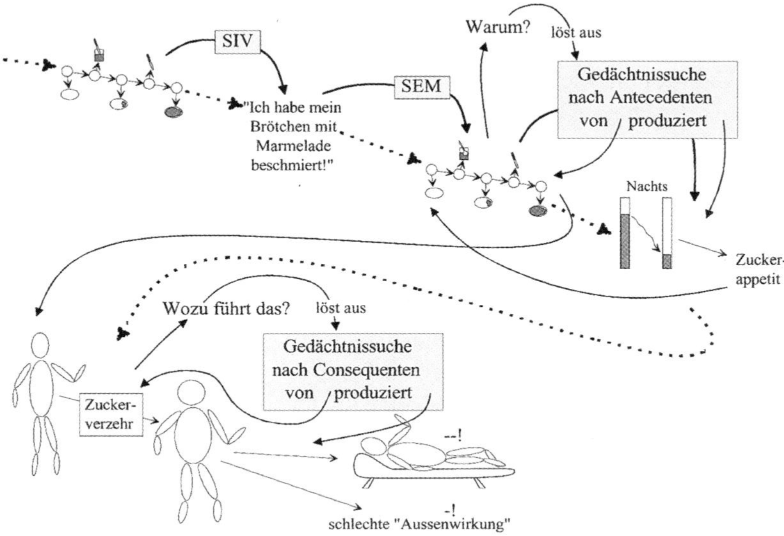


Abb. 2: Das bewußte Marmeladen-Frühstück. Nähere Erläuterung im Text.

dert, und ich sehe das Messer, welches die Marmelade gleichmäßig verteilt.

Das ist eine neue Gedächtnisspur (die mit der alten, nämlich mit dem tatsächlichen Brötchenschmieren gar nicht genau übereinstimmen muß; vielleicht habe ich die Marmelade gar nicht, wie sich das gehört, mit dem Löffel aus dem Glas geholt, sondern mit dem butterbeschmierten Messer. Und vielleicht bleibt die neue, normkonformere Vorstellung nunmehr viel stärker in meinem Gedächtnis haften als die alte, und ich wehre die Vorwürfe meiner Frau, »du hast ja die Marmelade völlig verschmuddelt mit deinem Buttermesser!«, empört ab. »Ich doch nicht!«).

An die Verbalisierung kann sich die Frage anschließen: »Warum denn überhaupt Marmelade? Warum nicht Käse oder Wurst auf das Frühstücksbrötchen?« Diese Frage kann nun ihrerseits einen Denkprozeß auslösen. ›Warum‹ betrifft gewöhnlich die kausalen Beziehungen. Wir wollen annehmen, daß eine Warum-Frage einen Gedächtnissuchprozeß auslöst, der nach den Antecedenten für das befragte Ereignis, nämlich für »Marmelade-auf-das-Brötchen«, fragt. »Was führt dazu, daß ich morgens Marmelade als Brotbelag vorziehe, zu anderen Tageszeiten aber eher Käse oder Wurst?«

Dieser Suchprozeß kann selbst verschiedene Formen annehmen. Man fragt sich zunächst, ob es unmittelbare Antecedenten für »Marmelade-auf-das-Brötchen« gibt. Erzwingt irgend etwas diesen Vorgang? Nein, eigentlich nicht! – Was aber ist Marmelade? Ziemlich süß! Also viel Zucker! – Diese Klassifikation der Marmelade führt zu einer Umformulierung der Frage: Warum morgens ein Bedürfnis nach Zucker? Und das führt (über die Erinnerung an halbvergessene Physiologievorlesungen) zu folgendem Erklärungsversuch: Gibt es vielleicht nachts eine Zuckerunterversorgung des Körpers, die dann mit dem Frühstück (bzw. durch die Erzeugung eines entsprechenden frühstücksspezifischen Appetits) wieder aufgehoben wird? Könnte doch sein!?

Die Erinnerung an Zucker und an die Ernährungsphysiologie kann weiter führen. »Zucker macht dick!« fällt mir ein. Das ist eine Antwort auf die Frage: »Wozu führt Zuckerkonsum?« Und außerdem sieht man dick nicht so besonders gut aus! (Das ist eine weitere Antwort auf die gleiche Frage.) Zwei negativ bewertete Folgen des Marmeladenkonsums werden erwartet. Diese Negativerwartungen können (sofort oder in Zukunft) zu einer Vermeidungsreaktion führen: »In Zukunft keine Marmelade mehr zum Frühstück! Bezwinge deine Zuckerimpulse so wie John Maynard seine Impulse, Rauch und Hitze zu vermeiden, bezwang!« – Und das geht dann auch mehr oder minder gut. (Vermeidungsreaktionen, also die Unterlassung von Aktionen, die zu Bedürfniszuständen führen, sind ganz normal; man kann sie wohl bei allen höheren Tieren beobachten. Das Besondere an der ›Marmeladenvermeidung‹ ist, daß sie nicht durch einen gewöhnlichen Lernprozeß zustande kam, der voraussetzen würde, daß der zu vermeidende, unangenehme Zustand tatsächlich eintritt, sondern durch Selbstreflexion, durch die Betrachtung der Ursachen und Folgen des eigenen Handelns, also durch ›Einsicht‹.)

Es kann aber auch ganz anders ausgehen. Vielleicht sagt der ›Zuckerimpuls‹: »Zucker ist ein wertvoller Energielieferant! Und er liefert Energie *schnell*! Energie aber brauchst du für die Vorlesung um $8^{00}$ Uhr. Also nimm ruhig die Marmelade. Das bißchen Übergewicht ...!« Und so kann sich eine mehr oder minder lang andauernde Diskussion mit mir selbst ergeben, die so oder so ausgeht. (Ich habe anderenorts eine solche Diskussion mit sich selbst als eine Form der Selbstreflexion genau geschildert [siehe Dörner, 1999, S. 756 ff.] und verzichte deshalb [und auch aus Platzgründen] hier auf eine genaue Darstellung.)

Man muß sich nun natürlich fragen, wie es kommt, daß ausgerechnet der Marmeladenklecks auf dem Brötchen den gesamten Prozeß auslöste. Warum wurde nicht die vorher auf das Brötchen verbrachte Butter ›hinterfragt‹? Warum nicht das Brötchen? Nun, wahrscheinlich war der Marmeladenklecks der Auslöser für den anschließenden Prozeß, weil er einen Widerspruch darstellte zu dem Käse auf der Baguette-Scheibe beim

Abendessen gestern. Eine Baguette-Scheibe sieht so ähnlich aus wie ein Brötchen, und die entsprechende Erinnerung macht mich mir selbst ein wenig zu einem Rätsel. Wieso manchmal Käse, manchmal Marmelade? – Unbestimmtheit aber muß vermindert, Rätsel müssen gelöst werden, besonders wenn sie die eigene Person betreffen. »Bist du nun ein Käse- oder ein Marmeladenliebhaber?« – Das ›Warum?‹ hatte also seine Gründe. Selbstreflexion, die zu einer Verhaltensänderung führen kann, taucht nicht einfach nur so auf, sondern ist motiviert.

Wichtig ist nun noch folgendes: Der gesamte Prozeß der Erzeugung einer Marmeladenfrühstückverweigerungsreaktion ist ja selbst in seinem Ablauf im Protokollgedächtnis festgehalten, und die gesamte Betrachtung der Ursachen und Folgen des Verzehrs von Marmelade zum Frühstück kann selbst zu einem Objekt einer Betrachtung höherer Ordnung gemacht werden. Eine Betrachtung des Protokolls, welches in der Abb. 2 dargestellt wurde, würde zutage fördern, daß die gesamte Reflexion des Marmeladeessens aus einer Reihe von Fragen bestand. Eingeleitet wurde er durch eine ›Warum-Frage‹. Als diese keine Antwort erbrachte, kam als nächstes eine ›Was-ist-Frage‹, also eine analytische Frage nach den Bestandteilen der Marmelade. (Diese ist in Abb. 2 nicht dargestellt.) Für das Ergebnis (›Zucker!‹) wurde die ›Warum-Frage‹ erneut gestellt, führte zu einer Antwort und zu einer ›Wozu-Frage‹. –

Dieser gesamte Ablauf kann genauso befragt werden wie das Marmeladenfrühstück. Warum zuerst eine ›Warum-Frage‹? Warum eine ›Was-ist-Frage‹, als die ›Warum-Frage‹ keine Antwort erbringt? Wieso taucht eine Folgenassoziation (›Wozu-führt-Frage‹) nach der Beantwortung der ›Warum-Frage‹ auf? Durch die Beantwortung dieser Fragen gewinnt man Einblick in die Struktur des eigenen Denkens. Und genauso, wie man aufgrund der antizipierten negativen Folgen in Zukunft den Verzehr von Marmelade einstellen kann, kann man in Zukunft eine bestimmte Denkstruktur (als Sequenz von Selbstbefragungen) vermeiden, also sein Denken verändern.

Und so könnte es weitergehen. Auch das Protokoll der Betrachtung der Betrachtung des Marmeladenfrühstücks könnte man wieder zum Objekt der Betrachtung machen; eine infinite Schachtelung von *Systemen* würde sich daraus keineswegs ergeben, vielmehr bezieht sich das gleiche System von Befragungen und Assoziationen immer auf das gleiche Objekt, nämlich auf das Protokollgedächtnis.

So also ist Bewußtsein möglich. Beantwortet nun diese Konzeption von Bewußtsein Metzingers Fragen oder zumindest einige davon? Ich glaube, daß das der Fall ist, und möchte daher zum Abschluß auf diese Fragen zurückkommen:

- *Ist Bewußtheit Merkmal eines Objektes oder eine Systemeigenschaft?* Natürlich ist Bewußtheit, so wie wir sie hier konzipiert haben, keine Eigenschaft eines Objektes, sondern die Fähigkeit eines Systems, die eigenen inneren Prozesse in vielgestaltiger Weise zum Objekt der Betrachtung zu machen und zu manipulieren. ›Bewußtseinsneuronen‹ wird man kaum finden, vielleicht aber spezifische Muster (im präfrontalen Cortex?), die auf die Protokollanalyse hinweisen?
- *In welchem Medium findet Bewußtsein statt?* Bewußtsein, so wie wir es hier betrachtet haben, kann in einem Medium stattfinden, das allein aus Neuronen besteht. Ganz im einzelnen läßt sich das hier aus Platzgründen nicht zeigen. Ich habe aber an anderer Stelle dargelegt, wie ein Protokollgedächtnis rein neuronal möglich ist, wie eine Gedächtnissuche (die zum Beispiel durch eine ›Warum-Frage‹ ausgelöst wird) ›rein neuronal‹ möglich ist, wie die SIV- und SEM-Mechanismen ›rein neuronal‹ möglich sind (siehe Dörner, 1999, S. 620 ff.).
- Wie kommt es zu der epistemischen Asymmetrie? Natürlich dadurch, daß ein anderer all die Protokollanalysen, die wir beschrieben haben, nicht starten kann. Das kann nur ich selbst. – Im übrigen meine ich, daß es zwar keine untrüglichen Beweise, wohl aber Indizien dafür gibt, um zu entscheiden, ob jemand bei Bewußtsein ist oder nicht. Solche Indizien sind:
  - *Nachverarbeitung*: Bei einem Gespräch merke ich, daß jemand plötzlich nicht ganz bei der Sache ist, die Augen abwendet, die Stirn runzelt, dann plötzlich lächelt; dies ist ein starkes Indiz für ein Nachdenken über das Gespräch.
  - *Selbstkontrolle*: Vermeidung von Wiederholungen beim Denken und Handeln. Wenn man das Protokoll des Handlungsganges ab und zu kritisch Revue passieren läßt, wird man Wiederholungen der gleichen erfolglosen Handlungen vermeiden.
  - *Sensibilität für Mißerfolge*: Wenn jemand seine Denk- und Handlungsstrategien nach Mißerfolgen ändert, so ist das ein Indiz für die Selbstwahrnehmung der eigenen Strategie. (Siehe hierzu zum Beispiel das Reither-Experiment, Dörner, 1983, S. 132 ff.) Eine *totale* epistemische Asymmetrie (welche die »Zombie-Annahme« – mein Gegenüber ist vielleicht, obwohl er sich genauso verhält wie ich, ein bewußtloser Zombie – rechtfertigen würde) gibt es also wohl kaum.
- *Wie verändert Bewußtsein unsere Weltsicht, unseren Blick auf die Objekte und die Geschehnisse der Welt?* Nun, das haben wir mit dem ›Marmeladenfrühstück‹ ausgiebig gezeigt.
- *Wie kommt es durch Selbstreflexivität zur Ich-Konstitution?* Eine Unterscheidung von ›Ich‹ und ›Nicht-Ich‹ ist einem sich selbst reflek-

tierenden System dadurch möglich (und liegt ihm nahe!), daß bestimmte Geschehnisse eigene motorische Impulse als Bestandteile der Protokollkette enthalten, andere nicht. *Ich* habe das Brötchen mit Marmelade belegt, weil sich zwischen dem einen Zustand des Brötchens und dem nächstfolgenden eine motorische Aktion, das Hantieren mit dem Messer, einschiebt, die (mindestens als kinästhetischer Input, als Meldung von den Muskel- und Gelenkrezeptoren) im Protokollgedächtnis gespeichert ist. Bei Geschehnissen, die ohne mein Zutun ablaufen, ist das nicht der Fall. Diese im Protokoll sichtbaren Unterschiede können sprachlich unterschiedlich codiert werden, nämlich einmal mit »Ich habe das getan!« und zum anderen mit »es geschieht!«. Die Entstehung des ›Ich‹ ist ein einfacher Prozeß des Zuordnungslernens, der gänzlich vergleichbar ist mit dem Erlernen der Belegung des einen Objektes mit dem Wort ›Baum‹, des anderen Objektes mit dem Wort ›Busch‹.

Indem ein System die Ich-Bestandteile seines Protokollgedächtnisses befragt, also Warum- oder Wozu- oder Was-ist-Fragen stellt, kann es zu Kenntnissen über sich selbst kommen, also sich selbst die Frage beantworten: »Wer bin ich?« (»Ich bin der, der immer so voreilig reagiert!«) Dadurch kann ein System ein Ich-Gefühl erwerben. Es kann sich dadurch dann auch schuldig fühlen oder verantwortungsvoll oder verantwortungslos ... Denn es kann ja aus seiner Protokollbetrachtung auch ableiten, wann es bewußt gehandelt (also über sein Handeln nachgedacht) hat und wann nicht und daß es nicht genügend nachgedacht hat.

*Wie kann eine ›mentale Verursachung‹ der Fall sein?* Mit dem Marmeladenfrühstück haben wir den Unterschied zwischen John Maynard eins und John Maynard zwei deutlich zu machen versucht. Bei John Maynard eins (dem Fontaneschen) ist der Prozeß der Rekapitulation, der Bedingungs- und Folgeanalysen abgelaufen, bei John Maynard zwei nicht. Und das ist der Unterschied zwischen dem Helden und dem bedauernswerten Opfer. Eine ›mentale Verursachung‹ einer Aktion ist dann der Fall, wenn die Aktionssequenz durch Selbstreflexion konstruiert wurde, so wie wir es für die Marmeladeverweigerung im einzelnen gezeigt haben.

Die Konzeption von ›Bewußtsein‹, die ich in diesem Artikel vertrete, bedeutet eine Schachtelung von Determinationen. Bewußtsein bedeutet einfach, daß die jeweiligen Handlungsimpulse noch einmal überdacht, kognitiv ›durchgeknetet‹ werden, ehe sie tatsächlich zu Handlungen werden. Und gewöhnlich werden die Handlungsimpulse dabei verändert und sind nicht mehr die gleichen wie vorher. Sie verkehren sich unter Umständen sogar ins Gegenteil; aus dem Wunsch, Marmelade zu essen, wird der Wunsch, keine Marmelade zu essen. Bewußtsein – so betrachtet – beinhaltet die Fähigkeit zur Re-Determination. Ein Bruch aber der Kausalgesetze liegt in dieser Konzeption von Bewußtsein keineswegs. Denn natürlich ist der kognitive Prozeß, der zu einer Re-Determination des Verhaltens führt, selbst wieder vollkommen determiniert. In gewisser Weise ist das aber doch eine andere Form der Determination als jene, die wir üblicherweise betrachten. Gewöhnlich haben wir *einstufig* determinierte Systeme im Auge, wenn wir von Determiniertheit reden, also solche Systeme, die keineswegs die Fähigkeit zur Re-Determination haben. Eine gewöhnliche Maschine, zum Beispiel ein Auto, reagiert auf einen Druck auf das Gaspedal, indem es beschleunigt. Das Auto ist keineswegs in der Lage, darüber nachzudenken, ob es das nun tatsächlich tun sollte oder lieber doch nicht. Das liegt natürlich zum einen daran, daß das Auto keine eigenen Motive hat, also auch keine eigenständigen Ziele verfolgt. Selbst aber wenn es die hätte, müßte es noch zusätzlich die Fähigkeit zur Protokollbetrachtung und zur Berechnung der möglichen Folgen von Ereignissen haben und die – allerdings motivgebundene – Fähigkeit zur Beurteilung der Folgen, um zur Re-Determination des eigenen Verhaltens fähig zu sein. (Ein solches Auto würde einem natürlich im Betrieb einige Schwierigkeiten machen!)

Manchem liegt nun an dieser Stelle die Anmerkung nahe: »Wenn das also der ›freie Wille‹ sein soll, dann ist er aber, weil ja vollkommen determiniert, doch nicht frei. Es ist ja eben dann doch alles determiniert, und es kommt auf das, was ich tue, nicht an!« Darauf kann man antworten: »Ja, das mit der Determiniertheit stimmt. Aber daraus folgt nun nichts mehr!« Vor allem folgt daraus nicht, daß es bei vollständiger Determiniertheit »gar nicht darauf ankommt«. Das Konzept der geschichteten Determinismen, wie es hier vorgestellt wurde, enthält keineswegs den Fatalismus als Handlungsaufforderung, sondern impliziert geradezu die Aufforderung zur Selbstgestaltung und zum Überdenken des eigenen Tuns.

## *Literaturhinweise*

Baddeley, A. D.: Human memory – Theory and practice. Revised Edition. Hove 1996.

Crick, F.: Was die Seele wirklich ist. Reinbek 1994.

Dörner, D.: Problemlösen als Informationsverarbeitung. Stuttgart 1976.

Dörner, D.: Bauplan für eine Seele. Reinbek 1999.

Dreistadt, R.: The use of analogies and incubation in obtaining insights in creative problem solving. Journal of Psychology 71: 158-175 (1969).

Duncker, K.: Zur Psychologie des produktiven Denkens. Berlin 1935 (Neudruck 1963).

Herrmann, Th.: Willensfreiheit – eine nützliche Fiktion? In: Freiheit des Entscheidens und Handelns. Ein Problem der nomologischen Psychologie. (Hrsgg.) Cranach, M. von und Foppa, K. Frankfurt a. M. 1996, S. 56-69.

Johnson-Laird, P. N.: Freedom and constraint in creativity. In: The Nature of Creativity. (Ed.) Sternberg, R. J. New York 1988.

Klix, F.: Information und Verhalten. Bern 1971.

Libet, B.: Unconscious cerebral initiative and the role of conscious will in voluntary action. Behavioral and Brain Sciences 8: 529-566 (1985).

Lindsay, P. H. and Norman, D. A.: An introduction to psychology. New York 1972.

Lucas, J. R.: Mind, Machines and Gödel. In: Minds and Machines. (Ed.) Anderson, A. R. Englewood Cliffs, N.J. 1964.

Metzinger, Th. (Ed.): Conscious experience. Paderborn 1995.

Metzinger, Th.: The problem of consciousness. In: Conscious experience. (Ed.) Metzinger Th. Paderborn 1995, pp. 3-40.

Norman, D. A. and Shallice, T.: Attention to action – Willed and automatic control of behaviour. In: Consciousness and self-regulation. (Eds.) Davidson, R. J., Schwartz, D. E. and Shapiro, D. New York 1985, pp. 172-184.

Penrose, R.: Shadows of the mind. Oxford 1994.

Rosenthal, D. M.: Multiple drafts and facts of the matter. In: Conscious experience. (Ed.) Metzinger, Th. Paderborn 1995. pp. 359-372.

# Die Evolution von Geist und Bewußtsein

von

Gerhard Roth

## *Einleitung*

Die moderne Neurobiologie geht inzwischen mehrheitlich davon aus, daß Geist und Bewußtsein untrennbar an Prozesse des Gehirns gebunden sind und sich zusammen mit dessen Evolution bei Mensch und Tier entwickelt haben. Bei der Frage nach der Evolution der Gehirne besteht jedoch die grundsätzliche Schwierigkeit, daß Hirngewebe nicht fossilisiert (›versteinert‹). Daher muß man die Hirnevolution aus dem Vergleich von Gehirnen heute lebender Tiere auf der Grundlage verläßlicher Stammbäume rekonstruieren. Dies ist auf der Grundlage der von Willi Hennig in den sechziger Jahren entwickelten und inzwischen ausgereiften phyletischen Methode unter günstigen Bedingungen durchaus möglich. In entsprechender Weise kann man auf der Grundlage bekannter Verwandtschaftsverhältnisse aus den Fähigkeiten heute lebender Tiere die Evolution von Geist, Bewußtsein und Kognition erschließen. Beides zusammen ergibt – so ist zu hoffen – eine Antwort auf die Frage, ob und in welcher Weise sich die ›Evolution des Geistes‹ mit der Evolution der Gehirne der Landwirbeltiere, also von Amphibien, Reptilien, Vögeln und Säugern (und auf diese werde ich mich hier beschränken) in Bezug setzen läßt.

Um dies zu erreichen, müssen wir zuerst kurz definieren, was wir beim Menschen unter Geist und Bewußtsein verstehen und wie diese Zustände mit Gehirnstrukturen und -prozessen zusammenhängen. Dann müssen wir auf der Grundlage heute akzeptierter Stammbäume feststellen, ob und in welchem Maße geistige, das heißt von Bewußtsein begleitete Leistungen sich bei Tieren finden, mit denen wir in einem bekannten Verwandtschaftsverhältnis stehen. Schließlich müssen wir fragen, ob und in welchem Maße Ähnlichkeiten oder Verschiedenheiten in Bewußtseinszuständen innerhalb dieser Verwandtschaftsbeziehungen mit Ähnlichkeiten oder Verschiedenheiten von Gehirnstrukturen und -funktionen übereinstimmen.

### *Kurze Definition von Geist und Bewußtsein*

Der Begriff ›Geist‹ hat eine überaus komplexe Begriffsgeschichte, die im vorliegenden Zusammenhang mehrheitlich nicht von Bedeutung ist. Im Folgenden setze ich Geist und Bewußtsein gleich und lasse die Frage, ob es sinnvoll ist, von unbewußten geistigen Zuständen zu sprechen, unberücksichtigt. Bewußtsein und Geist umfassen all diejenigen Zustände, die von einem Individuum erlebt werden können. Bewußtsein tritt in einer Vielzahl unterschiedlicher Zustände auf. Die allgemeinste Form von Bewußtsein ist Wachheit oder Vigilanz. Wachheit ist meist mit konkreten Inhalten verbunden. Diese können sein:

1. Sinneswahrnehmungen von Vorgängen in der Umwelt und im eigenen Körper.
2. Mentale Zustände und Tätigkeiten wie Denken, Vorstellen und Erinnern.
3. Emotionen, Affekte, Bedürfniszustände.
4. Erleben der eigenen Identität und Kontinuität.
5. Meinigkeit des eigenen Körpers.
6. Autorenschaft und Kontrolle der eigenen Handlungen und mentalen Akte.
7. Verortung des Selbst und des Körpers in Raum und Zeit.
8. Realitätscharakter von Erlebtem und Unterscheidung zwischen Realität und Vorstellung.

Einige dieser Zustände, und zwar die unter 4 bis 8 genannten, bilden zusammen mit allgemeiner Wachheit eine Art Hintergrundbewußtsein, vor dem die unter 1 bis 3 genannten spezielleren Bewußtseinszustände mit wechselnden Inhalten und Intensitäten und in wechselnder Kombination auftreten. Aufmerksamkeit ist eine Steigerung konkreter Bewußtseinszustände, die mit erhöhten und gleichzeitig räumlich, zeitlich und inhaltlich eingeschränkten (fokussierten) Sinnesleistungen oder mentalen Zuständen (›Konzentration‹) einhergeht. Eine besondere Rolle beim Bewußtsein spielt das Arbeitsgedächtnis. Es hält für wenige Sekunden einen bestimmten Teil der Wahrnehmungen und der damit verbundenen Gedächtnisinhalte und Vorstellungen im Bewußtsein fest und konstituiert so den charakteristischen ›Strom des Bewußtseins‹.

### *Biologische Verwandtschaftsverhältnisse des Menschen.*

Taxonomisch und biologisch sind wir Wirbeltiere (Vertebraten) und genauer Säugetiere (Mammalier). Innerhalb der Säugetiere gehören wir zur Ordnung der Primaten (Halbaffen und Affen), und innerhalb der Prima-

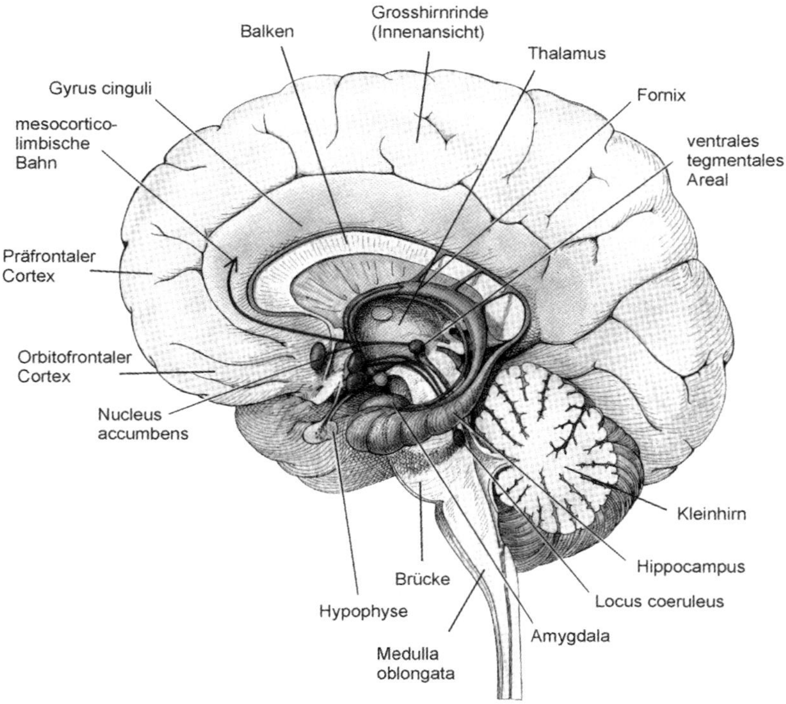


Abb. 1: Längsschnitt durch das menschliche Gehirn. Es zeigt die zur Gehirnmitte hin liegenden Teile der Großhirnrinde (siehe auch Abb. 2) mit den wichtigsten limbischen Zentren. Weitere Erläuterungen im Text. Aus Spektrum der Wissenschaft (1994), verändert.

ten gehören wir zu den Altweltaffen (Catarrhini). Innerhalb der Catarrhini sind wir Mitglieder der Familie Hominidae (›Menschenaffen‹), welche Gibbon, Orang-Utan, Gorilla, Schimpanse und Mensch umfaßt (manche Taxonomen fassen diese Gruppen zur Überfamilie Hominoidea zusammen). Innerhalb der Hominidae/Hominoidea sind Menschen und Schimpansen (*Pan troglodytes*) bzw. Bonobos (*Pan paniscus*) enger verwandt als die Schimpansen mit den Gorillas. Wir bilden also zusammen mit den Schimpansen eine natürliche Verwandtschaftseinheit. Die frühesten Primaten entstanden vor mindestens 65 Millionen Jahren, die Trennung von Altwelt- und Neuweltaffen erfolgte vor ungefähr 40, die zwischen Altwelt-Kleinaffen (Cercopithecidae) und -Großaffen vor ungefähr 30 Millionen Jahren. Innerhalb der Hominidae spalteten sich die Gibbons vor ca. 19-17, die Orang-Utans vor 16 und die Gorillas vor 9-7

Millionen Jahren ab. Menschen und Schimpansen trennten sich vor 6.7-6.2 Millionen Jahren. Wenn man bedenkt, daß es seit 65 Millionen Jahren Primaten gibt, dann handelt es sich bei der Aufspaltung von Schimpansen und Menschen um ein relativ kurz zurückliegendes Ereignis.

### *Neurobiologische Grundlagen des Bewußtseins beim Menschen*

Es gibt kein einzelnes, klar abgrenzbares Hirnzentrum für Bewußtsein. Vielmehr entstehen die unterschiedlichen Formen von Bewußtsein durch eine sehr spezifische Interaktion von verschiedenen Zentren im ganzen Gehirn. Alle Arten von Bewußtsein sind zwar an die Aktivität der sogenannten assoziativen Großhirnrinde (Neocortex oder besser Isocortex genannt, im folgenden meist einfach als ›Cortex‹ bezeichnet) gebunden; jedoch ist der assoziative Cortex nicht der alleinige ›Produzent‹ von Bewußtsein. Vielmehr sind subcorticale Teile des Gehirns, deren Aktivität selbst niemals von Bewußtsein begleitet ist, wesentlich an der Entstehung von Bewußtsein beteiligt (siehe Abb. 1).

Dies gilt vor allem für die retikuläre Formation, denn ihre Zerstörung führt zu einem generellen Verlust des Bewußtseins, das heißt zum Koma. Die retikuläre Formation besteht aus drei langgestreckten Kerngebieten, einem medianen, also an der Mittellinie liegenden, einem medialen und einem lateralen Kerngebiet, die vom vorderen Mittelhirn durch die Brücke zur Medulla oblongata und zum vorderen Rückenmark ziehen.

Die mediale retikuläre Formation erhält Eingänge von allen Sinnesmodalitäten und vom Kleinhirn. Sie bildet das ›aufsteigende aktivierende retikuläre System‹. Dieses System projiziert direkt oder indirekt zu Umschaltstationen im Zwischenhirn, den sogenannten intralaminaren thalamischen Kernen, die ihrerseits zum Striatum und zur assoziativen Großhirnrinde projizieren. Die Funktion der medialen retikulären Formation ist die Kontrolle des Schlaf-Wach-Rhythmus und des generellen corticalen Aktivitätszustandes.

Die mediane retikuläre Formation wird durch die Raphe-Kerne gebildet. Von diesen sendet der dorsale Raphe-Kern serotonerge Fasern (also solche, die den Botenstoff Serotonin transportieren) zu allen Gebieten des limbischen Systems, die mit kognitiven Funktionen zu tun haben, das heißt zu Hippocampus, Amygdala, basalem Vorderhirn, limbischen thalamischen Kernen, dem cingulärer und entorhinalen Cortex sowie dem frontalen, parietalen und temporalen Cortex (siehe unten).

Die laterale retikuläre Formation enthält den noradrenergen, das heißt den Botenstoff Noradrenalin produzierenden Locus coeruleus, der ebenfalls zu allen limbischen Bereichen projiziert, die mit kognitiven Funktionen zu tun haben. Die Funktion des Locus coeruleus hat offenbar mit der Kontrolle von Aufmerksamkeit und mit der ›Überwachung‹ äußerer und innerer Ereignisse zu tun. Seine Projektionen, insbesondere zum Stirnhirn (präfrontaler Cortex, siehe unten), können Informationen über die Bedeutung komplexer sensorischer Ereignisse und Situationen übertragen. Während das aufsteigende System der medialen retikulären Formation und der Locus coeruleus eine eher aktivierende Funktion haben, scheint der dorsale Raphe-Kern eine dämpfende Wirkung zu haben. In Kombination könnte dies zu einer starken Fokussierung von Erlebniszuständen führen.

Weitere wichtige Gehirnzentren für die allgemeine Kontrolle des Bewußtseins sind die ›limbischen‹ intralaminaren Kerne des Thalamus. Sie erhalten Eingänge vom gesamten Cortex und projizieren mit einer gewissen Topographie dorthin zurück, vor allem zum präfrontalen Cortex. Zusätzlich sind sie mit dem gesamten übrigen limbischen System verbunden, vor allem mit den Basalganglien (siehe unten). Ihre Zerstörung führt zu starken Bewußtseinseinschränkungen.

Die Anteile des limbischen Systems tragen in spezifischerer Weise als die zuvor genannten Hirnteile zu den verschiedenen Bewußtseinszuständen bei. Das cholinerge basale Vorderhirn hat mit der Kontrolle der Aufmerksamkeit zu tun. Der Nucleus accumbens (ventrales Striatum) und das dopaminproduzierende ventrale tegmentale Areal sind mit der Bildung positiv eingefärbter Gedächtnisinhalte, mit Belohnung und Lust und – offenbar in diesem Kontext – ebenfalls mit Aufmerksamkeit gegenüber neuen Geschehnissen befaßt. Die Amygdala (Mandelkern) hat vor allem mit der Bildung negativ eingefärbter Gedächtnisinhalte zu tun, speziell mit der Ausbildung von Angst und Furcht, aber auch mit Aufmerksamkeit. Die Hippocampus-Formation und die umliegende Hirnrinde (parahippocampaler, perirhinaler und entorhinaler Cortex) sind wichtig für die Organisation des bewußtseinsfähigen deklarativen Gedächtnisses, insbesondere was kontexthaftes, episodisches Gedächtnis betrifft. Die Basalganglien (Putamen, Nucleus caudatus, Globus pallidus, Nucleus subthalamicus und Substantia nigra) sind eng verbunden mit dem präfrontalen, frontal-motorischen und parietalen Cortex. Sie haben zu tun mit unbewußter Handlungsplanung und Kontrolle von Willkürhandlungen und werden dabei von den genannten limbischen Zentren (vor allem Nucleus accumbens und Amygdala) beeinflußt.

All diese subcorticalen Gehirnzentren tragen ganz wesentlich zu den verschiedenen Erscheinungsformen des Bewußtseins bei, während die Vorgänge in ihnen selbst völlig unbewußt bleiben. Entsprechend führen Verletzungen in diesen Bereichen entweder zu völliger Bewußtlosigkeit oder zu schweren Beeinträchtigungen bewußter kognitiver und emotionaler Funktionen, beispielsweise zur Unfähigkeit, die Konsequenzen des eigenen Handels festzustellen, zu Aufmerksamkeitsstörungen, zum Verlust des deklarativen Gedächtnisses usw. Typischerweise sind die Patienten sich dieser Defizite nicht bewußt. In gleicher Weise sind wir uns der Vorgänge in den primären und sekundären sensorischen und motorischen Cortexarealen nicht bewußt, sondern nur derjenigen Prozesse, die in assoziativen Cortexgebieten ablaufen, und diese Prozesse nehmen wir auch nur unter bestimmten Bedingungen bewußt wahr.

Der assoziative Cortex umfaßt das Stirnhirn (frontaler und präfrontaler Cortex) und Teile des Schläfenlappens (temporaler Cortex) und des Scheitellappens (parietaler Cortex) (Abb. 2). Der linke parietale Assoziationscortex hat mit symbolisch-analytischen Leistungen zu tun, der rechte ist befaßt mit realer und vorgestellter räumlicher Orientierung. Der obere und mittlere Schläfenlappen umfaßt komplexe auditorische Wahrnehmung einschließlich des (meist linksseitigen) Wernicke-Sprachzentrums, das für das Erfassen von Wort- und Sprachbedeutung sowie die Produktion bedeutungshafter Sprache zuständig ist. Der untere Schläfenlappen ist wichtig für die komplexe visuelle Informationsverarbeitung, z. B. das Erfassen der Bedeutung und korrekten Interpretation von Objekten, Gesichtern, Szenen usw.

Der präfrontale Cortex wird eingeteilt in einen oberen, dorsolateralen, und einen unteren, über den Augen sitzenden, orbitofrontalen Teil. Der dorsolaterale präfrontale Cortex ist Sitz des Arbeitsgedächtnisses und hat zu tun mit Aufmerksamkeit und selektiver Kontrolle von sensorischer Erfahrung, Handlungsplanung, der zeitlichen Codierung von Ereignissen und Spontaneität des Verhaltens. Er ist vornehmlich ausgerichtet auf Ereignisse in der Außenwelt und deren Relevanz für das eigene Tun. Der orbitofrontale präfrontale Cortex hat demgegenüber zu tun mit inneren Abläufen, beispielsweise ethischem Verhalten, Einschätzung der Konsequenzen eigenen Verhaltens, Gefühlsleben und emotionaler Kontrolle des Verhaltens.

Der assoziative Cortex trägt mit den genannten Funktionen zur großen inhaltlichen Vielfalt der Bewußtseinszustände bei. Er tut dies unter dem starken Einfluß der unbewußt arbeitenden primären und sekundären sensorischen und motorischen Cortexareale sowie der zuvor erwähnten subcorticalen Zentren des Gehirns.

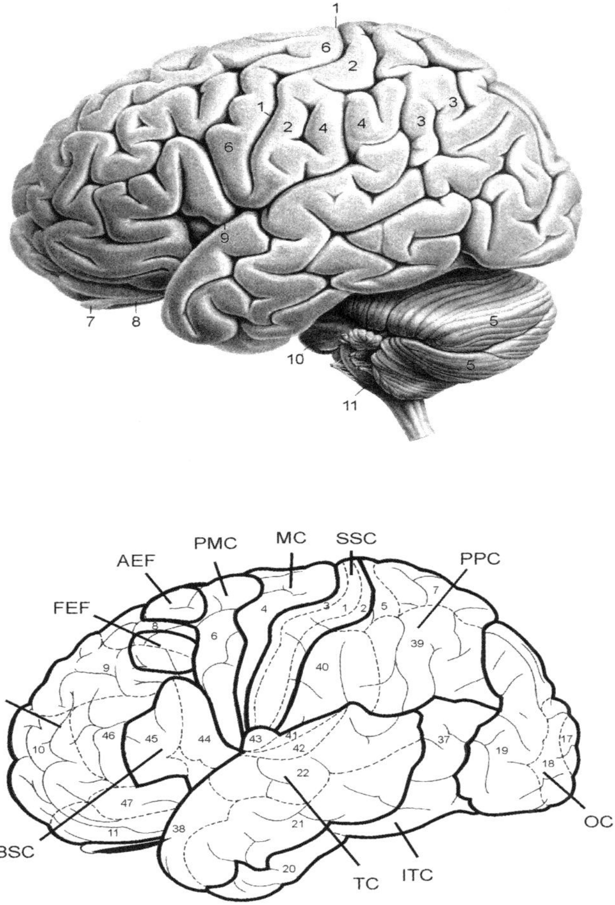


Abb. 2: oben: Seitenansicht des menschlichen Gehirns. Sichtbar ist im wesentlichen die Großhirnrinde mit ihren typischen Windungen (Gyrus/Gyri) und Furchen (Sulcus/Sulci) und darunter das ebenfalls stark gefurchte Kleinhirn. 1 Zentralfurche (Sulcus centralis); 2 Gyrus postcentralis; 3 Gyrus angularis; 4 Gyrus supramarginalis; 5 Kleinhirn-Hemisphären; 6 Gyrus praecentralis; 7 Riechkolben (Bulbus olfactorius); 8 olfaktorischer Tract; 9 Sulcus lateralis; 10 Brücke (Pons); 11 Verlängertes Mark (Medulla oblongata).
unten: Anatomisch-funktionelle Gliederung der seitlichen Hirnrinde. Die Zahlen geben die übliche Einteilung in cytoarchitektonische Felder nach K. Brodmann an. Abkürzungen: AEF = vorderes Augenfeld; BSA = Brocasches Sprachzentrum, meist nur links; FEF = frontales Augenfeld; ITC = inferotemporaler Cortex; MC = (primärer) motorischer Cortex; OC = occipitaler Cortex (Hinterhauptslappen); PFC = präfrontaler Cortex (Stirnlappen); PMC = dorsolateraler prämotorischer Cortex; PPC = posteriorer parietaler Cortex; SSC = somatosensorischer Cortex; TC = temporaler Cortex (Schläfenlappen). Nach Nieuwenhuys et al. (1991), verändert.

*Kognitive Leistungen und Bewußtseinszustände bei Tieren.*

Auf der Grundlage der jüngeren Literatur zum Thema ›Geist und Bewußtsein bei Tieren‹ scheint es, daß alle Wirbeltiere und wahrscheinlich alle Wirbellosen mit großen Gehirnen (beispielsweise Tintenfische) Aufmerksamkeit, ein ausgedehntes Gedächtnis, Kategorisierung und kognitive Karten besitzen. Ob diese Zustände von Bewußtsein begleitet sind, ist bei Fischen, Amphibien und Reptilien schwierig festzustellen, da sich das Verhalten dieser Tiere auch in vergleichbaren Testsituationen zum Teil stark von dem der Säuger unterscheidet. Man kann aber durchaus annehmen, daß diese Tiere einfache Formen bewußten Erlebens besitzen. Viele sogenannte höhere kognitive Funktionen wie Konzeptlernen, Wissensrepräsentation, analoges Denken und die Ausbildung abstrakter Repräsentationen finden sich zumindest bei Vögeln und Säugetieren. Selbst bei Menschen sind aber diese Leistungen nicht notwendig von Bewußtsein begleitet.

Es gibt jedoch eine Reihe kognitiver Funktionen, die bei Menschen stets Bewußtsein erfordern und bei denen es schwer vorstellbar ist, daß Tiere, aber nicht Menschen sie ohne Bewußtsein ausführen könnten. Hierzu gehören:

1. Das Imitieren von Werkzeuggebrauch – dies findet man bei Makakenaffen, Kapuzineraffen, Menschenaffen und eventuell bei einigen anderen Säugern, beispielsweise dem Otter.
2. Das Einnehmen der Perspektive eines anderen im Zusammenhang mit Täuschung und Gegentäuschung. Dies gibt es bei Kleinaffen (zum Beispiel Pavianen) und bei Großaffen.
3. Gedankliche Vorausnahme zukünftiger Ereignisse (beispielsweise das Verfertigen von Werkzeugen im vorhinein). Man findet dies bei Großaffen, eventuell auch bei einigen Kleinaffen.
4. Das Verstehen des Prinzips eines Mechanismus, etwa beim Werkzeuggebrauch, wie es nur bei Großaffen gefunden wurde.
5. Zuschreibung von Wissen bei anderen (›Theory of Mind‹). Dies scheint nur bei Großaffen, insbesondere bei Schimpansen vorzuliegen.
6. Selbsterkennen im Spiegel, was offenbar nur bei Großaffen und eventuell bei Delphinen vorkommt.
7. Unterscheidung zwischen Schein und Wirklichkeit. Hinweise dafür gibt es nur bei Schimpansen und Delphinen.
8. Spielen mit imaginären Objekten, was nur bei Schimpansen beobachtet wurde.

9. Unterrichten; auch dies ist nur von Schimpansen bekannt.
10. Verstehen und Gebrauch einer einfachen syntaktischen Sprache, was nur bei Großaffen und Delphinen vorkommt.
11. Verstehen und Gebrauch einer komplexen syntaktischen Sprache, was nur dem Menschen eigen ist.

Dies bedeutet, daß einige dieser höheren kognitiven Funktionen gegebenenfalls bei einigen Vögeln (Tauben, Rabenvögel, Papageien) und allen Säugetieren vorhanden sind. Aber die meisten von ihnen finden sich – neben dem Menschen – entweder nur bei Primaten und Delphinen oder nur bei Großaffen und Delphinen oder nur bei Großaffen oder nur bei Schimpansen, und zumindest eine Funktion, nämlich der Gebrauch einer komplexen syntaktischen Sprache, kommt nach Anschauung der Mehrzahl der Experten nur dem Menschen zu. Auch auf die Gefahr hin, daß man in die Falle einer anthropomorphen Betrachtungsweise gerät, lassen sich also mehrere ›Sprünge‹ innerhalb der Evolution kognitiver Leistungen und Bewußtseinszustände annehmen. Solche liegen innerhalb der Wirbeltiere von Fischen, Amphibien und Reptilien zu Vögeln und Säugern vor. Da Vögel und Säuger nicht verwandt sind, fand dieser Sprung wohl zweimal unabhängig voneinander statt. Innerhalb der Säugetiere gibt es einen solchen Sprung zu den Primaten und – auch dies wohl unabhängig – zu den Walen und Delphinen. Innerhalb der Primaten stellen wir dann wiederum einen Sprung von den Kleinaffen zu den Großaffen fest und innerhalb der Großaffen einen solchen zum Schimpansen und von dort zum Menschen.

Primatologen sind sich überwiegend einig darin, daß Kleinaffen, beispielsweise Kapuzineraffen, Werkzeuggebrauch zeigen oder erlernen können, daß sie aber nicht den zugrundeliegenden Mechanismus begreifen. Sie verstehen also nicht, warum ein Werkzeug funktioniert. Noch aufschlußreicher sind Versuche zum Selbsterkennen im Spiegel. Kleinaffen erlernen ohne weiteres den Gebrauch von Spiegeln, etwa um hinter Gegenstände zu schauen, aber sie erkennen sich nicht im Spiegel. Innerhalb der Großaffen zeigen Schimpansen und Orang-Utans Selbsterkennen im Spiegel, während dies unter Gorillas nur bei dem vieluntersuchten Koko beobachtet wurde, was mit der Scheu von Gorillas zusammenhängen könnte.

Schimpansen zeigen – wie schon mein Lehrer Bernhard Rensch feststellte – großes Interesse an ihrem eigenen Spiegelbild und machen vor dem Spiegel genauso ›Faxen‹ wie kleine Kinder. Selbsterkennen im Spiegel wird auch von Delphinen berichtet, aber diese Tiere scheinen kein natürliches Interesse an ihrem Spiegelbild zu besitzen wie Schimpansen und Menschen. Die Aussagekraft des Spiegeltests bei Tieren ist umstritten; es wird vermutet, daß eine wichtige Voraussetzung für das Selbsterkennen im Spiegel die Fähigkeit zu komplexer Mimik ist, die nur bei Menschenaffen und Menschen vorhanden ist.

Es ist schwierig, das Vorhandensein einer Zuschreibung von Wissen bei anderen bzw. einer ›Theory of Mind‹ eindeutig von der Fähigkeit zu unterscheiden, die Perspektive des anderen einzunehmen. Für die meisten Tiere mit komplexem Verhalten ist es wichtig abzuschätzen, was die anderen tun werden, etwa bei Konfliktverhalten. Primatologen wie Hans Kummer gehen jedoch definitiv davon aus, daß kleine Affen, beispielsweise Paviane, nicht berücksichtigen, was Artgenossen ›denken‹.

In diesem Zusammenhang ist es wichtig zu sehen, wie kleine Kinder sich verhalten. Selbsterkennen beginnt mit drei Monaten, und das Erkennen im Spiegel tritt im Durchschnitt mit 18 Monaten auf. Jedoch zeigen kleine Kinder gegenüber ihrem Spiegelbild schon vorher Verlegenheitsgefühle. Selbsterkennen auf Fotos beginnt mit 24 Monaten, gefolgt von Zeichen der Scham und des Stolzes. Entwicklungspsychologen gehen davon aus, daß eine echte ›Theory of Mind‹ mit 4 Jahren entsteht; sie weisen auch darauf hin, daß bei Menschenaffen und Menschen dieselbe Folge der Ausbildung einer ›Theory of Mind‹ zu beobachten ist, bei ersteren jedoch mit langsamerer Geschwindigkeit.

Viel wurde über das Vorhandensein bzw. das Fehlen einer komplexen syntaktischen Sprache bei nichtmenschlichen Primaten und anderen Tieren geforscht und diskutiert. Kleine Affen besitzen ein komplexes System innerartlicher vokaler Kommunikation, mit Hilfe dessen sie relativ komplizierte Bedeutungen einschließlich symbolischer Information (beispielsweise über physisch nicht vorhandene Objekte und Gegebenheiten) oder über Beziehungen zwischen Ereignissen und Tatsachen (zum Beispiel Verwandtschaftsverhältnisse) übermitteln können. Viele dieser Laute müssen vom kindlichen Affen gelernt werden, und es gibt wie bei Singvögeln Dialekte. Die meisten Autoren stimmen darin überein, daß Schimpansen, Gorillas und Delphine Sätze bis zu einem Umfang von drei Wörtern verstehen und benutzen. Ob es dabei Anzeichen für eine ›einfache‹ Syntax gibt, ist umstritten. Schimpansen setzen Wörter zu neuen Wörtern zusammen, aber sie gehen dabei selbst bei intensivem Training über die Fähigkeiten eines dreijährigen Kindes nicht hinaus.

Zusammengefaßt scheint es so zu sein, daß Menschenaffen einfache linguistische Fähigkeiten besitzen, die denen eines zwei- bis dreijährigen Menschenkindes entsprechen. Danach entwickelt das Menschenkind sehr schnell eine vollsyntaktische Sprache, die jedem tierischen Kommunikationssystem weit überlegen zu sein scheint.

## *Tiergehirne und Menschenhirn*

Im folgenden werde ich einige Hypothesen kurz diskutieren, die in der Vergangenheit aufgestellt wurden, um die vermeintliche oder tatsächliche Steigerung kognitiver Leistungen ›vom Frosch zum Menschen‹ zu erklären. Ergeben sich die genannten Unterschiede in kognitiven Leistungen:

1. Aus der grundlegenden Organisation der Gehirne der Landwirbeltiere?
2. Aus Unterschieden in absoluter oder relativer Gehirngröße?
3. Aus der absoluten oder relativen Größe von Teilen des Gehirns, etwa der Großhirnrinde oder subcorticaler Zentren?
4. Aus der Größe des assoziativen Cortex bzw. des präfrontalen Cortex?
5. Aus besonderen anatomischen oder physiologischen Eigenschaften der Großhirnrinde oder subcorticaler Zentren?

*Zu (1):* Alle Landwirbeltiere haben Gehirne, die trotz großer Unterschiede in ihrem äußeren Erscheinungsbild, ihrer Gesamtgröße und der relativen Größe der verschiedenen Hirnteile in ihrem Grundaufbau und auch in den meisten Details sehr ähnlich sind. Diese Gehirne besitzen alle eine sehr ähnlich gebaute retikuläre Formation innerhalb des verlängerten Marks und des Mittelhirns. Ihr Zwischenhirn enthält limbische Kerne, die denen der Säuger entsprechen. Alle besitzen ähnlich aufgebaute Basalkerne, das heißt ein Striatum, einen Globus pallidus, einen Nucleus subthalamicus und eine Substantia nigra, einen Nucleus accumbens, ein Basales Vorderhirn und eine Amygdala, ein laterales Pallium, welches der Riechrinde der Säuger entspricht, und ein mediales Pallium, das der Hippocampus-Formation der Säuger zumindest in weiten Teilen entspricht. Dies bedeutet, daß alle Zentren, die für Aufmerksamkeit, deklaratives Gedächtnis (oder dessen Äquivalent bei Tieren), Motivation, Kontrolle von Willkürhandlungen und die Bewertung von Handlungen zu tun haben, im Gehirn der Landwirbeltiere vorhanden sind. Diese Strukturen besitzen mehr oder weniger dieselben Verbindungen untereinander und zu anderen Hirnstrukturen, und sie weisen dieselbe Verteilung von Botenstoffen (Neurotransmittern, Neuromodulatoren, Neuropeptiden) auf.

*Zu (2):* Gehirngröße bzw. Gehirngewicht – entweder absolut oder relativ zur Körpergröße bzw. zum Körpergewicht – wird oft mit ›Intelligenz‹ bzw. höheren kognitiven Fähigkeiten in Verbindung gebracht, jedoch sind die Faktoren, welche die Größe von Gehirnen bestimmen, unklar. Körpergröße scheint der wichtigste Einzelfaktor für Gehirngröße zu sein,

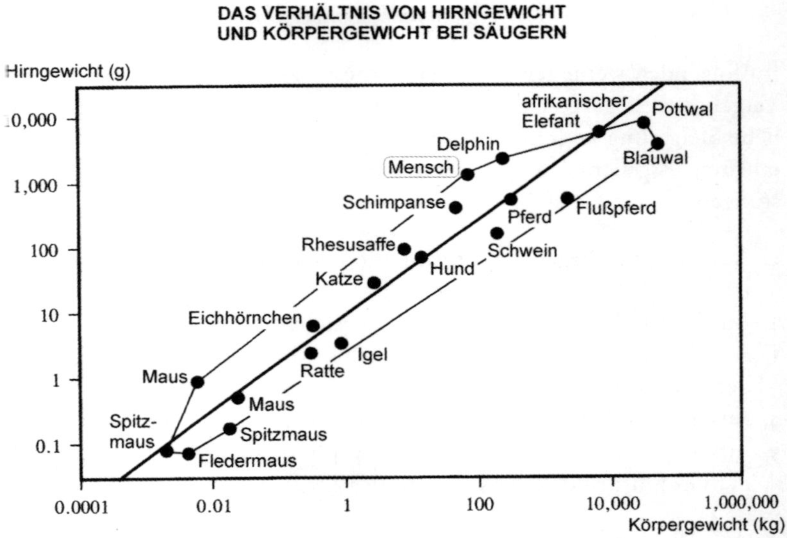


Abb. 3: Das Verhältnis von Hirngewicht (in Gramm) und Körpergewicht (in Kilogramm) bei Säugetieren in doppelt-logarithmischer Darstellung. Einige Spitzmausarten, Maus, Hund, Pferd und afrikanischer Elefant haben ›durchschnittlich‹ große Gehirne, ihre Datenpunkte liegen genau auf der Regressionsgeraden. Schimpansen, der Mensch, aber auch Delphine haben überdurchschnittlich, einige Fledermausarten, Igel, Schwein, Flußpferd, Blauwal und Pottwal unterdurchschnittlich große Gehirne. Wir sehen, daß hinsichtlich der relativen Hirngröße der Mensch keine Sonderstellung einnimmt. Nach van Dongen (1998), verändert.

das heißt, große Tiere haben generell große Gehirne. Zunahme und Abnahme von Körpergröße hat viele Male in nahezu allen Tiergruppen stattgefunden und scheint relativ schnell zu geschehen. Gehirne scheinen diesen Veränderungen mit einiger Verzögerung zu folgen. Allerdings folgt die Zunahme an Gehirngröße einer Zunahme an Körpergröße nicht isometrisch (also im gleichen Maße), sondern unterdurchschnittlich (negativ allometrisch) mit einer Potenz von 0.67 (Abb. 3). Dies hat zur Folge, daß große Tiere relativ kleine Gehirne, kleine Tiere hingegen relativ große Gehirne haben. Innerhalb der Säugetiere reicht die Körpergröße von drei Gramm (Etruskerspitzmaus *Suncus etruscus*) bis zu 150 Tonnen (Blauwal *Balaenopterus musculus*), was ein Verhältnis von 1:50 Millionen bedeutet. Gehirngewichte reichen von 74 Milligramm (Zwergfledermaus *Tylonycteris pachypus*) bis 10 Kilogramm (Pottwal *Physeter catodon*), was ein Verhältnis von 1:130.000 bedeutet. Das ist immer noch eine enorme Spannweite, aber weit geringer als die der Körper-

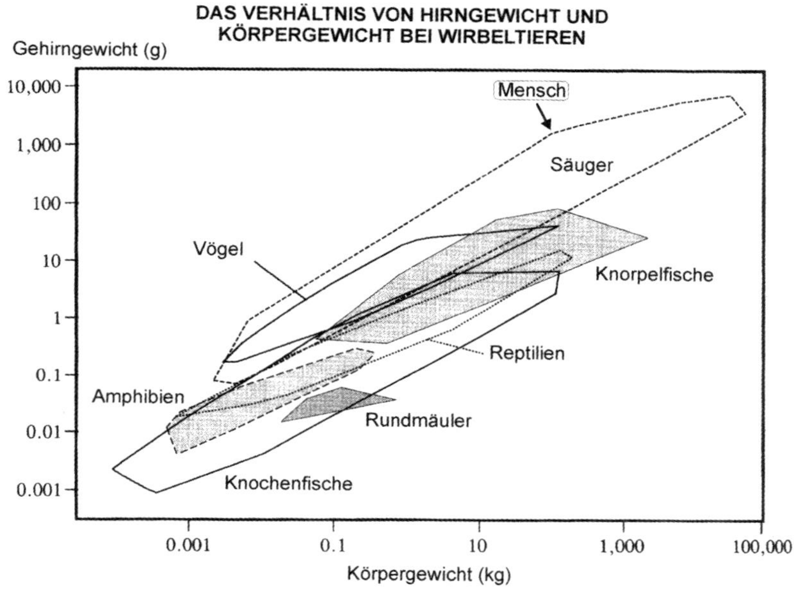


Abb. 4: Das Verhältnis von Hirngewicht und Körpergewicht bei Wirbeltieren in derselben Darstellung wie in Abb. 4. Die Vielecke (Polygone) umfassen jeweils Datenpunkte vieler Arten aus der entsprechenden Wirbeltierklasse (Rundmäuler, Knochenfische, Knorpelfische, Amphibien, Reptilien, Vögel, Säuger einschließlich Mensch). Alle Polygone haben ungefähr dieselbe Steigung von 0,6 – 0,7, sind aber hinsichtlich der Y-Achse verschoben. Letzteres bedeutet, daß etwa Knorpelfische grundsätzlich größere Gehirne im Vergleich zu ihrem Körpergewicht haben als Knochenfische, Vögel und Säuger größere als Reptilien usw. Nach van Dongen (1998), verändert.

größe. Hiermit hängt die Tatsache zusammen, daß bei sehr kleinen Säugern, beispielsweise Spitzmäusen, das Gehirn bis zu 10 % der Körpermasse ausmacht, beim Schwein 0,1 % und beim Blauwal, dem größten lebenden Tier, 0,01 %.

Leider weiß niemand so recht, was relative – im Vergleich zu absoluter – Gehirngröße eigentlich bedeutet. Ein Zuwachs an Gehirngröße bedeutet im Grundsatz eine Zunahme der Zahl von Gehirnzellen. Es ist auch vernünftig, anzunehmen, daß für schnellere und ›intelligentere‹ Informationsverarbeitung, Gedächtnisspeicherkapazität, höhere neuronale Plastizität, höhere Kompensationsfähigkeit gegenüber Läsionen mehr Neuronen besser sind als weniger. Es macht wenig Sinn anzunehmen, ein Gehirn, das zwar 10 % des Körpervolumens einnimmt, aber sehr klein ist und nur aus wenigen Millionen Nervenzellen besteht, sei effektiver als ein Gehirn (wie das menschliche), das ›nur‹ 2 % der Körpermasse darstellt, aber etwa 100 Milliarden Neurone enthält. Auf die Bedeutung der Neuronenzahl werde ich gleich noch zurückkommen.

Innerhalb der Wirbeltiere finden wir viele unabhängige Fälle von Gehirnvergrößerung (ebenso wie Verkleinerung) im absoluten wie im relativen Sinn. Relativ gesehen haben Knorpelfische (Haie und Rochen) große Gehirne (mit großen Endhirnen), während Knochenfische eher kleine Gehirne haben (mit der bemerkenswerten Ausnahme von schwachelektrischen Fischen). Amphibien und Reptilien haben relativ zur Körpergröße ebenfalls kleine Gehirne, während Vögel vergleichsweise große Gehirne haben. Das gilt insbesondere für Rabenvögel und Papageien, während die ›intelligenten‹ Tauben relativ kleine Gehirne haben. Eine ähnliche Korrelation finden wir auch bei Säugetieren. Innerhalb dieser Gruppe haben die Primaten generell große Gehirne. Das Maximum weist mit 1,4 Kilogramm *Homo sapiens* auf. Noch größere Gehirne findet man beim Elefanten (bis zu 5,7 Kilogramm) und bei Walen und Delphinen (bis zu 10 Kilogramm; Abb. 4). Menschenaffen haben überraschenderweise keine größeren Gehirne relativ zur Körpergröße als kleine Affen. Eine Ausnahme bildet *Homo sapiens*, der ein Gehirn besitzt, das zwei- bis dreimal größer ist als das eines Schimpansen oder Rhesusaffen gleicher hypothetischer Körpergröße.

*Zu (3):* Der sechsschichtige Isocortex ›höherer‹ Säugetiere und insbesondere des Menschen ist seit Beginn der modernen Neurobiologie Gegenstand zahlreicher anatomischer und physiologischer Untersuchungen, weil er – wohl zu Recht (siehe oben) – als ›Sitz‹ oder zumindest ›Substrat‹ höherer kognitiver Leistungen einschließlich des Bewußtseins angesehen wird. Während es innerhalb der Säugetiere große Unterschiede in der absoluten und relativen Hirngröße gibt, sind Variationen in der relativen Größe des Isocortex vergleichsweise gering, sie folgt isometrisch oder leicht positiv allometrisch Veränderungen in der Gehirngröße. Menschen haben im wesentlichen deshalb einen großen Isocortex, weil sie ein großes Gehirn haben, und entsprechend haben Elefanten und Wale und Delphine noch viel größere Hirnrinden als der Mensch. Im übrigen findet sich eine isometrische Volumenzunahme auch beim Thalamus, den Basalganglien (der größten subcorticalen Struktur im Endhirn) und dem Hippocampus, was nicht verwunderlich ist, da diese Hirnstrukturen mit dem Isocortex eng zusammenhängen.

*Zu (4):* Nach allgemein verbreiteter Anschauung hat sich im Laufe der menschlichen Gehirnevolution der Assoziationscortex stark vergrößert.

Insbesondere gibt es die Meinung, der präfrontale Cortex – als eigentlicher Sitz von Bewußtsein und Planhandlung – habe zum Menschen hin stark an Volumen zugenommen. Jedoch unterscheidet sich das Volumen des PFC relativ zum übrigen Gehirn bei der Ratte mit 24 % nicht dramatisch von den 30 % beim Menschen. Orang Utans weisen denselben Wert auf wie *Homo sapiens*, während er bei kleinen Affen zwischen 11 und 18 % variiert. Generell wächst der PFC isometrisch mit Zunahme des Cortex und des Gehirnvolumens, der PFC des Menschen hat also genau die Größe, die ihm von den Wachstumsgesetzen des Gehirns her zukommt.

Eine wichtige Rolle bei der Erklärung der kognitiven Leistungsfähigkeit von Gehirnen kann die Zahl von Neuronen, insbesondere von corticalen Neuronen spielen. Ganz prinzipiell gilt (auch) für kognitive Leistungen der Satz »Je mehr Neurone, desto besser«, freilich mit der Einschränkung, daß eine Verdoppelung der Neuronenzahl keineswegs automatisch eine Verdoppelung der Leistungsfähigkeit der beteiligten Hirnzentren mit sich bringt, sondern es herrschen hier komplexe Beziehungen. Gleichfalls ist es nicht so, daß eine Vergrößerung des Gehirnvolumens bzw. des Cortexvolumens einen proportionalen Zuwachs an Nervenzellen bedeutet. Vielmehr ist der zum Teil enorme Zuwachs an Großhirnvolumen durch eine Zunahme der ›weißen Substanz‹, das heißt myelinisierter Fasern, an Gliazellen, Verlängerung von Dendriten sowie der starken Zunahme an Blutgefäßen verursacht. Entsprechend nimmt bei einer Cortexvergrößerung die Neuronendichte stark ab. Dies wird jedoch durch eine Zunahme der Cortexdicke von durchschnittlich 0,8 mm bei der Maus und 3 mm beim Menschen wieder ausgeglichen, so daß sich von ›Maus zu Mensch‹ in einer Cortex-›Säule‹ mit gleicher Grundfläche (aber unterschiedlicher Höhe) nahezu exakt dieselbe Anzahl von Cortexneuronen befindet. Eine Ausnahme bilden die Wale und Delphine, die einen vergleichsweise dünnen Cortex mit gleichzeitig sehr geringer Zelldichte besitzen. Überschlagsrechnungen führen zu der Annahme, daß der Mensch wahrscheinlich die größte Anzahl corticaler Neurone besitzt (um 100 Milliarden) – eventuell zusammen mit dem Elefanten. Delphine und Wale mit ihren sehr großen Gehirnen bis zu 10 kg haben schätzungsweise so viele Neurone wie Makakenaffen oder Schimpansen, also bis zur Hälfte der Zahl, die man beim Menschen findet.

*Zu (5):* Bleibt die Frage, ob es im Gehirn des Menschen weitere anatomische oder physiologische Eigenheiten gibt, welche mit ›höheren‹ kognitiven Leistungen in Verbindung gebracht werden könnten. Nach heutiger Kenntnis kommen hierfür nur zwei Merkmale in Frage, nämlich erstens Unterschiede in der Reifungsrate des Isocortex; und zweitens das Vorhandensein von ›Sprachzentren‹. Was ersteres betrifft, so ist der menschliche Isocortex ebenso wie der anderer Primaten bei der Geburt relativ unausgereift. Die nachgeburtliche Entwicklung besteht in einer explosionsartigen Zunahme an Synapsen, der Größe corticaler Zellen, des Durchmessers von Axonen, insbesondere ihres Myelinisierungsgrades, der Zahl und Länge von Dendriten, der Zahl von Gliazellen, der Zahl intracorticaler Verbindungen und Zunahme des intracorticalen Netzwerkes feinster Blutgefäße (Kapillaren). Dieser Vorgang ist bei kleineren Affen größtenteils mit drei Monaten, beim Menschen mit etwa drei Jahren nach der Geburt beendet; feinere Veränderungen, aber auch hinsichtlich des Grades der Myelinisierung, setzen sich bis zum 20. Lebensjahr hin fort. Damit ist die Wachstumsperiode des menschlichen Gehirns um das Mehrfache länger als das selbst großer Affen, bei denen das Gehirn mit ungefähr vier Jahren endgültig ausgereift ist. Eine kritische Phase in der Entwicklung des menschlichen Gehirns scheint um 2,5 Jahre nach der Geburt zu liegen. Zu dieser Zeit sind die größeren anatomischen Reorganisationen im Assoziationscortex abgeschlossen, und die Phase der ›Feinverdrahtung‹ startet, insbesondere in Schicht 3 des präfrontalen Cortex. Dies entspricht dem Zeitraum, an dem – wie oben erwähnt – Menschenkinder in ihrer Entwicklung anderen Primaten ›davonlaufen‹. Eine längere Periode neuronaler Plastizität bedeutet natürlich eine verlängerte Zeit erhöhter Prägung durch Umwelteinflüsse. Es ist kein Zufall, daß der präfrontale Cortex, der hinsichtlich der Steuerung, Planung und Bewertung von Handlungen sowie einer syntaktischen Sprache (siehe unten) die komplexesten Funktionen ausübt, am spätesten ausreift.

Der andere vielgenannte Unterschied zwischen Mensch und allen anderen Tieren betrifft die Existenz sogenannter Sprachzentren im menschlichen Gehirn, vor allem des Broca-Zentrums im Frontalhirn, welches für zeitliche Aspekte der menschlichen Sprache einschließlich der Syntax zuständig ist, sowie des Wernicke-Zentrums im temporalen Cortex, welches die Bedeutung von Wörtern und Sätzen verarbeitet, soweit diese nicht von der Syntax abhängt. Zur Zeit ist unklar, ob es sich bei den beiden Sprachzentren wirklich um evolutionär neue Hirnzentren handelt. Alle bisher untersuchten Säugetiere verfügen über ein Zentrum für intraspezifische Kommunikation, das in aller Regel im Temporallappen meist linksseitig lokalisiert ist und als Homologon für das menschliche Wernicke-Zentrum angesehen werden kann. Zerstörungen dieses Zentrums zieht eine Beeinträchtigung intraspezifischer vokaler Kommunikation nach sich. Darüber hinaus gibt es seit längerem Hinweise dafür, daß der hintere Teil des Broca-Zentrums, das heißt das Brodmann-Areal 44, und ein unterer Teil des motorischen Cortex nichtmenschlicher Primaten, ventrales prämotorisches Areal genannt, in Lage und Struktur weitgehend übereinstimmen und wahrscheinlich homolog sind. Das ventrale prämotorische Areal kontrolliert Bewegungen der Vorderextremitäten, des Gesichts und des Mundes, was auch für den hinteren Teil des Broca-Areals zutrifft. Allerdings betont der Primatenforscher Jürgens, daß bei nichtmenschlichen Primaten, beispielsweise bei Totenkopfaffen, intraspezifische vokale Kommunikation keine Funktionen der Hirnrinde umfaßt. Nach Jürgens kontrolliert beim Menschen wie bei anderen Primaten ein Zentrum des Hirnstamms, das zentrale Höhlengrau, ›angeborene‹ Lautäußerungen.

Während bei Menschen isocorticale Zentren, beispielsweise das Broca- und das Wernicke-Zentrum, unabdingbar für die willentliche Vokalisation sind, scheint dies bei nichtmenschlichen Primaten nur für den vorderen cingulären Cortex zuzutreffen. Nach Jürgens fehlt den nichtmenschlichen Primaten eine direkte Verbindung zwischen Motorcortex und den für den Stimmapparat zuständigen Motorneuronen. Eine bilaterale Zerstörung des motorischen Gesichtsareals führt beim Menschen zum Ausfall erlernter Vokalisation einschließlich Sprache oder Summen einer Melodie, während dies beim Affen keine vergleichbaren Effekte hat. Nach der Sichtweise einiger Fachleute war der evolutionäre Ausgangspunkt für die Entwicklung der menschlichen Sprache eine emotional getriebene Sprache, wie sie für nichtmenschliche Primaten typisch ist. Im Laufe der Evolution des Menschen erwarb der Isocortex die Kontrolle über dieses System, womit eine ›freie‹ Ansteuerung der Lautproduktion und ihrer Sequenzen ermöglicht wurde. Allerdings steht eine solche Auffassung im Gegensatz zu jüngeren Evidenzen für ein hohes Maß an erlernten Lautäußerungen bei kleinen Affen und die bereits erwähnten Folgen einer Zerstörung der linkshemisphärischen, Wernicke-artigen Zentren für vokale intraspezifische Kommunikation. Es bleibt jedoch die Tatsache, daß nichtmenschliche Primaten einschließlich der Großaffen im Gebrauch nichtvokaler Sprachen (Taubstummensprache, Kommunikation mit Symbolen usw.) eingeschränkt sind, und diese Beschränkungen betreffen offenbar vor allem die Syntax.

## *Sprache und Geist*

In seinem Buch *The Evolution of Consciousness,* erschienen 1998, vertritt der bekannte Verhaltensbiologe Euan MacPhail – wie viele vor ihm – die Auffassung, daß nur Menschen Bewußtsein haben, weil nur sie Sprache besitzen. Entsprechend glaubt er, daß alle Tiere und alle Kleinkinder vor der Entwicklung der Sprache kein Bewußtsein haben, wie komplex ihre Fähigkeiten und Leistungen auch sein mögen. Alle Hinweise oder Beweise zugunsten der Existenz von Bewußtsein zumindest bei einigen Tieren erscheinen ihm nicht überzeugend, und er argumentiert, daß diejenigen Leistungen, die bei ihnen mit Bewußtsein in Verbindung gebracht werden, viel einfacher als unbewußtes assoziatives Lernen angesehen werden können. MacPhail geht davon aus, daß es in der Evolution des Menschen einen ›großen Sprung‹ gegeben hat, der in einer grundlegenden Reorganisation des Cortex-Hippocampus-Systems bestand, welche es dem Menschen ermöglichte, vom impliziten assoziativen Lernen und Gedächtnis (›wissen, wie‹) zum expliziten, das heißt bewußten und sprachlich berichtbaren Lernen und Gedächtnis (›wissen, daß‹) als Grundlage von Introspektion, Selbstbewußtsein und Selbsterleben zu gelangen. Für ihn sind ›echte‹ syntaktische Sprache und Bewußtsein nur die beiden Seiten einer Medaille, das heißt, das eine kann nicht ohne das andere existieren.

Obgleich MacPhails kritische Anmerkungen zur einschlägigen Literatur über tierisches Bewußtsein sehr ernst zu nehmen sind, so kann seine Grundaussage nicht überzeugen. Es gibt keinerlei Hinweis für eine grundlegende Reorganisation des Cortex-Hippocampus-Systems, die sich ja beim Übergang von schimpansenartigen Vorfahren zum modernen Homo sapiens vollzogen haben müßte, vielmehr scheinen die anatomischen und physiologischen Verhältnisse dieses Systems bei Schimpansen (als dem uns am nächsten stehenden ›Tier‹) und uns Menschen außerordentlich ähnlich zu sein. Wenn man MacPhails Standpunkt akzeptiert, so sollten Patienten mit beidseitigem Verlust des Hippocampus (wie der berühmte H. M.) sowohl ohne Sprache als auch ohne Bewußtsein sein. Dasselbe sollte – folgt man MacPhail – bei autistischen Kindern der Fall sein. All dies ist nicht der Fall.

Noch wichtiger ist, daß wir im Anschluß an MacPhail gezwungen wären zu akzeptieren, daß Tiere in der Lage sind, ohne Bewußtsein Leistungen zu vollbringen, die wir Menschen nur mit bewußter Anstrengung bewältigen können, zum Beispiel, wie dies Makakenaffen in neurophysiologischen Experimenten zur Aufmerksamkeit tun müssen, auf einem Bildschirm einen winzigen Lichtpunkt genau verfolgen. Ebenso wenig wahrscheinlich ist es, daß die berühmte Schimpansin Julia im Zoologischen Institut der Universität Münster schwierige kognitive Aufgaben, beispielsweise Labyrinthlernen, ohne Bewußtsein besser bewältigte als Münsteraner Studenten mit Bewußtsein (Abb. 5). Heute ist man überdies in der Lage, die Hirnaktivität von Primaten bei der Bewältigung

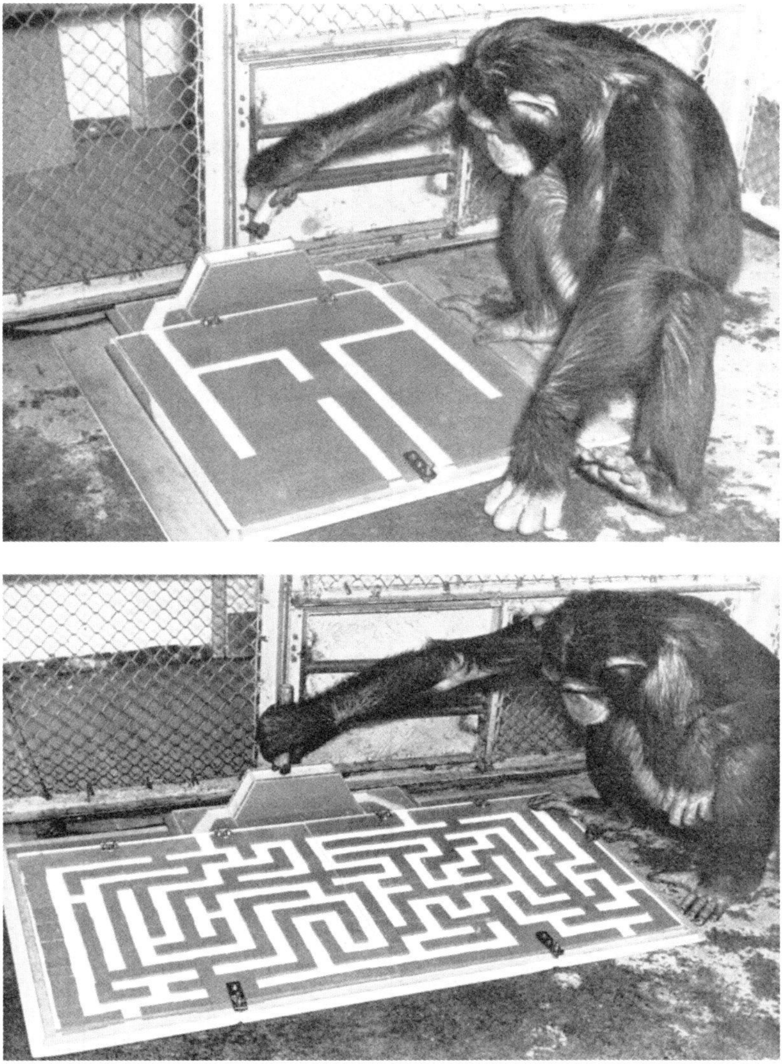

Abb. 5: Die Schimpansin Julia aus dem Zoologischen Institut der Universität Münster beim Bewältigen eines einfachen und eines komplizierten Labyrinths. Julia mußte sich zu Beginn des Experiments entscheiden, ob sie am Start mit Hilfe eines Magneten ein Eisenstück nach links oder nach rechts ziehen sollte. Zu diesem Zweck fuhr sie mit den Augen verschiedene Wege ab, bis sie den richtigen Weg fand. Menschen können diese Aufgabe nicht ohne erhöhte Aufmerksamkeit bewältigen. Aus Rensch (1968).

kognitiver Leistungen, welche beim Menschen bewußte Aufmerksamkeit erfordern, mit Hilfe bildgebender Verfahren zu untersuchen und die Ergebnisse mit Befunden bei menschlichen Versuchspersonen zu vergleichen. Dabei zeigt sich, daß die aktivierten Hirnregionen in beiden Fällen dieselben sind, zum Beispiel präfrontale Areale bei Aufgaben, die das Arbeitsgedächtnis in Anspruch nehmen. Im Lichte der Aussage MacPhails wäre dies völlig rätselhaft.

Es ist insgesamt unwahrscheinlich, daß Bewußtsein strikt an die Existenz einer syntaktischen Sprache gebunden ist und erst mit dieser evolutiv entstand. Andererseits ist klar, daß die Evolution einer komplexen syntaktischen Sprache das Vorhandensein bestimmter Formen des Bewußtseins, beispielsweise Nachdenken über sich selbst, stark begünstigte. Auch wenn Denken nicht notwendig an Sprache gebunden ist, so steht doch fest, daß die meisten Menschen überwiegend sprachlich denken und daß generell die Sprache das Denken befördert. Auch ›existieren‹ bestimmte Dinge, die für uns Menschen außerordentlich wichtig sind – hierzu gehören die meisten Abstracta und alle Geschehnisse in der Zukunft –, nur deshalb, weil wir sie sprachlich ausdrücken können. Sie haben also nur eine ›linguistische‹ Existenz.

### *Zusammenfassung und Schlußbetrachtung*

Viele derjenigen kognitiven Leistungen, die beim Menschen notwendig oder regelmäßig mit ›Geist‹ und Bewußtsein verbunden sind, finden sich auch bei Tieren, wenngleich in abgestufter Weise. Manche dieser Leistungen, wie beispielsweise bewußte Sinnesempfindungen, sind eventuell bei allen Wirbeltieren – vielleicht auch bei manchen Wirbellosen –, zumindest aber bei Vögeln und Säugern vorhanden, andere wiederum finden sich nur bei Primaten und Delphinen oder nur bei Menschenaffen oder nur bei Schimpansen und – eventuell – nur beim Menschen. Es ist also falsch, generell zu fragen, ob Tiere ›Geist‹ haben; richtiger ist es zu untersuchen, welche geistigbewußten Leistungen bei welchen Tieren vorkommen.

In engem Zusammenhang hiermit findet man bei allen Wirbeltieren Hirnstrukturen, die zumindest einfachen Bewußtseinszuständen zugrunde liegen könnten. Ein bewußtes Erleben von Sinneswahrnehmungen scheint an die Gegenwart primärer sensorischer Areale im dorsalen Telencephalon (dorsales Pallium, Isocortex) gebunden zu sein und hat sich in diesem Zusammenhang eventuell unabhängig voneinander bei Vögeln und Säugetieren ausgebildet. Was ›höhere‹ geistig-bewußtseinsmäßige Leistungen betrifft, so korrelieren sie am ehesten mit dem Vorhandensein eines großen sechsschichtigen Cortex bzw. der außerordentlich großen Zahl der darin enthaltenen Neuronen und Synapsen. Der Mensch scheint nach neueren Berechnungen dasjenige Wesen zu sein, welches die meisten corticalen Neurone besitzt, eventuell mit Ausnahme des Elefanten. Wale und Delphine mit Cortices, die viel größer sind als der Cortex des Menschen, scheinen zum Teil erheblich weniger corticale Neurone zu besitzen als der Mensch. Ebenso scheint die Periode großer neuronaler Plastizität und damit der Ausreifung des Gehirns (oder zumindest des Isocortex) beim Menschen sehr viel ausgedehnter zu sein als bei allen anderen Tieren. Schließlich korreliert die Um- und Ausgestaltung des Brocaschen Sprachareals in der Evolution des Menschen mit dem Aufkommen einer komplexen syntaktischen Sprache, die Bewußtseinszustände zwar nicht erst ermöglicht, aber doch sehr stark befördert hat.

Es ist keine Frage, daß die Evolution komplexer geistiger Leistungen von großem Vorteil für Tiere war, insbesondere hinsichtlich ihres Soziallebens. In diese Richtung zielt die These der ›Machiavellischen Intelligenz‹ von Richard Byrne, nach der die Bewältigung des Umgangs mit Gruppenpartnern einen starken Selektionsdruck auf die Ausbildung von Fähigkeiten wie Selbsterkennen, Empathie, Imitation, Täuschung, In-Rechnung-Stellen der Gedanken und Erwartungen anderer (›Theory of Mind‹), Unterrichten usw. ausübte. All diese Fähigkeiten wurden und werden hauptsächlich zur sozialen Manipulation des Gruppen- und Artgenossen eingesetzt. Ebenso wichtig war und ist freilich die Fähigkeit, in einer schwer vorhersagbaren natürlichen und sozialen Umwelt zu überleben, und zwar dadurch, daß man die eigenen Handlungen auf der Basis früherer Erfahrung sorgfältig plant und seine Verhaltensstrategien schnell neuen Erfordernissen anpaßt.

## *Literaturhinweise*

Byrne, R.: The Thinking Ape. Evolutionary Origins of Intelligence. Oxford, New York, Tokyo 1995.

Creutzfeldt, O.D.: Cortex Cerebri. Leistung, strukturelle und funktionelle Organisation der Hirnrinde. Berlin, Heidelberg, New York 1983.

Jerison, H. J.: Evolution of the Brain and Intelligence. New York 1973.

Kaas, J. H.: The evolution of isocortex. Brain Behav. Evol. 46:187-196 1995.

MacPhail, E.: The Evolution of Consciousness. Oxford: New York, Tokyo 1998.

Parker, S.T., Mitchell, R.W. and Boccia, M. L. Self-awareness in Animals and Humans: Developmental Perspectives. Cambridge, Mass. 1994.

Pearce, J. M.: Animal Learning and Cognition. Exeter 1997.

Rensch, B.: Manipulierfähigkeit und Komplikation von Handlungsketten bei Menschenaffen. In: Handlungsgebrauch und Verständigung bei Affen und Frühmenschen. (Hrsg.) Rensch, B. Bern 1968, S. 103-126.

Roth, G. und Wullimann, M. F.: Die Evolution des Nervensystems und der Sinnesorgane. In: Lehrbuch der Neurowissenschaft. (Hrsgg.) Dudel, J., Menzel, R., Schmidt, R.F. Weinheim 1996, S. 1-31.

Savage-Rumbaugh, S.: Acquisition of functional symbol usage in apes and children. In: Animal Cognition. (Eds.) Roitblat, H. L., Bever, T. G., Terrace, H. S. Hillsdale, New Jersey 1984, pp. 291-310.

Stamp, Dawkins M.: Die Entdeckung des tierischen Bewußtseins. Heidelberg 1994.

Van Dongen, P. A. M.: Brain size in Vertebrates. In: The Central Nervous System of Vertebrates. (Eds.) Nieuwenhuys, R., ten Donkelaar, H. J. and Nicholson, C. Vol. 3. Berlin 1998, pp. 2099-2134.

Zimmermann, E., Newman, J. D. and Jürgens, U.: Current Topics in Primate Vocal Communication. New York, London 1995.

# Vom Gehirn zum Bewußtsein

von

Wolf Singer

Vor etwa 130 Jahren sprach ein prominentes Mitglied der preußischen Akademie der Wissenschaften folgende Sätze:

> Dies Neue, Unbegreifliche ist das Bewußtsein. Ich werde jetzt, wie ich glaube, in sehr zwingender Weise dartun, daß nicht allein bei dem heutigen Stand unserer Kenntnis das Bewußtsein aus seinen materiellen Bedingungen nicht erklärbar ist, was wohl jeder zugibt, sondern auch, daß es der Natur der Dinge nach aus diesen Bedingungen nie erklärbar sein wird. Welche denkbare Verbindung besteht zwischen bestimmten Bewegungen bestimmter Atome in meinem Gehirn einerseits, andererseits den für mich ursprünglich nicht weiter definierbaren, nicht wegzuleugnenden Tatsachen, ich fühle Schmerz, ich fühle Lust, ich fühle warm, ich fühle kalt, ich schmecke Süßes, rieche Rosenduft, höre Orgelton, sehe Rot, und der ebenso unmittelbar schließenden Gewißheit, also bin ich. Es ist in keiner Weise einzusehen, wie aus ihrem [gemeint ist: der Atome] Zusammenwirken Bewußtsein entstehen könnte. Sollte ihre Lagerung und Bewegungsweise ihnen nicht gleichgültig sein, so müßte man sie nach Art der Monaden schon einzeln mit Bewußtsein ausgestattet denken. Weder wäre damit das Bewußtsein überhaupt erklärt, noch für die Erklärung des einheitlichen Bewußtseins das Mindeste gewonnen.

So Emil Du Bois-Reymond in seinem Vortrag über die Grenzen der Naturerkenntnis, den er 1872 auf der Tagung der Naturforscher und Ärzte gehalten hat. Emil Du Bois-Reymond war Mitglied der Preußischen Akademie der Wissenschaften, die jetzt die Berlin-Brandenburgische heißt. Er äußert, wie ich glaube, begründete und nachvollziehbare Zweifel im Hinblick auf die Möglichkeit einer reduktionistischen Erklärung mentaler Phänomene, unserer subjektiven Empfindungen, unserer Möglichkeit zur freien Entscheidung und unserer Erfahrung, ein autonomes Selbst zu sein, das zwar in einem biologisch begründeten Organismus residiert, von diesem aber als ontologisch verschieden empfunden wird. Diese mentalen Phänomene, so die über Jahrhunderte unveränderte Position, verschlössen sich einer reduktionistischen Erklärung im Rahmen naturwissenschaftlicher Beschreibungssysteme. Und je überzeugender die Beweise dafür werden, daß wir unser Dasein und unser Sosein einem kontinuierlichen evolutionären Prozeß verdanken, in dessen Verlauf es keinerlei Hinweise auf ontologische Sprünge gibt, um so zwingender wird natürlich die Notwendigkeit, sich erneut mit dem Phänomen der Emergenz mentaler Qualitäten auseinanderzusetzen. Da die Phänomene, die wir gemeinhin unter Bewußtsein subsumieren, unzweifelhaft auf kognitiven Funktionen unserer Gehirne beruhen, möchte ich das Phänomen des Bewußtseins im Lichte dessen erneut kommentieren, was wir heute über die Evolution unserer Gehirne und über deren Funktionsweise zu wissen glauben.

## *Ein epistemologisches Caveat*

Bevor ich mich dem Gehirn als Objekt naturwissenschaftlicher Nachforschungen selbst zuwende, soll ein erkenntnistheoretisches Problem in Erinnerung gerufen werden, das alle angeht, aber jemandem, der Hirnforschung betreibt, besonders oft und eindringlich begegnet. Bei der Erforschung des Gehirns betrachtet sich ein kognitives System im Spiegel seiner selbst. Es verschmelzen also Erklärendes und das zu Erklärende. Und es stellt sich die Frage, inwieweit wir überhaupt in der Lage sind, das, was uns ausmacht, zu erkennen. Natürlich ist dies ein generelles Problem, dem sich alle stellen müssen, die Aussagen über die Natur der Dinge machen. Ist doch nur erkennbar, was unser kognitiver Apparat, unser Gehirn, zu denken, zu rekonstruieren und sich vorzustellen vermag. Betrachtet man die evolutionären Prozesse, die dieses Organ hervorgebracht haben, liegt der Schluß nahe, daß die während der Evolution wirksamen Selektionsmechanismen vermutlich nicht dazu angetan waren, kognitive Strukturen auszubilden, die für die Erfassung dessen optimiert sind, was hinter den Dingen möglicherweise sich verbirgt. Unser Gehirn ist einzig und allein an den funktionalen Kriterien gemessen worden, den Organismus, der es trägt, so lange am Leben zu erhalten, bis dieser sich reproduzieren kann, so zumindest die klassische Auffassung. Unsere kognitiven Funktionen sind deshalb an eine makroskopische Welt angepaßt, und nicht an die Welt, in der die Quantenmechanik relevant ist, oder an die Welt kosmischer Dimensionen. Bedeutsam ist für uns die Welt, die im Zentimeter- bis Meterraum sich ereignet, und vornehmste Aufgabe unseres kognitiven Systems ist es, Regelhaftigkeiten dieser Welt zu begreifen. Daher rühren denn auch die Schwierigkeiten, die wir mit den Beschreibungen von Bedingungen haben, die uns von der Astro- und Quantenphysik geliefert wurden. Prozesse im Bereich von Nanometern und

Lichtjahren sind zwar berechenbar, aber sie verwehren sich der Anschaulichkeit und widersprechen nicht selten unseren Primärerfahrungen. Wir betrachten diese Konstrukte, diese Weltbeschreibungen, als zutreffend, wenn sich die aus ihnen abgeleiteten Voraussagen durch Experimente, durch intersubjektiv vereinbarte Beobachtungsverfahren bestätigen lassen. Doch sind auch diese Beobachtungsstrategien von uns erdacht. Sie beruhen auf Verabredungen, deren Akzeptanz sich just aus den gleichen rationalen Beschreibungssystemen herleitet, die zur Erzeugung der zu testenden Hypothesen führte. Grundsätzlich unbeantwortbar erscheint somit die Frage, ob es jenseits des uns Zugänglichen noch Unergründbares gibt und wo die Grenzen des Erkennbaren, wenn es sie gibt, liegen.

### *Evolution und Emergenz neuer Qualitäten*

Ich möchte zunächst auf die Evolution unseres kognitiven Organs, des Gehirns, eingehen, dann an einigen Beispielen verdeutlichen, was wir heute über die funktionelle Organisation dieses Organs wissen, und zum Schluß noch kurz über die höchsten kognitiven Funktionen des Gehirns sprechen, die sich im Bewußt-Sein ausdrücken. Ich schicke voraus, um keine falschen Erwartungen zu wecken, daß ich der Überzeugung bin, daß diese höchsten Hervorbringungen unserer Gehirne, jene, die uns die Erfahrung vermitteln, autonome, selbstbestimmte Agenten zu sein, vermutlich kulturelle Konstrukte sind und deshalb der neurobiologischen Erklärung nicht direkt zugänglich.

Bei der Betrachtung der Evolution, und das gilt für Organismen und Organe gleichermaßen, also auch für die Evolution von Nervensystemen, fasziniert die Beständigkeit, mit der frühe Erfindungen über Jahrmillionen hinweg konserviert wurden. Nervenstrukturen, die bereits zu Beginn der Evolution von Nervennetzen, also schon von Invertebraten entwikkelt wurden, finden sich nahezu unverändert in den Nervensystemen der spät hinzugekommenen Säugetiere wieder. Die charakteristischen Merkmale von Nervenzellen, die Ausbildung von Dendritenbäumen, über die sie Information von anderen Nervenzellen empfangen, und von Axonen, mit denen sie Kontakt zu nachgeschalteten Nervenzellen aufnehmen, diese Polarisierung in einen Empfänger- und Senderbereich, ist seit Jahrmillionen unangetastet erhalten geblieben. Unverändert geblieben sind auch fast alle biochemischen Bestandteile dieser Zellen. Etwa 90 % der Gene, die in menschlichen Nervenzellen exprimiert sind, finden sich, abgesehen von kleinen, funktionell wenig relevanten Modifikationen, auch schon in Nervenzellen von Schnecken. Was in diesen Weichtieren über zelluläre Eigenschaften zu lernen ist, läßt sich in der Regel direkt auf höhere Säuger und den Menschen übertragen.

Konserviert sind erstaunlicherweise auch bis ins Detail die chemischen Überträgersubstanzen, über welche Nervenzellen miteinander kommunizieren. In den Synapsen, den Kontakten zwischen Nervenzellen, wird durch Freisetzung einer chemischen Überträgersubstanz die elektrische Aktivität der sendenden Zelle in ein chemisches Signal umgesetzt, das dann seinerseits über Rezeptoren und gekoppelte Ionenkanäle in der nachgeschalteten Zelle wiederum elektrische Potentiale erzeugt. Es gibt fast keine Überträgersubstanzen im Säugetiergehirn, die nicht auch schon in einfachen Organismen, wie Insekten und Schnecken, zu finden wären. Konserviert worden ist auch der allgemeine Bauplan von Gehirnen, vor allem der von Chordaten, also jenen Spezies, die über ein Rükkenmark verfügen. Bei allen Gehirnen, ob von Fischen, Reptilien oder Säugern, läßt sich die gleiche Unterteilung in Vorderhirn, Riechhirn, Zwischenhirn, Mittelhirn, Kleinhirn und Hirnstamm vornehmen. Diese Unterteilungen ergeben sich aufgrund der Konnektivität der verschiedenen Zentren und der regionalen Expressionsmuster hirnspezifischer Gene. Besonders auffällig sind diese Ähnlichkeiten natürlich zwischen den Gehirnen von Säugetieren. Die hochentwickelten Gehirne von Primaten unterscheiden sich von den Gehirnen anderer Säuger vornehmlich durch die enorme Volumenzunahme der Großhirnrinde. Es ist jedoch keineswegs so, daß wir Menschen das größte Gehirn besitzen; Größe ist notwendige, aber nicht hinreichende Voraussetzung für Komplexität und Leistung; es kommt auch und vor allem auf die Verschaltung der Nervenzellen an. Dennoch gilt, daß all die kognitiven Eigenschaften, die Säugetiere voneinander und den Menschen von diesen unterscheiden, einzig und allein auf einer Volumenzunahme der Großhirnrinde, auf einer Vermehrung von Hirnrindenarealen, beruhen. Außer diesem quantitativen Unterschied läßt sich keine wesentliche Veränderung im Aufbau der verschiedenen Gehirne ausmachen.

Bei der Großhirnrinde handelt es sich um eine etwa zwei Millimeter dünne gefaltete Schicht von dicht gepackten Nervenzellen, die gemeinhin als graue Substanz bezeichnet wird, im Gegensatz zu der darunter liegenden weißen Substanz, die aus Leitungsbahnen besteht. In einem Kubikmillimeter Hirnrinde drängen sich etwa vierzigtausend Nervenzellen, die untereinander aufs innigste in Verbindung stehen. Eine Nervenzelle kontaktiert etwa zwanzigtausend andere und empfängt von ebenso vielen ihre Eingangssignale. Dabei kommunizieren sowohl Nervenzellen miteinander, die in unmittelbarer Nachbarschaft angeordnet sind, als auch Zellen, die weit entfernt in verschiedenen Hirnstrukturen liegen. Über Einzelheiten dieser Verbindungsarchitekturen wird noch zu sprechen sein.

Die Evolution höherer kognitiver Leistungen scheint also ganz vorwiegend auf der Vergrößerung dieses dünnen Mantels von Hirnrindenzellen zu beruhen. Bestechend ist dabei, daß diese Struktur im Laufe der Evolution ihre interne Organisation nahezu unverändert beibehalten hat. Die Großhirnrinde der Maus ist von der des Menschen kaum zu unterscheiden. Dies hat wichtige Implikationen für die Beurteilung der Mechanismen, auf welchen die Evolution neuer Funktionen beruht. Anders als in technischen Systemen ist im Gehirn keine Trennung zwischen Hard- und Software möglich. Im Gehirn wird das Programm für Funktionsabläufe ausschließlich durch die Verschaltungsmuster der Nervenzellen festgelegt. Die Netzstruktur ist das Programm. Die Algorithmen, nach denen die Großhirnrinde arbeitet, haben sich somit im Laufe der Evolution kaum verändert. Es sind lediglich mehr Areale hinzugekommen. Dies bedeutet, erstens, daß die von der Großhirnrinde erbrachten Verarbeitungsleistungen sehr allgemeiner Natur sein müssen und, zweitens, daß die Iteration ebendieser, im Prinzip gleichen Prozesse neue, qualitativ verschiedene Funktionen hervorbringen kann.

Die Hirnrinde läßt sich aufgrund anatomischer und funktioneller Kriterien in Regionen einteilen. Im parietalen und temporalen Bereich liegen Areale, die sich mit der Verarbeitung visueller Signale befassen, dazwischen finden sich Areale, die akustische Aktivität vermitteln, und wenn es sich um die sprachdominante Hirnhälfte handelt, liegen hier auch Areale, die sich mit der sensorischen Verarbeitung von Sprachmaterial befassen. Ferner gibt es Areale, die sich mit der Körperfühlsphäre auseinandersetzen, also mit den Signalen, die von den Rezeptoren im Körper vermittelt werden. In frontalen Rindenfeldern werden Bewegungsprogramme erstellt, und in der dominanten Hemisphäre wird hier zusätzlich die Sprachproduktion verwaltet. Schließlich sind da die stammesgeschichtlich relativ rezenten praefrontalen Areale, die für die Handlungsplanung und vermutlich auch für die Einbindung in soziale Gefüge zuständig sind. Hier findet sich auch der Kurzzeitspeicher, der es uns ermöglicht, Reaktionen auf Reize aufzuschieben und Handlungsentwürfe gegeneinander abzuwägen.

Das Bestechende an dieser funktionellen Unterteilung ist, daß die interne Struktur der verschiedenen Hirnrindenareale praktisch identisch ist, obgleich sie doch offensichtlich ganz verschiedene Funktionen wahrnehmen. Nur der Spezialist ist in der Lage, ein histologisches Präparat, das von der Sehrinde entnommen wurde, von einem zu unterscheiden, das von der Sprachregion stammt. Es gibt feine Unterschiede, aber die generelle Organisation, die Verschaltung, ist nahezu identisch. Dies legt die Schlußfolgerung nahe, daß in der Hirnrinde ein Verarbeitungsalgorithmus realisiert wird, der zur Behandlung unterschiedlichster Inhalte taugt und dessen Iteration alleine offenbar zu immer höheren kognitiven Leistungen führen kann.

Welches nun sind die Leistungen, die in der Hirnrinde erbracht werden, oder allgemeiner gefragt, welches sind die grundlegenden Funktionsprinzipien, nach denen Gehirne organisiert sind?

### *Das Bindungsproblem*

Bis vor kurzem, und wohl schon seit geraumer Zeit, sind Fachleute wie Laien gleichermaßen, der Intuition folgend, davon ausgegangen, daß irgendwo im Gehirn ein Konvergenzzentrum existieren müsse, wo alle Signale, die über die Sinnesorgane gesammelt werden, konvergieren, um dort einer einheitlichen Interpretation zugeführt zu werden. Es wäre dies dann auch der Ort, wo Handlungsentwürfe erarbeitet und Entscheidungen gefällt werden; und für die, welche dualistische Positionen bevorzugen, wäre dies auch der Ort, wo der mit mentalen Eigenschaften ausgestattete Homunkulus wirkt, der über alle Hirnfunktionen wacht und koordinierend tätig ist. Aber selbst wer monistischen Positionen zuneigt, ist versucht, wenn er seiner Intuition folgt, ein hierarchisches oder pyramidales Ordnungsprinzip zu postulieren – ganz so, wie es Descartes natürlich und unvermeidlich schien. Nun hat uns die moderne Neurobiologie belehrt, daß wir alle, Descartes eingeschlossen, irrten, daß die tatsächliche Organisation des Nervensystems auf dramatische Weise verschieden ist.

Es trifft zwar immer noch zu, und ich will dies am Beispiel des Sehsystems illustrieren, daß die ersten Schritte der Informationsverarbeitung dem seriellen Prinzip folgen. Licht wird im Auge durch Photorezeptoren in neuronale Aktivität umgewandelt, und diese elektrischen Signale gelangen über Fasersysteme zum Thalamus und dann zur primären Sehrinde. Ab dann aber dominiert das Prinzip der Parallelverarbeitung. Die Verarbeitungswege verzweigen sich auf zahlreiche, oft parallel angeordnete Areale, die fast alle reziprok miteinander verbunden sind. Auch imponiert die Fülle von Rückkopplungsbahnen. Es existiert kaum eine Vorwärtsverbindung, die nicht von einer quantitativ mächtigeren Rückwärtsverbindung parallelisiert wird.

Zudem haben wir inzwischen gelernt, daß in all diesen Arealen ganz unterschiedliche Aspekte der Sehwelt abgearbeitet werden. In Arealen des sogenannten dorsalen Verarbeitungsweges, der vorwiegend Regionen des Parietallappens einschließt, werden hauptsächlich Signale über die Bewegung und die Lokalisation von Objekten im Raum verarbeitet. Hier wird auch die Form von Objekten analysiert, aber nur bezüglich der Parameter, die für die Programmierung von Greifbewegungen relevant sind. Die Areale dagegen, die den ventralen Pfad ausmachen und im Temporallappen liegen, führen Analysen aus, die für die Objektidentifikation unerläßlich sind. Vergebens sucht man jedoch nach Konvergenzzentren, die am Ende der Verarbeitungswege liegen könnten. Areale im Frontallappen, die bei isolierter Betrachtung des visuellen Systems als mögliche Konvergenzzentren in Erscheinung treten, befassen sich lediglich mit der Kontrolle der Aufmerksamkeit und sorgen dafür, daß wir unsere Augen und unseren Kopf den interessanten Objekten zuwenden, nachdem die vielen anderen Areale in einem kompetitiven Abstimmungsprozeß entschieden haben, was interessant ist. Wenn jedoch die anderen Sinnessysteme und die motorischen Zentren in das Verbindungsdiagramm miteinbezogen werden, ergibt sich eine Netzwerkarchitektur, die jeden Hinweis auf eine pyramidale Organisation mit einem Konvergenzzentrum an der Spitze vermissen läßt. Man sieht sich vielmehr einem hoch distributiv und parallel organisierten System gegenüber, das auf außerordentlich komplexe Weise reziprok vernetzt ist. Und dies wirft die kritische Frage auf, wie diese vielen gleichzeitig ablaufenden Verarbeitungsprozesse so koordiniert werden können, daß kohärente Interpretationen der Welt erstellt, sinnvolle Entscheidungen getroffen und gezielte Handlungsentwürfe programmiert werden können. Es gibt hier keinen Agenten, der interpretiert, kontrolliert und befiehlt. Koordiniertes Verhalten und kohärente Wahrnehmung müssen als emergente Qualitäten oder Leistungen eines Selbstorganisationsprozesses verstanden werden, der alle diese eng vernetzten Zentren gleichermaßen einbezieht. Zu klären, wie diese Koordination erfolgt, ist eine der großen Herausforderungen, mit denen sich die Neurobiologie im Augenblick beschäftigt. Wir bezeichnen dieses Problem als das Bindungsproblem. Ich will hier nicht ins Detail gehen, weil ich 1999 in einer Spezialausgabe der Zeitschrift *Neuron* über dieses Problem ausführlich berichtet habe.

Die Struktur von Bindungsproblemen, die in solch distributiv organisierten Systemen gelöst werden müssen, läßt sich auch an scheinbar einfachen Wahrnehmungsakten veranschaulichen. Wenn man eine beliebige Szene betrachtet und sich dabei vergegenwärtigt, daß diese auf der Netzhaut lediglich eine zweidimensionale Helligkeitsverteilung erzeugt, wird deutlich, welch immense Leistung das Sehsystem erbringen muß, um die in der Szene enthaltenen Figuren vom Hintergrund abzugrenzen und zu identifizieren.

Unsere Sehzentren müssen von den vielen Konturen und Helligkeitsunterschieden jene herausfinden, die konstitutiv für eine bestimmte Figur sind, diese perzeptuell binden und dann gemeinsam interpretieren. Es muß also wieder ein Bindungsproblem gelöst werden. Würde dieses Bindungsproblem falsch gelöst, würden z. B. die Konturen von Objekten mit Konturen des Hintergrundes verbunden, wäre es natürlich unmöglich, die Objekte zu erkennen. Die Segmentierung muß folglich dem Erkennungsprozeß vorausgehen. Erst nachdem richtig segmentiert wurde, kann erkannt werden. Dies bedeutet aber, daß der Segmentierungsprozeß sehr allgemeinen Regeln folgen muß, die auf beliebige Szenen gleichermaßen angewandt werden können. Wir gehen heute davon aus, daß die Regeln, denen solche Segmentierungsleistungen gehorchen, zum großen Teil angeboren sind, also auf Wissen beruhen, das im Laufe der Evolution erworben und in den Genen gespeichert wurde; Wissen über zweckmäßige Gruppierungen, das sich in genetisch determinierten Verschaltungsmustern ausdrückt, die ihrerseits das Programm für die Gruppierungsoperationen darstellen. Gruppierungsregeln können natürlich auch gelernt werden, und dies dürfte vor allem für solche zutreffen, die auf komplexen Gestaltkriterien beruhen. Auch dieses durch Erfahrung erworbene Wissen muß aber letztlich über Änderungen der funktionellen Koppelung von Neuronen abgespeichert werden.

## *Lösungsvorschläge*

Wie sollen wir uns die Realisierung solcher Bindungsoperationen im Gehirn vorstellen? Wieder ist da das klassische Konzept, das unsere Forschung über Dekaden hinweg motiviert hat und das aus methodischen und konzeptionellen Gründen am nächsten lag. Man postulierte hierarchisch aufgebaute Verarbeitungsstrukturen, in denen die Bindung von Merkmalen über die Konvergenz von anatomischen Bahnen auf spezielle Bindungsneurone erreicht werden sollte. Und einige Befunde sprachen auch für diese Annahme. In der Peripherie des Systems dominieren Nervenzellen, die selektiv auf elementare Merkmale ansprechen, senkrechte oder horizontale Konturen, einfache Texturen und Farbkontraste. Hubel und Wiesel wurden mit dem Nobelpreis bedacht, nachdem sie vor inzwischen fast 30 Jahren entdeckt hatten, daß Nervenzellen in der primären Sehrinde, also auf einer sehr frühen Verarbeitungsstufe, selektiv auf elementare Merkmale von Konturen ansprechen, wie etwa deren Orientierung. Wenn ein Lichtbalken geringfügig von der Vorzugsorientierung des rezeptiven Feldes abweicht, verstummt die Zelle. Diese Beobachtung legte nahe, daß die Zellen als Merkmalsdetektoren arbeiten und die Orientierung einer Kante signalisieren. Folgerichtig haben sich die Neurophysiologen dann zu höheren Verarbeitungsstrukturen vorangetastet. In Arealen, die zum ventralen Pfad gehören, dem Verarbeitungsweg, dem die Objektidentifikation obliegt, fanden sich in der Tat Nervenzellen, die auf komplexere Konstellationen von Merkmalen ansprechen; und dies nährte die Vermutung, daß es auch Zellen geben würde, die selektiv auf reale Objekte der Sehwelt reagieren.

Doch die Suche war vergebens. Es fanden sich keine Nervenzellen, die selektiv nur auf bestimmte reale Objekte ansprechen, nicht einmal auf Objekte, die den Tieren bekannt und für sie wichtig sind, wie etwa Früchte. Theoretiker hatten überdies darauf hingewiesen, daß dies auch nicht zu erwarten sei. Computerwissenschaftler hatten versucht, auf der Basis solcher konvergenter Architekturen musterkennende Maschinen zu entwickeln, und mußten erkennen, daß Merkmalsbindung über Konvergenz alleine nicht zu realisieren ist. Wir können bekannte Objekte auch dann wiedererkennen, wenn sie im Raum gedreht sind. Dies führt jedesmal zu völlig anderen Merkmalskonstellationen. Man bräuchte also für jedes Objekt einen ganzen Satz von Bindungsneuronen, die sich auf die verschiedenen Ansichten eines bestimmten Objekts spezialisiert haben. Es bedürfte also einer viel zu großen Zahl von Nervenzellen, wollte man für jedes erkennbare und unterscheidbare Objekt Bindungsneurone einrichten. Ferner bräuchte man ein riesiges Reservoir von nicht festgelegten Neuronen, um dem Umstand Rechnung zu tragen, daß wir neue Objekte sofort repräsentieren können, sobald wir sie gesehen haben.

Es wurden deshalb alternative Hypothesen erdacht. Eine, die derzeit favorisiert wird und auch experimentellen Überprüfungen zugänglich ist, geht davon aus, daß die Repräsentation von Inhalten nicht über einzelne hochspezialisierte Nervenzellen erfolgt, sondern über ganze Ensembles von Nervenzellen, die über große Bereiche der Hirnrinde verteilt sein können und sich ad hoc aufgrund der vorhandenen Kopplungen zusammenschließen. Jede einzelne dieser Zellen würde dann nur Teilmerkmale eines bestimmten kognitiven Objektes repräsentieren. In ihrer Gesamtheit aber wären die Antworten der Zellen, die sich an einem Ensemble beteiligen, die nicht weiter reduzierbare Beschreibung eines bestimmten Inhaltes. Der große Vorteil dieser Repräsentationsstrategie ist natürlich, daß die gleiche Nervenzelle zu verschiedenen Zeitpunkten benutzt werden kann, um ganz verschiedene Inhalte mit zu repräsentieren, indem sie einfach in verschiedene Ensembles eingebunden wird. Eine Zelle, die auf vertikale Konturen anspricht, kann dann für die Kodierung aller Objekte benutzt werden, die vertikale Konturen enthalten usw. Dies löst jedoch noch nicht das Bindungsproblem. Im Gegenteil, es wirft ein weiteres auf.

In der Regel sind sehr viele Nervenzellen gleichzeitig aktiv, und es muß für die nachfolgenden Verarbeitungsstrukturen geklärt werden, welche Zellen jeweils zu einem bestimmten Ensemble gehören und gemeinsam einen bestimmten Inhalt kodieren. Für die Lösung dieses Bindungsproblems wurden verschiedene Mechanismen vorgeschlagen.

Wir favorisieren aufgrund experimenteller Hinweise die Hypothese, daß Neuronen in der Hirnrinde, die sich mit der Repräsentation des gleichen Objekts befassen, sich dadurch als zusammengehörig zu erkennen geben, daß sie ihre Aktivität synchronisieren. Die Signatur eines Ensembles wäre demnach die zeitliche Kohärenz der Aktivität der jeweils teilhabenden Neuronen. Die zeitliche Auflösung, mit der diese Signatur definiert wird, liegt dabei im Bereich von Millisekunden. Entsprechend hoch ist die Taktfrequenz, mit der verschiedene Ensembles aufeinander folgen können. Experimentelle Befunde legen nahe, daß die Synchronisationsprozesse auf der Basis von Oszillationen im 40-Hz-Bereich erfolgen, also in einem Zeitraster von etwa 25 Millisekunden. Eine ausführliche Darstellung des Bindungsproblems, der zu seiner Analyse durchgeführten Untersuchungen und Hinweise auf Originalpublikationen findet sich in den im Literaturverzeichnis genannten Aufsätzen von Singer and Gray (1995) und von Singer (1999a und b).

### *Von Repräsentationen zum Bewußtsein*

Es ist dies nicht der geeignete Ort, der faszinierenden Frage nach dem neuronalen Code von Objektrepräsentationen weiter nachzugehen. Statt dessen soll das eingangs von Du Bois-Reymond angesprochene Problem, sein berühmt gewordenes *Ignorabimus,* weiter hinterfragt und im Kontext der oben vorgestellten Fakten diskutiert werden. Wie kommt es, daß wir nicht nur das in unserem Gehirn repräsentieren können, was in der Umwelt vorhanden ist, sondern daß wir uns dessen auch bewußt sein können, daß wir uns gewahr sind, Wahrnehmungen und Empfindungen zu haben, ein Phänomen, das die Angelsachsen als *phenomenal awareness* ansprechen.

Diese Fähigkeit scheint zu erfordern, daß es im Gehirn kognitive Strukturen gibt, welche die Repräsentation des Draußen noch einmal reflektieren, noch einmal auf die gleiche Weise verarbeiten wie die peripheren Areale die sensorischen Signale aus der Umwelt und dem Körper. Die Funktion des »inneren Auges« könnte gedacht werden als Folge der Iteration, der wiederholten Anwendung auf sich selbst, der gleichen kognitiven Operationen, die den unreflektierten Primärrepräsentationen des Draußen zugrunde liegen.

Nun gibt es tatsächlich Hinweise, daß die in der Evolution später hinzugetretenen Hirnrindenareale ihre Eingangssignale nicht mehr direkt von den Sinnesorganen beziehen, sondern von den bereits vorhandenen stammesgeschichtlich älteren Arealen, die ihrerseits mit den Sinnesorganen verbunden sind. Die neuen Areale scheinen die Signale, die sie von den alten, von den primären Arealen bekommen, auf die gleiche Weise zu verarbeiten wie letztere die Signale, die sie von den Sinnesorganen erhalten. So ließen sich im Prinzip durch Iteration der immer gleichen Repräsentationsprozesse Metarepräsentationen aufbauen – Repräsentationen von Repräsentationen – die hirninterne Prozesse abbilden anstatt die Welt draußen.

Solche Metarepräsentationen aufbauen zu können bringt Vorteile. Gehirne, die dies vermögen, können Reaktionen auf Reize zurückstellen und Handlungsentscheidungen abwägen, sie können interne Modelle aufbauen und den erwarteten Erfolg von Aktionen an diesen messen. Sie können mit den Inhalten der Metarepräsentationen spielen und prüfen, was die Konsequenzen bestimmter Reaktionen wären. Die Möglichkeit, Metarepräsentationen aufzubauen, befähigt zu umsichtigem Handeln und erlaubt damit, Gefahren präventiv aus dem Weg zu gehen. Letztlich kann in dieser Fähigkeit zum kombinatorischen Spiel mit gespeicherten Inhalten, zur Erzeugung neuer praediktiver Modelle, die Grundlage für Kreativität gesehen werden.

Wie bedeutend die Rolle dieser internen Mustererzeugung, dieser internen Modellbildung ist, läßt sich mit Hilfe nicht-invasiver bildgebender Verfahren, z. B. der funktionellen Kernspintomographie, demonstrieren. Mit diesen Techniken läßt sich am menschlichen Gehirn feststellen, welche Hirnrindenareale aktiv werden, wenn man sich etwas vorstellt. Ein robustes Ergebnis solcher Untersuchungen ist, daß eine Vielzahl von Arealen in gleicher Weise aktiv werden, unabhängig davon, ob z. B. visuelle Muster tatsächlich gesehen oder nur vorgestellt werden. Insbesondere die höheren Areale, also jene, denen die Erstellung von Metarepräsentationen obliegt, werden auch aktiv, wenn sich die Probanden bestimmte Inhalte nur vorstellen – und diese interne Aktivierung ist modalitätsspezifisch. Bei visuellen Vorstellungen werden visuelle Areale aktiv und beim stummen Sprechen die Sprachareale. Aber es gibt auch Areale, die *nur* bei der Vorstellung aktiv werden und nicht bei der Wahrnehmung realer Inhalte. Diesen Arealen fällt die Aufgabe zu, die Aktivität in den spezifischen Arealen zu orchestrieren, in denen die zur Vorstellung erforderlichen Repräsentationen gespeichert liegen. Schließlich fallen einige Areale auf, die tatsächlich nur bei der Wahrnehmung realer Inhalte aktiviert werden. Es sind dies die phylogenetisch alten, primären, sensorischen Areale, die ihre Eingangssignale vorwiegend von den Sinnesorganen beziehen.

Unter bestimmten pathologischen Bedingungen, z. B. bei Halluzinationen, werden intern generierte Aktivitätsmuster als von draußen kommend wahrgenommen. In solchen Fällen ändern sich dann die Verteilungsmuster der Hirnrindenaktivität. Anders als beim Gesunden, der sich etwas vorstellt oder stumme Sprache spricht, werden bei halluzinierenden Patienten auch die primären Sinnesareale mit aktiviert. Bei akustischen Halluzinationen betrifft dies die primäre Hörrinde in der Heschelschen Querwindung der linken, sprachdominanten Hemisphäre. Jedesmal, wenn der halluzinierte Sprecher spricht, und die Patienten können das genau angeben, läßt sich eine Zunahme der Hirnaktivität messen. Die Aktivierung des primären sensorischen Areals erfolgt vermutlich über Rückkopplungsschleifen, die von höheren Hirnrindenarealen kommen. Wenn dieses primäre Areal in der sprachkompetenten Hemisphäre mit aktiviert wird, werden die selbsterzeugten Erregungsmuster offenbar so wahrgenommen, als kämen sie von draußen. Werden diese primären Areale nicht mit aktiviert, wie es bei Gesunden der Fall ist, wenn sie stumme Sprache sprechen, bleibt die Wahrnehmung des Gesprochenen als Selbsterzeugtes erhalten.

Diese Beispiele sollten deutlich machen, wie groß bei Wahrnehmungsprozessen der Anteil selbstgenerierter Aktivität sein kann. Es bestätigt dies auf eindrucksvolle Weise, was wahrnehmungsphysiologische Untersuchungen nahelegen: daß Wahrnehmung nicht als passive Abbildung von Wirklichkeit verstanden werden darf, sondern als das Ergebnis eines außerordentlich aktiven, konstruktivistischen Prozesses gesehen werden muß, bei dem das Gehirn die Initiative hat. Das Gehirn bildet ständig Hypothesen darüber, wie die Welt sein sollte, und vergleicht die Signale von den Sinnesorganen mit diesen Hypothesen. Finden sich die Voraussagen bestätigt, erfolgt die Wahrnehmung nach sehr kurzen Verarbeitungszeiten. Treffen sie nicht zu, muß das Gehirn seine Hypothesen korrigieren, was die Reaktionszeiten verlängert. In den meisten Fällen dürfte sich der Wahrnehmungsakt jedoch auf das Bestätigen bereits formulierter Hypothesen beschränken.

Somit erscheint, zumindest im Prinzip, nachvollziehbar, wie die Funktion des inneren Auges neuronal realisiert sein kann, wie das Sich-Gewahr-Werden seiner eigenen Wahrnehmungen und Empfindungen über die Etablierung von Metarepräsentationen erreicht werden kann, ohne daß es ontologischer Diskontinuitäten in der Evolution bedarf. Offenbar genügt es zum Aufbau von Metarepräsentationen, Areale hinzuzufügen, die auf hirninterne Prozesse genauso ›schauen‹ wie die bereits vorhandenen Areale auf die Peripherie.

## *Das Subjekt als kulturelles Konstrukt*

Unbehandelt blieb bisher die wohl schwierigste der Fragen, die gegenwärtig im Grenzgebiet zwischen Neurobiologie und Philosophie verhandelt werden – die Frage, ob wir innerhalb neurobiologischer Beschreibungssysteme angeben können, wie unsere Selbstkonzepte entstehen, unser Ichbewußtsein und unsere Erfahrung, ein autonomes Agens zu sein, das frei ist zu entscheiden. Es geht um die Frage, wie es möglich ist, daß unser Ich, das wir als eine mentale Entität erleben, losgelöst von allen materiellen Bindungen, etwas beschließen kann, das dann, um ausgeführt zu werden, in neuronale Aktivität übersetzt werden muß. Behandelt werden soll also die Frage nach unserem Selbstbewußtsein, nach unserer Erfahrung, ein autonomes, freies Ich zu sein.

Nach meinem Dafürhalten läßt sich diese Frage nicht mehr allein innerhalb neurobiologischer Beschreibungssysteme behandeln, da diese sich ausschließlich an der naturwissenschaftlichen Analyse einzelner Gehirne orientieren, siehe hierzu den Aufsatz von Singer (2000). Mir scheint hingegen, daß die Ich-Erfahrung bzw. die subjektiven Konnotationen von Bewußtsein kulturelle Konstrukte sind, soziale Zuschreibungen, die dem Dialog zwischen Gehirnen erwuchsen und deshalb aus der Betrachtung einzelner Gehirne nicht erklärbar sind. Die Hypothese, die ich diskutieren möchte, ist, daß die Erfahrung, ein autonomes, subjektives Ich zu sein, auf Konstrukten beruht, die im Laufe unserer kulturellen Evolution entwickelt wurden. Selbstkonzepte hätten dann den ontologischen Status einer sozialen Realität. In die Welt kamen diese wie die sie ermöglichenden Kulturen erst, nachdem die Evolution Gehirne hervorgebracht hatte, die zwei Eigenschaften aufwiesen: erstens, ein inneres Auge zu haben, also über die Möglichkeit zu verfügen, Protokoll zu führen über hirninterne Prozesse, diese in Metarepräsentationen zu fassen und deren Inhalt über Gestik, Mimik und Sprache anderen Gehirnen mitzuteilen; und, zweitens, die Fähigkeit, mentale Modelle von den Zuständen der je anderen Gehirne zu erstellen, eine ›theory of mind‹ aufzubauen, wie die Angelsachsen sagen. Diese Fähigkeit ist dem Menschen vorbehalten und fehlt dem Tier. Allenfalls Schimpansen haben eine wenn auch sehr begrenzte Möglichkeit, sich vorzustellen, was im anderen vorgeht, wenn er bestimmten Situationen ausgesetzt ist. Wir Menschen können dies in hervorragender Weise und sind deshalb in der Lage, in Dialoge einzutreten der Art »ich weiß, daß du weißt, wie ich fühle« oder »ich weiß, daß du weißt, daß ich weiß, wie du fühlst« usw. Interaktionen dieser Art führen also zu einer iterativen wechselseitigen Bespiegelung im je anderen. Diese Reflexion wiederum ist, wie ich glaube, die Voraussetzung dafür, daß der Individuationsprozeß einsetzen kann, daß die Erfahrung, ein Selbst zu sein, das autonom und frei agieren kann, überhaupt möglich wird.

Warum nun erscheint uns die Erfahrung mit den subjektiven Konnotationen von Bewußtsein von so ganz anderer Art als die anderen Erfahrungen mit sozialen Realitäten? Ich vermute, daß dies eine entwicklungspsychologische Begründung hat. Der Dialog, der den Individuationsprozeß erst möglich macht, vollzieht sich bereits in der frühen Kindheit und erlaubt erste Ich-Identifikationen schon nach den ersten paar Lebensjahren. Dieser frühe Dialog zwischen Bezugsperson und Kind vermittelt diesem in sehr prägnanter und asymetrischer Weise die Erfahrung, offenbar ein autonomes, frei agierendes, verantwortliches Selbst zu sein, hört es doch ohne Unterlaß: »tu nicht dies, sondern tu das, laß das, sonst – –«, oder »mach das, andernfalls – –!« Diese Hinweise sind in idealer Weise dazu angetan, dem Kind klarzumachen, daß es offensichtlich frei ist, zu entscheiden, was zu tun ist, und daß es für seine Entscheidung zur Verantwortung gezogen, belohnt oder bestraft werden kann. Wichtig für mein Argument ist nun, daß dieser frühe Lernprozeß in einer Phase sich ereignet, in der die Kinder noch kein episodisches Gedächtnis aufbauen können. Wir erinnern uns nicht an die ersten zwei bis drei Lebensjahre, weil in dieser frühen Entwicklungsphase die Hirnstrukturen noch nicht ausgebildet sind, die zum Aufbau eines episodischen Gedächtnisses erforderlich sind. Es geht dabei um das Vermögen, Erlebtes in raumzeitliche Bezüge einzubetten und den gesamten Kontext des Lernvorganges und nicht nur das Erlernte selbst zu erinnern. Zwar kann auch ohne episodisches Gedächtnis gelernt werden, es fehlt aber dann die kontextuelle Einbettung des Gelernten: Man weiß das Gelernte, spürt das Erfahrene, aber weiß nicht, woher das Wissen, woher die Erfahrung kommt. Was Kleinkinder wissen, wissen sie *an sich*. Fragt man sie, woher sie dies oder jenes wissen, dann werden sie sagen, dies sei halt so, selbst wenn ihnen das Abgefragte erst vor kurzem beigebracht wurde.

Diese frühkindliche Amnesie scheint mir dafür verantwortlich, daß die subjektiven Konnotationen von Bewußtsein für uns eine ganz andere Qualität haben als die Erfahrungen mit anderen sozialen Konstrukten. Vielleicht erleben wir diese Aspekte unseres Selbst deshalb auf so eigentümliche Weise als von ganz anderer Qualität, als aus Bekanntem nicht herleitbar, weil die Erfahrung, so zu sein, in einer Entwicklungsphase installiert worden ist, an die wir uns nicht erinnern können. Wir haben an den Verursachungsprozeß keine Erinnerung. Und deshalb erscheinen uns die subjektiven Aspekte von Bewußtsein als immer schon dagewesen, als von aller Gebundenheit losgelöst, als alles Materielle transzendierende

Entitäten, die jeder Verursachung entzogen sind und jedem reduktionistischen Erklärungsansatz trotzen.

Aus neurobiologischer Sicht liegt somit der Schluß nahe, daß auch die höheren Konnotationen von Bewußtsein, die wir mit unseren Konzepten von Freiheit, Identität und Verantwortlichkeit verbinden, Produkt eines evolutionären Prozesses sind, der zunächst Gehirne hervorgebracht hat, die in der Lage waren, eine Theorie des Geistes zu erstellen und mentale Modelle der Befindlichkeit des je anderen zu entwerfen. Dies und die Herausbildung differenzierter Sprachen ermöglichte die Entwicklung von Kommunikationsprozessen, die schließlich zur Evolution menschlicher Kulturen führte und zur Emergenz der nur den Menschen eigenen subjektiven Aspekte von Bewußtsein. Wenn dem so ist, wenn also die subjektiven Konnotationen von Bewußtsein Zuschreibungen sind, die auf Dialogen zwischen sich wechselseitig spiegelnden Menschen gründen, dann ist zu erwarten, daß die Selbsterfahrung von Menschen kulturspezifische Unterschiede aufweist. Auch kann nicht ausgeschlossen werden, daß bestimmte Inhalte dieser Selbsterfahrung, beispielsweise die Überzeugung, frei entscheiden zu können, illusionäre Komponenten haben. Im Bezugssystem neurobiologischer Beschreibungen gibt es keinen Raum für objektive Freiheit, weil die je nächste Handlung, der je nächste Zustand des Gehirns immer determiniert wäre durch das je unmittelbar Vorausgegangene. Variationen wären allenfalls denkbar als Folge zufälliger Fluktuationen. Innerhalb neurobiologischer Beschreibungssysteme wäre das, was wir als freie Entscheidung erfahren, nichts anderes als eine nachträgliche Begründung von Zustandsänderungen, die ohnehin erfolgt wären, deren tatsächliche Verursachungen für uns aber in der Regel nicht in ihrer Gesamtheit faßbar sind. Nur ein Bruchteil der im Gehirn ständig ablaufenden Prozesse ist für das innere Auge sichtbar und gelangt ins Bewußtsein. Unsere Handlungsbegründungen können folglich nur unvollständig sein und müssen a posteriori Erklärungen miteinschließen.

Hier also haben wir ein weiteres Beispiel dafür – die moderne Physik hält weitere bereit –, daß naturwissenschaftliche Erklärungsmodelle mit subjektiven Erfahrungen und auf Intuition beruhenden Überzeugungen in krassem Widerspruch stehen können. Die Rezeptionsgeschichte der heliozentrischen Kosmologielehre und der Darwinschen Evolutionstheorie legen nahe, daß sich schließlich die naturwissenschaftlichen Beschreibungen gegen Überzeugungen durchsetzen, die auf unmittelbarer Wirklichkeitserfahrung beruhen, und daß wir uns schließlich an die neuen Sichtweisen gewöhnen. Ob dies auch der Fall sein wird für Erkenntnisse, die unser Selbstverständnis noch nachhaltiger verändern als die vorangegangenen wissenschaftlichen Revolutionen, muß die Zukunft beantworten. Unaufschiebbar werden jedoch schon jetzt Überlegungen über die Beurteilung von Fehlverhalten, über unsere Zuschreibungen von Schuld und unsere Begründungen von Strafe.

## *Literaturhinweise*

Singer, W. and Gray, C. M.: Visual feature integration and the temporal correlation hypothesis. Annu. Rev. Neurosci. 18: 555-586 (1995).

Singer, W.: Neuronal synchrony: A versatile code for the definition of relations? Neuron 24: 49-65 (1999a).

Singer, W.: Das Bild im Kopf – Ein Paradigmenwechsel. In: Gene, Neurone, Qubits & Co. (Hrsg.) Ganten D. Stuttgart, Heidelberg 1999b, S. 267-278.

Singer, W.: Phenomenal awareness and consciousness from a neurobiological perpective. In: Neural Correlates of Consciousness – Empirical and Conceptual Questions. (Ed.) Metzinger T. Cambridge, Mass. 2000.

# Simulationsmodelle für den menschlichen Geist: Kann man die psychischen Tätigkeiten nachahmen?

von

Gerd Lüer

Das Thema, über das ich heute abend spreche, endet mit der Frage: Kann man die psychischen Tätigkeiten nachahmen? Bitte erwarten Sie nicht, daß ich sie mit einem klaren ›Ja‹ oder ›Nein‹ beantworte. Mein Ziel ist es vielmehr, Ihnen zu zeigen, wie lange man schon an diesem Problem arbeitet und wie der heutige Stand des Wissens dazu ist. Daraus wird einsichtig werden, warum eine endgültige Beantwortung der gestellten Frage derzeit offenbleiben muß.

Worum geht es in unserem Thema? Zentral ist der Begriff *Simulation*. Simulieren heißt soviel wie *wirklichkeitsgetreu nachahmen*. Im Alltag verwenden wir diesen Begriff allerdings auch im Sinne von *vortäuschen*. Uns geht es um die wirklichkeitsgetreue Nachahmung, wenngleich ich die Doppelbödigkeit des benutzten Begriffes als eine Art Rahmen für meinen Vortrag nutzen möchte.

Mit Simulationen kann man sehr unterschiedlichen Ansprüchen folgen: Wenn zum Beispiel die Piloten der Deutschen Lufthansa in vorgeschriebener Regelmäßigkeit eine Simulationskabine aufsuchen müssen, mit der routinemäßige Flugabläufe, aber auch Gefahren- und Katastrophensituationen nachgeahmt werden, haben wir ein Beispiel für wirklichkeitsgetreue Simulation. Tatsächlich wird hier das Fluggeschehen aus der Sicht eines Flugzeugführers so realistisch nachgebildet, daß den geprüften Piloten in der Simulationskabine ein gravierender Unterschied zum alltäglichen Fliegen gar nicht mehr bewußt wird. Dieser Simulation gelingt es also, die mit dem Führen eines Verkehrsflugzeuges verbundenen Anforderungen realitätsgetreu nachzuahmen, ohne dabei jemanden in Gefahr zu bringen. Gleichzeitig profitieren die geprüften Piloten von den simulierten Szenarien, weil sie lernen, feste Verhaltensmuster für auftretende Gefahrensituationen parat zu halten und einzuüben und bis zur automatischen Beherrschung einzulernen.

Eine ganz andere Situation ist gegeben, wenn Menschen selber Simulatoren sind. Viele von Ihnen werden die amüsante Darstellung aus Thomas Manns *Bekenntnisse des Hochstaplers Felix Krull* kennen. Dort simuliert der Held der Geschichte vor der Musterungskommission einen epileptischen Anfall mit dem Ziel, nicht zum Militär eingezogen zu werden. Die Perfektion, mit der er den Ausfall seines Bewußtseins vorführt, bringt die Kommission schnell zu dem von Krull erwünschten Resultat ›ausgemustert‹. Daß derartige Simulationen – und hier bewegen wir uns nun im Bereich des Vortäuschens – nicht immer erfolgreich verlaufen, belegt ein anderes Beispiel aus der Literatur. In Jaroslav Hašeks *Die Abenteuer des braven Soldaten Schwejk* wird eine Lazarettstation beschrieben, in der sich nach Auffassung des dort herrschenden Oberarztes nur Simulanten aufhalten, die nichts anderes im Sinn haben, als in ihre Heimat entlassen zu werden. Dort äußert sich einer der Simulanten über das Vortäuschen einer Anfallskrankheit so:

> Alle solche Krankheiten, wo man Schaum vorm Maul braucht, ... lassen sich schlecht simulieren. Wie zum Beispiel die hinfallende Krankheit. Da war hier auch einer mit hinfallender Krankheit, der hat uns immer gesagt, daß es ihm auf einen Krampf nicht ankommt, so hat er auch manchmal zehn in einem Tag zuwege gebracht. Er hat sich in Krämpfen gewunden, hat die Fäuste geballt, hat die Augen herausgewälzt, daß er ausgesehen hat, wie wenn er sie auf Stielen hätt, hat um sich geschlagen, die Zunge herausgestreckt, kurz, ich sag' euch, eine herrliche erstklassige hinfallende Krankheit, so eine ganz echte. Auf einmal hat er Schwellungen bekommen, zwei am Hals, zwei am Rücken, und aus war's mit den Krämpfen und mit dem Auf-den-Boden-Schlagen, weil er den Kopf nicht hat rühren können, nicht sitzen und nicht liegen. Er hat Fieber gekriegt, und im Fieber hat er bei der Visite alles verraten.

Gescheitert ist hier der Versuch einer langfristigen wirklichkeitsgetreuen Nachahmung. Hinzuzufügen ist allerdings, daß Simulationen durch menschliches Verhalten nicht immer mit der Absicht verbunden sind, etwas vorzutäuschen. Wenn Konrad Lorenz mit Graugänsen, die auf ihn geprägt waren, zusammen im See geschwommen ist, so ist ihm eine wirklichkeitsgetreue Nachahmung der Bindung zwischen Muttertier und ihren Jungen gelungen.

Im folgenden nun werde ich mich mit Entwicklungen von Simulationsmodellen des menschlichen Geistes beschäftigen. Ziel solcher Bemühungen ist es, Leistungen und Funktionen, die der menschliche Geist erbringen kann, wirklichkeitsgetreu nachzuahmen. Über etwa ein halbes Dutzend derartiger Simulationssysteme wird in der aktuellen wissenschaftlichen Literatur berichtet. Alle diese Systeme laufen heute auf Computern.

Beginnen wir zunächst mit einer Analogie. – Es ist lange Zeit ein Traum der Menschheit gewesen, sich von der Erde abheben zu können und sich im Fluge durch die Luft zu bewegen. Erfinder vergangener Jahrhunderte versuchten dieses Problem zu lösen, indem sie Maschinen bauten, die das Flügelschlagen von Vögeln nachahmen sollten. Dabei kam es zu schweren Unfällen mit körperlichen Verletzungen und tödlichem Ausgang. Erst der Abschied von der Vorstellung, den Vogelflug wirklichkeitsgetreu nachahmen zu können, und die Hinwendung zu Flugbewegungen von Geschossen ebneten den Weg zur Entwicklung des Flugzeuges. So gelang es den Brüdern Wright 1904 als ersten, Flugmaschinen zu konstruieren, die auf den Prinzipien von starkem Antrieb und von Gleitflug basierten. Sie konnten zumindest für wenige Minuten in der Luft gehalten werden, zu Anfang sogar nur für einige Sekunden.

Wir erkennen an diesem Beispiel eine erste Gefahr, die mit der Entwicklung von Simulationsmodellen verbunden ist. Erst die Erkenntnis, daß die Flugbewegungen des Vogels aus uns heute einsichtigen Gründen auf den Menschen nicht übertragbar sind, führte zur Beschäftigung mit dem Flugverhalten von Kanonenkugeln, also zu der Untersuchung einer ganz anderen Art des Fliegens und damit zur Entdeckung der relevanten Prinzipien zur Konstruktion von Flugzeugen.

Ein alter Menschheitstraum wie das Fliegen ist es auch, verstehen zu können, was passiert, wenn Menschen intelligente Leistungen vollbringen wie zum Beispiel das Denken. Auch hier bieten sich Simulationsversuche an, die als Modellvorstellungen für die Erklärung menschlicher Denkvorgänge dienen können. Auch wenn sich heute der Computer als dasjenige Instrument aufdrängt, mit dem man das Denken wohl am ehesten wirklichkeitsgetreu nachahmen könnte, befinden wir uns damit noch keineswegs auf einem sicheren Weg. In einem Vortrag einer früheren Ringvorlesung habe ich begründet, warum zum Beispiel der auf einem Computer laufende Schachautomat *Deep Blue*, der 1997 den amtierenden Schachweltmeister Gari Kasparow besiegte, weder als intelligent in seinen Leistungen noch als Simulationsmodell für menschliches Denken angesehen werden kann. So müssen wir uns zunächst wohl darum kümmern, welche Leistungen, die heute von Maschinen, insbesondere natürlich von Computern, erbracht werden, als intelligent zu bezeichnen sind. Die Beantwortung dieser Frage ist besonders für einen Wissenschaftsbereich relevant, der im Grenzgebiet zwischen Psychologie und Informatik liegt, der Erforschung künstlicher Intelligenzen. Dort hat man vier Anforderungen definiert, die vorhanden sein müssen, wenn künstlichen Systemen die Eigenschaft *intelligent* zugeschrieben werden soll.

(1) *Wissensrepräsentation.* Über die Alltagswelt sowie über Spezialgebiete muß ein Hintergrundwissen vorhanden sein, mit dem eine intelligente Maschine arbeiten kann. Ein Teil dieses Wissens besteht aus Regeln, mit denen aus verfügbarem Wissen neue Schlußfolgerungen gezogen werden können (sogenannte Inferenzregeln).

(2) *Lernmechanismen.* Damit wird das künstliche System in die Lage versetzt, das eigene Wissen durch Lernvorgänge ständig zu erweitern und zu verändern.

(3) *Heuristische Suchverfahren.* In Problemsituationen, in denen die Möglichkeiten für Lösungswege so zahlreich sind, daß sie unübersehbar werden, helfen sogenannte Heuristiken häufig weiter. Dabei handelt es sich um Faust- und Daumen-Regeln, die nicht sehr präzise und auch nicht in jedem Fall gültig sind, aufgrund von vorangegangenen Erfahrungen jedoch eine hohe Wahrscheinlichkeit des Zutreffens besitzen. Am Schachspiel läßt sich der Sinn von heuristischen Suchverfahren erklären: Die Anzahl möglicher und unterschiedlicher Zustände dieses Brettspieles wird heute auf 13 bis 15 Milliarden geschätzt. Niemand kann auch nur ungefähr übersehen, welche späteren Konstellationen sich als Konsequenz eines bestimmten Spielstandes ergeben können. Hier helfen allgemeine Erfahrungsregeln und Strategien weiter, die Entscheidungen über zukünftige Züge wirkungsvoll unterstützen können.

(4) *Planungsverfahren.* Damit werden zum Beispiel Teilziele festgelegt, wie ein verfolgtes Ziel erreicht werden kann oder auch wie Fehler oder sogar katastrophale Mißgriffe zu vermeiden sind.

Schon an diesen vier Kriterien kann man eindeutig zeigen, daß der Schachcomputer *Deep Blue* für ein intelligentes System zu viele massive Defizite aufweist, um als intelligent gelten zu können. So nutzt *Deep Blue* zum Beispiel kein strategisches Wissen.

Nehmen wir nun einen wissenschaftshistorischen Faden auf und untersuchen, welchen Weg die Entwicklung von intelligenten Maschinen genommen hat. Der holländische Wissenschaftshistoriker Douwe Draaisma beschreibt den Fortschritt der Entwicklung künstlicher intelligenter Systeme als Zusammenlaufen von zwei Entwicklungslinien. Auf der einen Seite geht es um Fortschritte in der Technik und im Apparatebau. Auf der anderen Seite nennt er Einsichten und Anwendungen aus den Gebieten der Mathematik, Logik und Philosophie als wichtige Voraussetzungen für die Entstehung künstlicher intelligenter Systeme. Vernon Pratt hat drei wichtige Stationen aus der Geschichte aufgearbeitet, die diese Konvergenz gut belegen können.

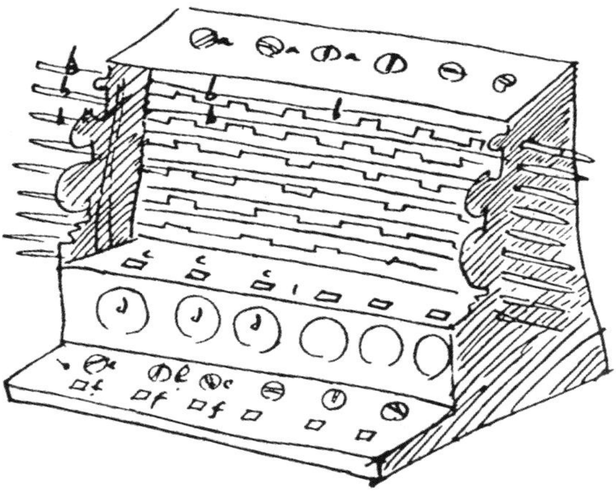

Abb. 1: Skizze von Wilhelm Schickard zu seiner Rechenuhr.

Mit der Ausweitung des Welthandels zum Ende des 16. Jahrhunderts entstanden praktische Probleme für die nun weltweit fahrenden Handelsschiffe. Eines der Hauptprobleme betraf die Navigation, also die Orientierung der Schiffe auf offenem Meer. Dazu benötigte man zwei Dinge: Präzisionsinstrumente zur Messung der Zeit sowie mathematische Methoden zur exakten Auswertung der erhaltenen Beobachtungs- und Meßergebnisse. Erst in der Mitte des 18. Jahrhunderts standen Zeitmesser mit ausreichender Genauigkeit zur Verfügung, wovon zum Beispiel der Entdecker James Cook (1728-1779) stark profitierte. Von diesem Zeitpunkt an wurde zuverlässiges und exaktes Navigieren auf den Weltmeeren möglich, als nämlich Meßtechnik und die Anwendung mathematischer Methoden die präzise Bestimmung von Längengraden ermöglichten. Man kann es auch so ausdrücken: Mathematik und Technik ermöglichten intelligente Führung von Schiffen.

Zu diesem wichtigen Schritt kam es, als man für die Vorgänge des Rechnens, also der Anwendung von Mathematik, Maschinen ersann. Die erste Rechenmaschine für alle vier Grundrechenarten baute der Tübinger Professor Wilhelm Schickard (1592-1635). In Abb. 1 sehen Sie einen zeichnerischen Entwurf von Schickard für seine erste Rechenmaschine aus dem Jahre 1623. (Das ist das Geburtsjahr von Blaise Pascal (1623-1662), dem fälschlicherweise die Konstruktion einer ersten Rechenmaschine zugeordnet wird; sie wurde von Pascal erst 1642 vorgestellt.) Im Jahre 1623 also beschreibt Schickard seine ›Rechenuhr‹ in einem Brief an Johannes Kepler (1751-1630). Leider verbrannte dieses erste Wunderwerk schon ein Jahr später, so daß wir heute diesen ersten Rechner nur aus dem zitierten Brief kennen.

Einen größeren und weit bedeutungsvolleren Schritt machte Gottfried Wilhelm Leibniz (1646-1716). Er entwarf eine noch ausgeklügeltere Maschine. Leibniz hatte zusätzlich Ideen entwickelt, die das Verhältnis zwischen menschlichem und maschinellem logischen Denken betrafen. Dadurch, so begründete Leibniz, daß die Logik sich als mathematisierbar und in Formeln überführbar erweise, und dadurch, daß mathematische Formeln auf Rechenmaschinen verarbeitet werden können – dadurch müßte es auch möglich sein, die mit Mitteln der Logik ausgedrückten Schlußfolgerungen in Maschinen zu mechanisieren. Wenn in einer Rechenmaschine mathematische Ausdrücke vorhanden seien, die für logisches Schlußfolgern stünden, und wenn die erfundenen Rechenmaschinen diese Formeln verarbeiten könnten, dann liefe in den Rechenmaschinen tatsächlich ein Schlußfolgerungsprozeß ab. Für die Umwandlung von logischen Sätzen in Zahlen entwickelte Leibniz eine eigene Sprache, welche die Ungenauigkeiten einer natürlichen Sprache vermeiden sollte. Nach Leibniz' Vorstellungen sollte damit ein ganzer Ideendisput zwischen Menschen in eine Kunstsprache übersetzbar werden, der dann wiederum auf Rechenmaschinen verarbeitet werden konnte. Da Leibniz nicht nur Wissenschaftler, sondern auch Diplomat war, schwebte ihm vor, Meinungsverschiedenheiten zwischen Diskutanten auf diese Weise rechnerisch-maschinell entscheidbar zu machen. Wir finden hier bei Leibniz schon Gedanken vor, die der Simulation von logischen Denkprozessen auf einer Maschine sehr nahekommen.

Bereits vor Leibniz hatte der Engländer John Wilkens an einer universellen Sprache gearbeitet, in die alles Wissen übersetzbar werden sollte. Eine solche philosophische Algebra sollte Ideen präzise und unzweideutig ausdrücken. Aus diesen Arbeiten hat Wilkens eine Kryptographie entwickelt, also eine Verschlüsselungsmethode für Nachrichten: Mit Hilfe von dem Anschein nach willkürlichen Knoten an einem Faden – in Abb. 2 als schwarze Punkte erkennbar – kann eine Nachricht übermittelt werden, wenn Sender und Empfänger über das gleiche Nagelbrett verfügen. Spannt man den Faden über dieses Nagelbrett, so können den Knoten Buchstaben zugeordnet werden, und die Knotensequenz ergibt den abzulesenden Text. Im Beispielsfalle ist abzulesen: *Beware of the bearer who is sent as a spy over you.*

Noch aus einer ganz anderen Richtung kamen Anregungen, ›denkende‹ Maschinen zu bauen. So hatte der Franzose Joseph-Marie Jacquard (1752-1834) einen programmierbaren Webstuhl erfunden, der mit 2400 Karten gesteuert wurde. Jede Karte enthielt bis zu 1000 Perforationen.

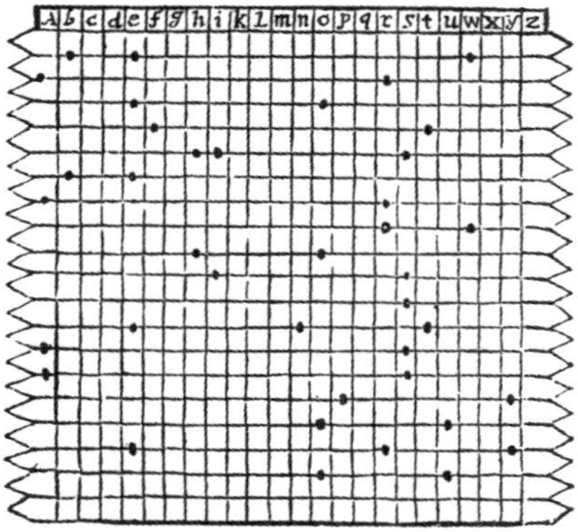

Abb. 2: Kodierung einer Botschaft von John Wilkens (abgebildet in J. Wilkens, Mercury: or the secret and swift messenger. London 1641).

Das Steuerungsprinzip kennen wir von Drehorgeln. Jacquards Webstuhl war in der Lage, ›automatisch‹ ein Schwarzweißporträt von dem Erfinder selbst zu weben (siehe Abb. 3).

Diese Erfindung regte wiederum den englischen Mathematiker Charles Babbage (1792-1871) an, eine sogenannte *Analytical Engine* nach demselben Prinzip zu konstruieren. Sie bestand aus einer zentralen Verarbeitungseinheit (mill), in die Zahlen eingegeben wurden und die als Resultat der Berechnungen Zahlen ausgeben konnte. Das Ergebnis wurde in einem Magazin (storehouse) aufbewahrt und konnte für spätere Schritte wiederverwendet werden. Auch diese Maschine wurde mit Operation Cards wie bei einer Drehorgel gesteuert. Für eine Zeitgenossin war Babbages Maschine ein mathematischer Webstuhl: »The analytical engine waves algebraic patterns just as the Jacquard-loom weaves flowers and leaves.« Zwar wurde Babbages Maschine nur als Entwurf fertiggestellt, mit ihr begründete der Erfinder aber eine *Science of Operations*, mit deren Hilfe man ganze Abläufe nachahmen und sinnvolle intelligente Produkte herstellen konnte.

Nochmals einen Schritt weiter führten die Überlegungen des Mathematikers George Boole (1815-1864). In seinen *Laws of Thought* versuchte er sich an einer Mathematik des menschlichen Geistes. Über die von Friedrich Ludwig Gottlob Frege (1848-1925) eingeführten Wahrheitswerte entwickelte er eine binäre Logik, die in den Zahlen 1 und 0 ausdrückbar wurde. Mit einer parallelen Idee entwickelte der Logiker William Stanley Jevons (1835-1882) ein System der Formalisierung für logische Beweise. Diese setzte er in einer mechanischen Maschine um, die er *Logical Piano* nannte. Ein Uhrmacher baute ihm das in Abb. 4 dargestellte aufrecht stehende Klavier, über dessen Tasten logische Prämissen eingegeben

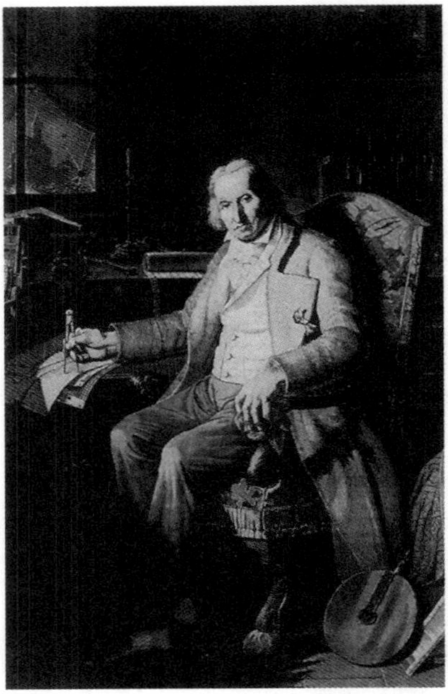

Abb. 3: Seidenporträt von Joseph-Marie Jacquard, hergestellt mit einem programmierten Webstuhl.

werden konnten. Dieses Wunderwerk verfügte über alle Operationen zum Beweis logischer Sätze.

Aus der hier nur unvollständigen Übersicht über Bemühungen, Ideen und logisches Schlußfolgern in präzisen Sprachen auszudrücken und sie zu mathematisieren mit der Folge, sie danach in mechanischen Maschinen weiterverarbeiten zu können, erkennen wir Vorläufer für die Simulation geistiger Fähigkeiten des Menschen auf Maschinen. Dem Zeitgeist entsprechend benutzt man dazu mechanische Maschinen vom Uhrwerk über den Webstuhl bis zur Drehorgel und zum Piano.

Bevor wir nun den Weg zur Entwicklung des Computers weiterverfolgen, verweilen wir noch einen kurzen Augenblick in der Psychologiegeschichte. In der Gegenwartsliteratur unseres Faches ist es sehr beliebt, die seit den 50er Jahren so genannte *Kognitive Wende* in der Psychologie als Reaktion auf den gut vierzig Jahre vorher ›wütenden‹ Behaviorismus zu verstehen. Die Argumentation ist plausibel und schlicht zugleich: Da Behavioristen nur Reaktionen auf vorangegangene Reize untersuchten und dabei die Beachtung jedweder innerpsychischer Prozesse als reine Metaphysik ablehnten, nannte man den von ihnen gewählten Zugang auch die sogenannte Black-Box-Psychologie. Denn was in kognitiven

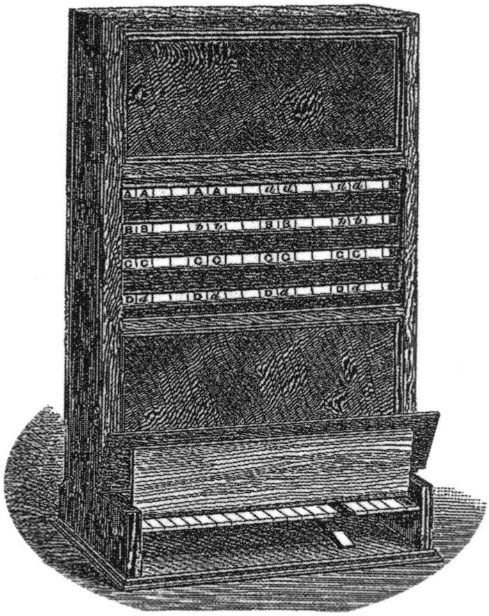

Abb. 4: Logical Piano von William Stanley Jevons.

Prozessen und anderen psychischen Tätigkeiten beim Menschen vorgeht, erklärten die Behavioristen zu unentschlüsselbaren Geheimnissen in einer Black Box, die durch Wissenschaft nie und nimmer zu erhellen sei, da sie eben der Beobachtung nicht direkt zugänglich sind. Die darauf folgende Kognitive Psychologie machte es sich zur Aufgabe, gerade jene innerpsychischen Prozesse aufzuklären, die zum Beispiel beim Denken oder beim Problemlösen ablaufen. Man nannte diese neue Psychologie deshalb einfach White-Box-Psychologie. Damit rechtfertigte sich die moderne Kognitionspsychologie aus Versäumnissen ihrer Vorgänger. Aber ganz so einfach ist die Angelegenheit denn doch nicht.

Der amerikanische neobehavioristische Psychologe Clark Leonard Hull (1884-1952) arbeitete – wie übrigens die meisten Behavioristen – auf dem Gebiet der Erforschung des Lernens. Bevor er zur Psychologie kam, hatte er Elektrotechnik studiert. Diese Herkunft veranlaßte ihn wohl auch, eine völlig durchmathematisierte Psychologie des Lernens zu formulieren. Seine Lerntheorie stand auf dem Fundament von 17 formelmäßig ausgedrückten Postulaten und von 15 zusätzlichen Ableitungen, die er Kollaterale nannte. Überprüft wurden die Postulate durch Experimente, in denen vornehmlich Ratten durch Labyrinthe liefen und nach

Futterpillen suchten. Auf diese Weise gewann er, insbesondere in der Annahme von Bedingungen, die das Lernen unterstützen, Resultate, die heute zum festen Wissenskanon der Lernpsychologie zählen. So wird Hulls Ansatz in den heutigen Lehrbüchern beschrieben – und mit diesem Wissen habe ich auch meine Examina bestanden.

Hull ging jedoch – und das ist in unserem Fach weitgehend unbekannt – noch einen wesentlichen Schritt weiter. Trotz des hohen Grades an Präzisierung und Objektivierung, den Hull in seinen Arbeiten immer anstrebte, blieb er nämlich unzufrieden. Begriffe wie Instinkt, Belohnung, Hemmung unter anderem erschienen ihm für eine Wissenschaft mit noch viel zu viel Metaphysik belastet. So kam ihm die Idee, die von ihm untersuchten Prozesse des Lernens in elektrische Schaltbilder zu übersetzen. Dazu existiert eine Zeichnung von ihm, die mit einfachen Mitteln den sogenannten *bedingten Reflex*, wie wir ihn von Iwan Petrowitsch Pawlows (1841-1936) Hund kennen, elektrotechnisch simuliert (siehe Abb. 5). Diese Darstellungsweise erlaubt es Hull, statt von Hemmung beim Lernen von Widerständen im elektrischen Sinne zu sprechen.

Seine Konstruktionen nannte er *Psychic Machines*, die in Washington im Smithonian Museum heute noch zu besichtigen sind. Und er gab 1926 die Prognose ab, daß es zukünftig gelingen werde, intelligente Maschinen zu entwickeln, die einsichtiges Handeln nachahmen können und damit menschliche psychische Prozesse simulieren. Einen Geist benötigte Hull dazu nicht, auf den intelligente Leistungen des Menschen zurückgeführt werden können. Damit blieb er als Neobehaviorist konsequent bei seiner antimentalistischen Interpretation der Entstehung des menschlichen Verhaltens. Gleichzeitig nahm er aber Gedanken vorweg, die wenige Jahre später in der sogenannten Automatentheorie konsequent weiterbearbeitet und gelöst wurden und die ein Kernstück der White-Box-Psychologie wurden.

Von allergrößter Bedeutung für unser Thema war die Arbeit des 25jährigen englischen Mathematikers Allan Mathison Turing (1912-1954) über mathematische Logik, die 1936 erschien. Darin analysierte er Eigenschaften von sogenannten *Effective Procedures* – effektiven Verfahren also. Diese effektiven Verfahren – Turing führte das beim Beweisen lösbarer mathematischer Probleme vor – bestehen aus einer endlichen Menge nacheinander auszuführender Schritte. Turing stellte sich diese so vor, wie eben Menschen vorgehen, wenn sie schrittweise Probleme lösen. Eine solche Folge festgelegter Verarbeitungsschritte bezeichnen wir heute auch als *Algorithmus*.

Turings geniale Idee war es nun, zu fragen: Wie können wir zeigen, daß ein solches effektives Verfahren tatsächlich vollständig ist und ohne

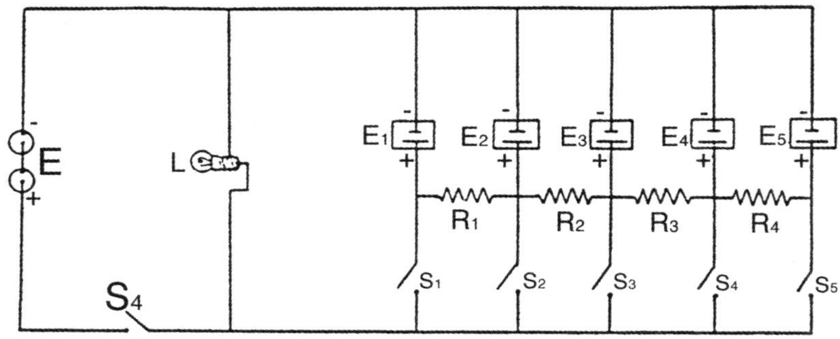


Abb. 5: Elektrotechnischer Schaltkreis für den bedingten Reflex von Clark Leonard Hull (aus R. G. Krueger & C. L. Hull, An electrochemical parallel to the conditioned reflex. Journal of General Psychology, 1931, 5, 262-269).

Hinzunahme von Intelligenz zum sicheren Ergebnis führt? Wie können wir also zeigen, daß eine derartige Vorgehensweise bei der Lösungsgewinnung vollautomatisch ist und keiner zusätzlichen menschlichen Intelligenz mehr bedarf? Hierzu dachte er sich eine Maschine, die er Automat nannte, die diese Schritte ausführen kann und somit unweigerlich zur Lösung führt. Diese von Turing erdachte Maschine, die nur in seiner Vorstellung existierte und real nicht vorhanden war, wird heute *universelle Turing-Maschine* genannt. Wenn wir heute mit Schachcomputern umgehen, so arbeiten wir mit einer tatsächlich realisierten universellen Turing-Maschine. Sie verfügt über effektive Verfahren zum Schachspiel.

Ebenso wurde auch das menschliche Gehirn von Turing als eine biologische Realisation einer universellen Turing-Maschine angesehen. Da die Psychologie zum Beispiel das logische Denken beim Menschen untersucht, war es für Turing klar, daß die Psychologie universelle Turing-Maschinen zu entwickeln hat, mit denen man das logische Denken bis zum Finden der Lösung simulieren kann. Diese weitergehenden Ideen entwickelte Turing in den 40er Jahren, als die Konstruktion von Computern voranschritt und damit die von ihm selbst nur erdachten und in der Vorstellung vorhandenen Geräte nun wirkliche Form und Gestalt annahmen.

Nun wäre es ein Mißverständnis zu meinen, daß aus den beschriebenen theoretischen Vorarbeiten die Entwicklung von Computern folgerichtig hervorgegangen wäre. Computer entstanden unter ganz anderen Wünschen und Vorstellungen. So hat der deutsche Bauingenieur Konrad Zuse (1910-1995) den ersten Computer im Jahre 1941 konstruiert, weil er nämlich des vielen routinemäßigen Rechnens in der Baustatik müde war. Er wußte nichts von Turings Arbeiten, und Turing wußte zunächst auch nicht, daß bei Zuse eine seiner ersten universellen Maschinen entstand.

Eine andere Entwicklungslinie, an der erheblich mehr Wissenschaftler arbeiteten, ist in den USA zu finden, wo mit der Erfindung neuer Waffen im Zweiten Weltkrieg ballistische Berechnungen von sehr großem Umfang notwendig wurden, für die man dringend rechnerische Unterstützung benötigte. Der erste Auftrag zur Konstruktion eines Rechenautomaten wurde an die Moore-School of Electrical Engineering vergeben; das Produkt erhielt den Namen ENIAC *(Electronic Numerator, Integrator, Analyzer, and Computer).* Turing besichtigte dieses Monstrum im Jahre 1942 und traf dort mit dem Mathematiker John von Neumann (1903-1957) zusammen, auf den wesentliche Entwicklungen des Computers zurückgehen. ENIAC bestand aus 18.000 Radioröhren, 70.000 Widerständen und 6.000 Schaltern, die zum Programmieren von Hand bedient werden mußten. Das Programmieren dieser Maschine wurde wegen der umständlichen und zeitraubenden Handhabung von ihren damaligen Bedienern als Einbahnstraße in das Irrenhaus bezeichnet. Dieser erste große Computer kam übrigens im Kriege nicht mehr zum Einsatz, da er zu spät fertig wurde.

Computer in unserem heutigen Sinne standen für die Wissenschaft erst mit dem Beginn der 50er Jahre zur Verfügung. Dennoch dauerte es einige Jahre, bis der amerikanische Informatiker Allan Newell (1927-1992) und der Psychologe und Nobelpreisträger Herbert A. Simon die ersten Schritte zur Simulation geistiger Prozesse auf Computern taten. Nachdem Turing das Prinzip der universellen Maschine entdeckt hatte, fehlte eigentlich nur noch ein kleiner Schritt, um eine Turing-Maschine zur Simulation intelligenter Leistungen bauen zu können. Auch die beiden genannten amerikanischen Wissenschaftler begannen damit, was in diesem Bereich nun schon seit Jahrhunderten Tradition geworden war: Sie simulierten den Ablauf des logischen Schließens. Hierzu ließen sie ihren Computer, den sie *Logic Theorist* (LT) nannten, alle im Standardwerk über Logik von den englischen Mathematikern Alfred North Whitehead (1861-1947) und Bertrand Russell (1872-1970) vorkommenden logischen Beweise durchrechnen. Zwei wichtige Ergebnisse stellten sich heraus: (1) LT konnte alle Probleme richtig lösen – ein Triumph der Turingschen Idee von der universellen Maschine. (2) Sie fanden bei dieser Gelegenheit eine Menge von Rechen- und Druckfehlern heraus, die in dem Standardwerk der Logik vorkamen und nun ausgemerzt werden konnten.

1958 kam es zu einer weiteren Turing-Maschine der amerikanischen Forschergruppe um Newell und Simon. Sie wurde ohne bescheidene Zurückhaltung *General Problem Solver* (GPS) genannt und war in der Lage, einfache Brettspiele wie Mühle und Dame zu spielen sowie vielerlei Denksportaufgaben zu lösen. Der sehr begrenzte Speicherplatz der damaligen Computer erlaubte unter anderem noch kein Schachspielen. Im selben Jahr erschien von Newell, Shaw und Simon die erste bahnbrechende Arbeit, die den Titel trug: *GPS: A system that simulates human thought.* Das war nun das erste und umfassendere System, das geistige Prozesse des Menschen zu simulieren versuchte.

Und sofort ging man daran, menschlichen Probanden und dem *General Problem Solver* die gleichen Probleme vorzulegen und die von den Menschen und dem Computer gefundenen Lösungen und Lösungswege direkt miteinander zu vergleichen. Dazu verwendete man zum Beispiel sogenannte kryptarithmetische Aufgaben wie die folgende:

$$\begin{array}{rl} & \text{DONALD} \\ + & \text{GERALD} \qquad D = 5 \\ \hline & \text{ROBERT} \end{array}$$

In diesem Problem ist jeder Buchstabe durch eine Zahl von Null bis Neun zu ersetzen, so daß die Addition ›aufgeht‹. Die Probanden forderte man auf, jeden einzelnen Schritt, der ihnen beim Lösen der Aufgabe durch den Kopf ging, auszusprechen. Daraus ließen sich Lösungswege rekonstruieren.

Um den *General Problem Solver* nun möglichst nahe an beobachtbares Lösungsverhalten von Menschen heranzubringen, war folgendes erforderlich: Man mußte genügend Eigenschaften des beim Menschen beobachtbaren Problemlöseverhaltens kennen, um sie in das künstliche intelligente System aufnehmen zu können. Der *General Problem Solver* – aus unserer heutigen Sicht mit seinen mehr als 40 Jahren ein Oldtimer – wird von den zuvor genannten vier Kriterien nur dem der heuristischen Suchverfahren gerecht. Die anderen Kriterien konnten wegen mangelnder Speicherkapazität nicht erfüllt werden. Bei heute vorhandenen und viel benutzten Simulationsmodellen sieht das anders aus. So hat das von John Robert Anderson konzipierte und realisierte Simulationsmodell ACT-R alle Voraussetzungen erfüllt, um intelligente Leistungen erbringen zu können. ACT ist eine Abkürzung für *Adaptive Control of Thought* – Adaptive Kontrolle des Denkens. So wurde es zum Beispiel möglich, mit diesem Simulationssystem den Spracherwerb von jungen Kindern zu simulieren oder auch nachzuahmen, wie junge Schüler Arithmetik erlernen und damit umgehen. Der entscheidende Fortschritt wurde allerdings erst mit der Einführung einer sogenannten *kognitiven Architektur* erreicht. Dieser Begriff ist für die gegenwärtige Simulationsforschung zentral, deshalb müssen wir darauf ein wenig detaillierter eingehen.

In den Anfangszeiten der kognitiven Simulationsforschung verfolgte man vor allem das Ziel, Computer so zu programmieren, daß sie alle jene Anforderungen erfüllen können, die auch Menschen vollbringen können. Dazu ahmte man menschliches Problemlösen, soweit man es durch psychologische Experimente in Erfahrung bringen konnte, nach und implementierte dieses Wissen in das Computerprogramm. Kam der Computer danach zu demselben Ergebnis wie ein Mensch, sah man ihn als Simulationssystem für menschliche geistige Leistungen an. Dabei kam es vor allem auf das Endprodukt, also auf das Ergebnis, an. Nun zeigten allerdings Kybernetiker der 60er Jahre, daß ein Vergleich auf der Ebene von Ergebnissen allenfalls zu schwachen Modellen führen kann. Sie konnten nämlich zeigen, daß es für die bloße Erzeugung von identischen Ergebnissen praktisch beliebig viele unterschiedliche Systeme gibt. Solche schwachen Modelle wurden *Verhaltensmodelle* genannt, deren Parallelität zu menschlichen geistigen Leistungen eben nur in dem Herausfinden desselben Ergebnisses besteht.

Nun kann es nicht das Interesse der Kognitionspsychologie sein, irgendein beliebiges System zum Simulationsmodell für geistige Prozesse zu erklären. Wiederum wiesen hier die Kybernetiker den Weg, indem sie sogenannte *Strukturmodelle* vorschlugen. Hier nun läßt sich der Begriff der kognitiven Architektur einführen. Während es im Verhaltensmodell ausreicht, die wesentlichen Komponenten für das Simulationsmodell aufzuzählen und zu benennen, die notwendig sind, um die gewünschte Problemlösung als Ergebnis zu erreichen, müssen im Strukturmodell weitergehende Annahmen eingeführt werden. Einem Strukturmodell liegt nämlich eine ganze Theorie über kognitive Prozesse zugrunde. Darin muß vor allem auch berücksichtigt sein, in welcher Weise die einzelnen aufgezählten Komponenten im Simulationsmodell miteinander verbunden sind und in welcher Weise das Miteinander organisiert ist. Ein Strukturmodell hat damit einen viel höheren theoretischen Anspruch als ein Verhaltensmodell.

Von einer kognitiven Architektur in einem Simulationsmodell spricht man also nur dann, wenn theoretische Annahmen über den Aufbau und die Organisation von geistigen Prozessen bekannt sind. Andersons ACT-R-Simulationssystem genügt diesen Anforderungen. Es ist also ein allgemeines Modell für geistige Prozesse und kann damit auch den bei Menschen beobachtbaren eingeschlagenen Lösungsweg beim Problemlösen nachahmen, also simulieren. Es erhebt den Anspruch, erklären zu können, von welcher Struktur und von welcher Organisation die zur Erzeugung eines Verhaltens notwendigen Informationsverarbeitungsprozesse sind und wie sie miteinander arbeiten und in Verbindung stehen.

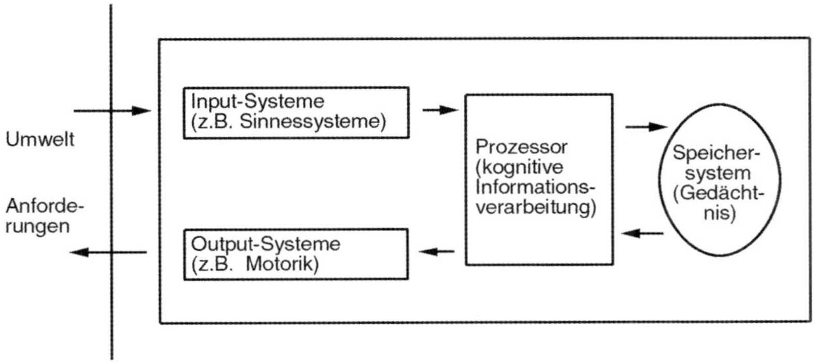


Abb. 6: Modell der Informationsverarbeitung im General Problem Solver von Newell & Simon (1972).

Damit haben wir es natürlich mit einer sehr komplexen Theorie zu tun, die in ein Computerprogramm übersetzt werden muß, um intelligente Leistungen simulieren zu können.

Den eben ziemlich abstrakt dargestellten Inhalt über die kognitive Architektur will ich an den Abb. 6 und 7 verdeutlichen. Wir haben das erste Simulationssystem von Newell, Shaw und Simon kennengelernt, das den Namen *General Problem Solver* erhielt. In der Abbildung sehen wir, aus welchen Komponenten es besteht. Außerdem sind Pfeile angegeben, die einen schlichten ›Kreislauf‹ des Informationsflusses aufzeigen. Damit handelt es sich hier nicht um eine kognitive Architektur, da Angaben darüber fehlen, in welcher Weise diese Komponenten miteinander arbeiten. Ihr Organisationsschema fehlt also. (Interessanterweise finden wir eine ziemlich enge Parallele des *General Problem Solver* zur sogenannten *von-Neumann-Architektur* von Computern.)

In Abb. 7 sind die wesentlichen Komponenten der kognitiven Struktur dargestellt, die Andersons Simulationsmodell zugrunde liegen. Auch hier ist der Informationsfluß durch Pfeile symbolisiert. Der entscheidende Unterschied zum Ansatz von Newell, Shaw und Simon ist durch die Benennung der Pfeile angedeutet: Andersons Ansatz umfaßt detaillierte Modellannahmen über die Art und Weise, wie die einzelnen Komponenten miteinander interagieren.

Eine zur Erstellung kognitiver Architekturen notwendige Forschungsstrategie erfordert interdisziplinäre Beteiligungen. So untersucht und analysiert zum Beispiel der Experimentalpsychologe kognitive Funktionen, wie sie beim Lernen und beim Wissenserwerb vorkommen. Solche Einzelergebnisse setzt der Kognitionswissenschaftler in eine Gesamttheorie um und entwickelt so eine kognitive Architektur. Der Computerspezialist erstellt hierfür ein Computermodell, das als Abbild der aufgestellten Theorie gelten kann. Ein solches Modell bringt große Vorteile mit sich: Es ist lauffähig, kann also prozeßhaftes Geschehen nachbilden. Es ist durch die formale Sprache der Computerprogrammierung exakt beschrieben, es kann einen großen Komplexitätsgrad annehmen und damit viele Komponenten und Prozesse gleichzeitig berücksichtigen. Und es kann beliebig fein eingestellt, ständig verändert und verbessert werden, sowie in Vergleichen mit Ergebnissen aus psychologischen Experimenten zusätzliche neue Erkenntnisse berücksichtigen.

Die Rückkopplung zwischen empirischer Beobachtung, experimenteller Prüfung sowie dem Formulieren von Theorien und der Modellierung solcher Theorien in Form von Computersimulationen muß also ständig und ununterbrochen in Gang bleiben. Auf keinen der aufgezählten Schritte kann verzichtet werden, weil zum Beispiel Modellierungen ohne empirisch gewonnenes Wissen über kognitive Prozesse den Namen kognitive Modellierung nicht verdienen. Deshalb müssen zunächst Phänomene erkannt und geprüft werden, bevor sie in Theorien Eingang finden können und schließlich in Modellen wie Computersimulationen umgesetzt werden sollen. Die Lage ist vergleichbar mit dem Kochen: Ein altes Rezept über die Herstellung eines Hasenbratens beginnt mit dem Hinweis: »Zuerst jage man einen Hasen«.

Zum Abschluß wollen wir uns noch der Frage zuwenden, ob Verbindungen zwischen der Forschungsstrategie, die mit Simulationsmodellen arbeitet, und der neurowissenschaftlichen Gehirnforschung bestehen. Kann man die Hirnprozesse, die man mit der Anwendung bildgebender Verfahren beobachten kann, oder jene, die zum Beispiel durch Hirnstrommessungen rekonstruierbar sind, mit den Abläufen in einem Simulationsmodell über geistige Prozesse in Verbindung bringen?

Die Frage nach der Ausweitung kognitionspsychologischer Simulationsbefunde in die Neurowissenschaften stellt sich vor allem als ein Problem von unterschiedlichen Ebenen der Analysetiefe heraus. Neurowissenschaftler forschen vorzugsweise auf neuronaler Ebene, während kognitive Simulationen traditionellerweise auf der Ebene von Symbolverarbeitungsprozessen anzusiedeln sind. Zwar gibt es heute in der Psychologie auch schon einen Zugang über sogenannte *neuronale Netzwerke*, die kognitive Phänomene auf einer subsymbolischen Ebene simulieren. Damit lassen sich unter anderem hervorragend Mechanismen nachahmen, wie sie in Lernprozessen auftreten. Obwohl die begriffliche Nähe von neuronalen Netzen zu hirnphysiologischen Neuronenstrukturen intendiert ist, muß dennoch heute deutlich formuliert werden, daß eine

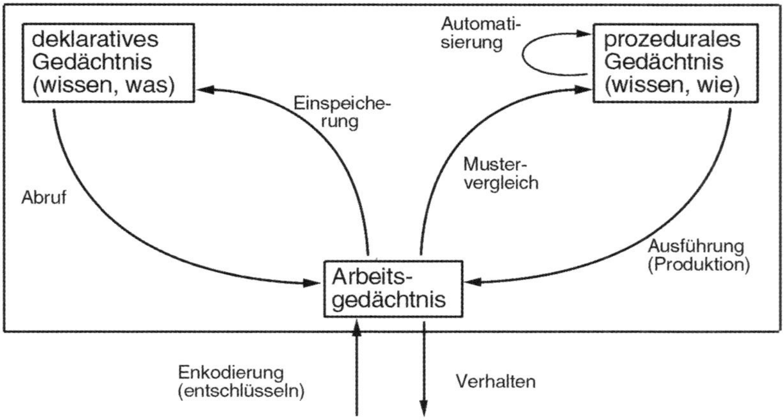


Abb. 7: Kognitive Architektur des ACT-R-Modells von J. R. Anderson.

solche Analogie weitgehend unzutreffend ist. Hier handelt es sich noch um zwei völlig verschiedene Ebenen, die nach unserem heutigen Wissen nicht ineinander überführbar sind. Korrekterweise muß wegen dieser mangelnden Überführbarkeit diagnostiziert werden, daß der gegenseitige Gewinn von neurowissenschaftlicher Erforschung intelligenter Verhaltensweisen einerseits und kognitiver Simulationsforschung auf der anderen Seite eher im Bereich von Hoffnungen und Erwartungen zukünftiger Forschung liegt als in einer konkreten und benennbaren Faktenlage.

Wo steht nun heute das Unternehmen, geistige Leistungen des Menschen nachahmen und simulieren zu können? Sicher ist, daß Herbert Simons Prognose aus dem Jahre 1957 nicht eingetroffen ist, nach der innerhalb von zehn Jahren die meisten psychologischen Theorien die Form von Computerprogrammen haben sollten und damit simulierbar geworden sind. Kritiker behaupten auch, daß die Simulation geistiger Prozesse in der Phase der feierlichen Proklamation steckengeblieben sei. Noch schärfere Kritiker wie zum Beispiel der amerikanische Psychologe Gardner sprechen sogar von einem computertechnischen Paradox: Die sehr ernsthaften Versuche, Simulationssysteme für den menschlichen Geist zu entwickeln, haben eher zu sichtbaren Unterschieden als zu Übereinstimmungen zwischen Mensch und Maschine geführt. Und Spötter drücken das dann so aus: Die Evolution hat beim Menschen den Geist entstehen lassen, es aber leider unterlassen, das dazugehörige Computerprogramm mitzuliefern. Der Ehrgeiz von Entwicklern von Simulationsmaschinen gehe nun dahin, dieses Versäumnis wiedergutzumachen. So pessimistisch muß man jedoch die Ergebnislage heute nicht beurteilen. Gerade die besondere Beachtung der kognitiven Architekturen, also der stark theoriegeleiteten Konstruktion von Simulationssystemen, hat neue Einsichten über Funktionsweisen der menschlichen Informationsverarbeitung erbracht. Simulationssysteme können allerdings nur so gut sein, wie die ihnen zugrunde liegenden psychologischen Theorien gültig und erklärungsstark sind. Richtig erscheint mir aber auch, daß Simulationsforschung im Bereich der geistigen Fähigkeit des Menschen die wissenschaftliche Entwicklung zwar nicht dominiert, durchaus aber sinnvoll begleitet.

Kann man die Gründe für den immer noch fehlenden Durchbruch angeben? Wir haben in diesem Vortrag erfahren, daß es in all den beschriebenen Bemühungen um Formalisierungen des intelligenten Verhaltens geht. Zur Hilfe genommen wurden jeweils die im Zentrum der Zeiten stehenden Technologien. Heute ist es die Computertechnologie, die unser Denken beherrscht, früher waren es Stromkreise oder mechanische Uhren. Wir erkennen hier die Wirkung des Zeitgeistes, der den Fortschritt der Wissenschaft auch an die jeweiligen im Zentrum von Zeitperioden stehenden aktuellen Wissenschaftsfragen bindet. Daraus werden Metaphern abgeleitet, die zur Entwicklung von neuen Forschungsstrategien führen. Aus diesem Grunde sind Aussagen wie *Das menschliche Gehirn arbeitet wie ein Computer* genauso unsinnig und unterliegen vermutlich ebenso einem schnellen Verfallsdatum wie die von Babbage gehegte Vermutung, daß das Gehirn wie ein Webstuhl arbeite oder dem Prinzip von Leibniz folge, nachdem eine Rechenuhr das schlußfolgernde Denken durchführt.

Man muß nicht Pessimist sein, um mit dem Fazit zurechtkommen zu können, daß Fortschritte in der Simulationsforschung nur in kleinen Schritten und nicht in großen Sprüngen bemessen sind. Und wenn es schon schwierig ist, eine für die Freistellung vom Militärdienst benötigte Krankheit zu simulieren, so ist es wohl nicht unvermessen, von den enormen Schwierigkeiten zu berichten, denen die Wissenschaft bei der Nachahmung der Fähigkeiten des menschlichen Geistes gegenübersteht.

## *Literaturhinweise*

Draaisma, D.: Die Metaphern-Maschine. Darmstadt 1999.

Newell, A. and Simon, H. A.: Human problem solving. Englewood Cliffs 1972.

Simon, H. A. and Wallach, D.: Cognitive modeling in perspective. Kognitionswissenschaft 8: 1-4 (1999).

# Ich, mein Gehirn und mein Geist: Echte Unterschiede oder falsche Begriffe?

von

Andreas Kemmerling

»Das Gehirn und sein Geist« lautet der Titel dieser Vorlesungsreihe. Ein merkwürdiger Titel, finde ich. Es klingt so, als sei der menschliche Geist eigentlich nicht dem Menschen, sondern statt dessen seinem Gehirn zuzurechnen. Oder vielleicht meint jemand, der von dem Gehirn und seinem Geist spricht, der Mensch sei dasselbe wie sein Gehirn. Doch beides ist kategorial falsch. Es ist nicht knapp an der Wahrheit vorbei, sondern völlig daneben. Und sobald wir es mit etwas zu tun haben, das kategorial falsch ist, stellt sich unter anderem auch die Frage: Wovon reden wir eigentlich? Worum geht es? Was steckt hinter solchen Auffassungen und Redeweisen? Im folgenden möchte ich einige der Begriffe, die hier im Spiel sind, ein wenig genauer betrachten. Es wird sich ergeben, daß mein Gehirn und mein Geist nicht dasselbe sind, daß ich weder mein Gehirn noch mein Geist bin, sondern ein Mensch – ja, mehr noch: eine Person. Der Geist, den ich habe, ist mein Geist, der Geist der Person, die ich bin. Es ist nicht der Geist meines Gehirns.

Also: Was ist ein Gehirn, was ist ein Geist, was ist ein Mensch, was ist eine Person, und was heißt es, daß etwas das So-und-so von etwas anderem ist? Ihnen zu erklären, was ein Gehirn ist, sind andere, die in dieser Vorlesungsreihe sprechen, berufener als ich. Und was die Begriffe ›Geist‹, ›Mensch‹ und ›Person‹ unterscheidet, werde ich erst später ein wenig genauer zu erläutern versuchen.

Beginnen wir, vor jeder begrifflichen Klärung, mit dem Versuch zu verstehen, wie man auf die Idee kommen kann, der menschliche Geist sei der Geist des Gehirns. Nun, die Beziehung zwischen einer Person und ihrem Gehirn ist eine besonders innige Beziehung; denn die Identität der Person hängt doch offenkundig stärker von ihrem Gehirn ab als von andern Teilen ihres Körpers. Wird einem Menschen ein Arm abgenommen, so bleibt er ein und dieselbe Person wie vorher – nur jetzt diese Person ohne den einen Arm. Würde einem Menschen das Gehirn entfernt, so ginge daraus aber nicht ein und dieselbe Person hervor wie vorher – eben nicht: diese Person zwar, nur jetzt ohne ihr Gehirn.

Derartige Überlegungen mögen es sein, die manchen dazu verleiten, eine Person mit ihrem Gehirn zu identifizieren. Es gibt eine bedauerlich weit verbreitete Neigung, dies zu tun. Denn es ist offenkundig falsch. Ich bin nicht mein Hirn, denn ich habe jede Menge Eigenschaften, die meinem Hirn nicht zukommen. Ich bin etwa 1,80 m groß, 80 kg schwer, deutsch, verheiratet; mein Gehirn hat eine andere Größe, ein anderes Gewicht, hat keine Nationalität und ist weder verheiratet noch ledig. Wenn ich jedoch auch nur eine einzige Eigenschaft habe, die mein Gehirn nicht hat, dann bin ich nicht mein Gehirn. Ich wiege 80 kg, mein Gehirn wiegt nicht 80 kg; also bin ich nicht mein Gehirn.

Dennoch insistieren manche auf dieser Gleichsetzung. Hören wir also für einen Moment zu, wie jemand, der sich für sein Gehirn hält (oder umgekehrt), seine mißliche Lage beschreibt:

> So muß ich, ein Stück weiße und graue Materie, eingeschlossen in die Höhle eines knochigen Schädels, nun meine Situation erkennen. Alles, was ich von der Welt wahrnehmen kann, ist das nervöse Ticken einiger Millionen bündelweise durch Öffnungen in meine Höhle ragender Fasern. Warum ist, was mich erreicht, viel mehr als ein bedeutungsloses Flackern von Lämpchen? Wie kann ein Nervenbündel Geruch, ein anderes Schall, ein drittes Licht bedeuten? Wie kann mir dies Geflimmer zur äußeren Wirklichkeit werden, die mich meine eingeschlossene Situation vergessen läßt?
>
> Dieses Rätsel, das Erkenntnisproblem, hat bereits in der Antike den griechischen Philosophen Plato beschäftigt, im 17. Jahrhundert dann auch John Locke, hundert Jahre später Immanuel Kant, und es ist heute so aktuell wie je.

So Professor Dr. Christoph von der Malsburg in einem Beitrag im Wissenschaftsteil der Süddeutschen Zeitung aus dem Jahre 1996 (SZ vom 12.09.1996, S. 54). Er befindet sich (oder befand sich damals), nach eigener Auskunft, anscheinend in einer schrecklichen Lage. Er teilt uns ja mit, er sei ein Stück weiße und graue Substanz und er sei eingeschlossen. Um ihn herum, in seiner Höhle ist ein nervöses Ticken, das er auch als Geflimmer beschreibt. Sonst scheint da nichts zu sein. Wahrlich bedauernswert. Ist er vielleicht in eine Höhlen-Diskothek eingesperrt und wird von Stroboskopblitzen und Technomusik attackiert? Er sehnt sich offenbar nach dem, was er die ›äußere Wirklichkeit‹ nennt. Das kann man verstehen. Wer wollte nicht hinaus aus solch einer Befindlichkeit. Er ist so verzweifelt, daß er wünscht, seine unerfreulichen Gegebenheiten (›dies Geflimmer‹) könnten ihn dennoch sein Eingeschlossensein vergessen lassen, indem sie ihm irgendwie ›zur äußeren Wirklichkeit werden‹.

Versuchen wir, dies für einen Moment ernst zu nehmen. Stellen wir uns zunächst vor, jemand befände sich wirklich in solch einer Lage. Wie wäre ihm zu helfen? Ein Weg, der dem Autor offenbar vorschwebt, wäre dieser. Wir könnten versuchen, ihm dabei zu helfen, daß ihm sein Geflimmer zur äußeren Wirklichkeit wird. Er würde sich am Ende, wenn wir Erfolg damit hätten, so fühlen wie einer, der etwas von ›der äußeren Wirklichkeit‹ riecht, hört und sieht. Während er in Wahrheit natürlich weiterhin eingesperrt ist in jenem Geflimmer. Unser Erfolg bestünde dann darin, daß wir ihm einen Weg gewiesen hätten, sich etwas vorzumachen. Er macht sich dann vor, draußen (in ›der äußeren Wirklichkeit‹) zu sein, während er immer noch drinnen ist, in seiner Höhle mit dem Geflimmer. Wir würden ihm helfen, sich etwas zu suggerieren, das ihm besser zusagt. Der Einfachheit halber nenne ich das die psychologische Hilfe.

Ein anderer Weg, ihm zu helfen, bestünde darin, ihn aus seiner Höhle in die äußere Wirklichkeit zu leiten. Der Einfachheit halber nenne ich das die echte Hilfe. Ist echte Hilfe möglich? Ja. Wenn der arme Mitmensch tatsächlich in einer Höhle eingesperrt ist, dann könnten wir sie finden und ihn aus ihr bergen. Und genau das hatten wir uns ja gerade vorgestellt: Jemand befände sich wirklich in einer solchen Höhle, wie von der Malsburg sie beschreibt. In diesem Fall wäre sowohl psychologische als auch echte Hilfe möglich.

Stellen wir uns nun folgenden andersartigen Fall vor: Da wäre einer, der sich gar nicht wirklich in einer Flimmerhöhle befindet, sondern sich nur einbildet, sich in einer solchen zu befinden. Er leidet unter seiner Einbildung, er möchte Zugang zu etwas, das er ›die äußere Wirklichkeit‹ nennt.

Für so jemanden gibt es keine echte Hilfe. Die bestünde ja darin, ihn aus einer Höhle, in der er sich wirklich befindet, herauszuholen. Da es solch eine Höhle nach Voraussetzung nicht gibt, gibt es auch keine echte Hilfe für ihn. Aber psychologische Hilfe gibt es natürlich für ihn. Wir können ihm dabei helfen, sich zu seiner Einbildung, er befände sich eingeschlossen in einer Flimmerhöhle, noch zusätzlich einzureden, manches von dem Geflimmer sei die äußere Wirklichkeit selbst. Wir wüßten natürlich, daß wir bei dieser Art von Hilfe lügen müßten. Wir würden sein Wahngebäude in einer ihm genehmen und vielleicht auch uns genehmen Weise ausbauen; er würde nun nicht mehr davon sprechen, daß er sich in einer Höhle befindet. Aber sein Wahn wäre durch unsere psychologische Hilfe nicht durchbrochen.

Es gibt also keine echte Hilfe für ihn; es mag psychologische Hilfe für ihn geben, aber die wäre nur eine Fortsetzung seines Wahnes – auch wenn der Wahn nun angenehmer zu ertragen ist. Läßt sich jemandem, der sich einbildet, er befände sich in einer Flimmerhöhle, auch in einer wahndurchbrechenden Weise helfen? Ich weiß es nicht. Aber man könnte versuchen, ihm dabei zu helfen, (wieder) zu sehen, daß er nicht sein Gehirn ist. Sein Gehirn befindet sich in der Tat in einer Höhle – in der Schädelhöhle –, aber er, er selbst, befindet sich nicht dort drinnen. Wir könnten ihn an sein Gewicht erinnern und an das ganz andere Gewicht seines Gehirns. An seine Nationalität und die fehlende seines Gehirns. An seinen bürgerlichen Status und daran, daß sein Gehirn keinen solchen Status hat. Wenn er all dies bestritte, wenn er entgegnete: »Mein Gehirn wiegt genausoviel wie ich. Mein Gehirn ist Deutscher. Mein Gehirn ist verheiratet«, dann wäre ihm nicht zu helfen. Aber ernst nehmen könnten wir das dennoch nicht, was er sagt (oder vorgibt, sagen zu wollen). Könnten wir ihm nicht einfach mit Hilfe eines Spiegels vor Augen führen, daß er kein Stück graue und weiße Substanz ist? Vielleicht, aber vielleicht auch nicht. Er könnte, nachdem er in den Spiegel geblickt hat, sagen: »Was man im Spiegel sieht, das ist nur ein Spiegelbild, das ist nicht man selbst. *Ihr* bringt alles durcheinander. Ihr verwechselt gewisse eurer Erscheinungen mit euch selbst. Es erscheint euch nur so, als wäret ihr mehr, oder etwas anderes, als eure Gehirne; nur weil ihr eure Gehirne nicht seht, wenn ihr in den Spiegel blickt. Arme Narren seid ihr.« – Kurz, es könnte wohl sein, daß der Wahn, der Mensch sei als Person, die er ist, mit seinem Gehirn identisch, nicht so leicht zu durchbrechen ist, wenn er von jemandem Besitz ergriffen hat.

Wenn Sie mir bis zu diesem Punkt gutwillig gefolgt sind, dann mögen Sie einräumen: Gut, man ist zwar nicht sein Gehirn, aber das Gehirn ist es doch, was einen *ausmacht.* Darauf möchte ich wiederum entgegnen: Ja, was einen so ausmacht, das mag wohl von Mensch zu Mensch recht verschieden sein. Und die Idee, daß jeden Menschen sein Gehirn ausmacht, ist schon eine höchst merkwürdige – und zugleich reichlich unklare – Idee. Einem Schachspieler dürfte sie eher zusagen als einem Gewichtheber.

Aber vielleicht ist ja doch etwas daran. Vielleicht gibt es einen leidlich greifbaren Sinn, der sich mit der Floskel vom Ausmachen verbinden läßt. Versuchen wir es einmal hiermit: »Das Gehirn eines Menschen macht die Person aus, die er ist.« Zum Beispiel könnte man der Auffassung sein, daß wenn zwei menschliche Personen ihre Gehirne austauschten, sie damit auch die Körper ausgetauscht hätten. Wenn das Gehirn von Herrn A in den Schädel von Herrn B gesetzt würde und umgekehrt, dann wäre nun der Körper, der früher der von Herrn B war, der Körper von Herrn A, und das Entsprechende gälte für Herrn B und den anderen Körper.

Das Gehirn eines Menschen macht die Person aus, besagte dann: Wo das Gehirn hingeht, geht die Person mit.

Aber ist es von vornherein klar, daß diese Auffassung richtig ist? Keineswegs. Es könnte ja sein, wenn solche Gehirntauschaktionen vorgenommen würden, daß sich folgendes ergibt: Die beiden ›neuen‹ Lebewesen hätten weder die Persönlichkeitsmerkmale von A noch die von B. Herr A war geizig, Briefmarkensammler und Fan von Schalke 04; das Lebewesen, in dem nun das Gehirn des früheren Herrn A ist, zeigt weder Interesse an Briefmarken noch an Schalke 04 und neigt zu einer unübersehbaren Großzügigkeit. Natürlich, wir könnten dann immer noch sagen: Durch den operativen Eingriff hat Herr A gewisse Persönlichkeitsmerkmale verloren, ist aber Herr A geblieben. Aber daß wir so reden könnten, heißt natürlich nicht, daß wir zu Recht so reden würden. Und natürlich ist im vorhinein nicht einmal klar, daß wir diese eigenartigen Dinge überhaupt in dieser Weise betrachten würden – geschweige denn betrachten müßten.

Je sorgfältiger man sich derartige – zugestandenermaßen wenig appetitliche – Gehirnaustauschszenarien durchdenkt und dabei insbesondere auch nicht aus den Augen verliert, was alles dabei geschehen könnte, desto deutlicher wird es einem, daß unser Slogan »Wo das Gehirn einer Person hingeht, da geht sie mit« ein Vorurteil ist. Natürlich, unter den gewöhnlichen Umständen stimmt der Slogan; aber das könnte schlicht und ergreifend daran liegen, daß das Gehirn einer Person sich gewöhnlich nicht von ihrem restlichen Körper entfernt. Der Slogan ist vielleicht nur deshalb richtig, weil im Normalfall auch seine Umkehrung stimmt: Wo eine Person hingeht, da geht auch ihr Gehirn mit. (Und aus diesem Umstand möchte wohl niemand den weitreichenden Schluß ziehen, daß den Menschen sein Gehirn *ausmacht*.)

Wir können diese Idee, daß den Menschen sein Gehirn ausmacht, aber auch anders verstehen. Etwa folgendermaßen: Veränderungen am Gehirn, wenn sie hinreichend schwerwiegend sind, ziehen Veränderungen der Person nach sich. Und das ist doch ein Hinweis darauf, daß das Gehirn die Person ausmacht. Oder nicht?

An dieser Stelle ist Vorsicht geboten. Wir müssen zwei Begriffe auseinanderhalten, die zwar miteinander zusammenhängen, aber doch sehr unterschiedlich sind. Ich meine die Begriffe ›Person‹ und ›Persönlichkeit‹. Der Einfachheit halber beschränke ich mich auf erwachsene menschliche Personen und deren Persönlichkeit; die Frage, ob gewisse Tiere, Automaten, Institutionen, Engel oder Gottheiten Personen sind oder wären, wenn es sie gäbe, lasse ich beiseite. Was ist eine menschliche Person? Es ist zunächst einmal ein Jemand, nicht bloß ein Etwas. Es ist jemand, der nicht bloß körperliche Eigenschaften hat, sondern auch solche, die wir der Einfachheit halber ›geistige‹ nennen wollen. Daß jemand geistige Eigenschaften hat, macht ihn zur Person. Daß er denkt, fühlt, die Befähigung zur Einsicht und zum vernünftigen Handeln besitzt, das macht aus, daß er eine Person ist. Wenn beispielsweise manche Tiere, Automaten, Institutionen denken, fühlen und vernünftig handeln können oder könnten, dann sind beziehungsweise wären sie Personen. Der Begriff der Person ist also potentiell weiter als der des Menschen: Es ist in diesem Begriff gewissermaßen ausdrücklich vorgesehen, daß es Personen gibt, die keine Menschen sind. Und zugleich ist dieser Begriff potentiell enger als der des Menschen. Denn es könnte geschehen, daß ein Mensch seine geistigen Fähigkeiten und Eigenschaften verliert. Wenn das geschieht, ist er zwar noch ein Mensch – er ist immer noch der biologischen Spezies *homo sapiens* zuzurechnen –, aber keine Person mehr. Gewöhnliche Menschen sind Personen; sie sind die uns vertrautesten Beispiele für Personalität. Aber das Personsein eines Menschen ist nicht dasselbe wie sein Menschsein. Der Begriff der Person ist ein Begriff der Metaphysik; er ist zu nennen, wenn wir uns fragen: Was für Arten von Individual-Entitäten gibt es?

Der Begriff der Persönlichkeit ist ein Begriff der Psychologie. Die Persönlichkeit ist, grob gesagt, das psychische Gesamtprofil einer Person. Wichtig ist für uns hier insbesondere der einschneidende logische Unterschied zwischen diesen beiden Begriffen: Ihre Persönlichkeit ist etwas, das eine Person hat (oder etwas, das ihr fehlt), und was sie da hat (oder was ihr da fehlt), das läßt sich beliebig ausführlich und genau beschreiben. Auf die Frage »Was für eine Persönlichkeit hat dieser Mensch?« gibt es manchmal eine abendfüllende Antwort. Die Frage »Ist er eine Person?« hingegen, zugestandenermaßen eine sehr philosophisch klingende Frage, läßt nur ein Ja oder ein Nein als Antwort zu, wenn wir Grenz- und anderweitige Zweifelsfälle einmal ausklammern (was wir getrost tun dürfen, weil es uns hier nicht auf subtile Details, sondern auf begriffliche Grundorientierung ankommt).

Lassen Sie mich für einen Moment Ihre Geduld strapazieren und diesen Punkt noch einmal wiederholen. Der Begriff der Person ist in gewisser Weise sehr karg: Es sind für ihn keine näheren Erläuterungen, keine Subkategorien vom Schlage »Person der-und-der Art« nötig. Wenn man weiß, daß etwas eine Person ist, in dem metaphysischen Sinne, um den es uns hier geht, dann hat man Wissen um einen in sich vollständigen Sachverhalt. Hier fehlt nichts, das man eigentlich auch noch wissen müßte, um dann erst wirklich etwas zu wissen. Anders gesagt, Aussagen des Typs »X ist eine Person« sind logisch komplett; setzt man für »X« die Bezeichnung einer Individual-Entität ein, dann ergibt sich entweder ein wahrer oder ein falscher Satz. Betrachten wir hingegen Aussagen der folgenden Art: »X hat eine Persönlichkeit«; sie provozieren geradezu unweigerlich unsere Rückfrage: Was für eine Art von Persönlichkeit? Unser Gefühl ist, daß der Sachverhalt, um den es geht, uns noch gar nicht wirklich mitgeteilt worden ist. Man vergleiche: »Schach ist ein Brettspiel« und »Harveys Lieblingsmütze hat eine Farbe«; das erste ist eine logisch komplette Mitteilung, das zweite eher eine Aufforderung zum Nachfragen. Zu dem generischen Begriff der Persönlichkeit gibt es beliebig viele spezifischere, interessantere und informativere Begriffe der so-und-so gearteten Persönlichkeit. Ja, der blanke Begriff des Eine-Persönlichkeit-Habens ist nichts weiter als das Ergebnis eines Abstrahierens von den Spezifika reichhaltigerer Persönlichkeitsbegriffe. Wir können sagen, der Persönlichkeitsbegriff ist ein Merkmalbegriff, weil jeder basale Persönlichkeitsbegriff der Begriff einer Persönlichkeit mit den-und-den Merkmalen ist. Ganz anders der Begriff des Eine-Person-Seins. Er ist keine Abstraktion aus reichhaltigeren Person-Begriffen; und er ist kein Merkmalbegriff, denn es gibt keinen grundlegenderen Personbegriff als den Begriff des Eine-Person-Seins.

Lassen Sie mich das kurz weitertreiben. Eine Person ist etwas, wonach mit einer Wer?-Frage gefragt wird. Eine Persönlichkeit ist etwas, wonach mit gewissen Von-welcher-Art?-Fragen gefragt wird. Das Eine-Person-Sein ist eine basale metaphysische Eigenschaft, die gewissen Individual-Entitäten zukommt. Sobald sie diese Eigenschaft verlieren, sind sie Entitäten einschneidend anderer Art. Die Eigenschaft, eine so-und-so geartete Persönlichkeit zu haben, ist eine psychologische Eigenschaft, die Menschen zukommt. Ein und derselbe Mensch kann verschiedene Persönlichkeiten haben, zumindest über die Zeit hinweg. Dies ist sogar der gesunde Normalfall; die Persönlichkeit eines Mannes mit 20 Jahren ist gewöhnlich eine deutlich andere als die desselben Mannes mit 50 Jahren. Es ist hingegen höchst umstritten, ob ein und derselbe Mensch überhaupt verschiedene Personen sein kann. Ja, wenn wir ehrlich sind, müssen wir wohl einräumen, daß es höchst unklar ist, was das überhaupt heißen soll: daß ein und derselbe Mensch mal eine und mal eine andere Person ist. Die Philosophen haben sich seit John Lockes *Essay* (1689) reichlich den Kopf darüber zerbrochen, worin die sogenannte personale Identität besteht. Ich persönlich jedenfalls bin geneigt, dies für eine Scheinfrage zu halten, die höchstens dann einen Sachgehalt hätte, wenn eine menschliche Person sich gewissermaßen in zwei Komponenten aufspalten ließe: in den biologischen Anteil, dank dem sie jener bestimmte Mensch ist, der sie ist, und in einen anderen Anteil, dank dem sie jene bestimmte Person ist, die sie ist. Wenn es sich so verhielte, dann gäbe es logischen Spielraum für die Möglichkeit, daß ein und demselben Menschen nicht nur Persönlichkeitsveränderungen, sondern im Prinzip auch Person-Veränderungen widerfahren. Aber die Zwei-Komponenten-Konzeption der menschlichen Person ist wohl selbst das Ergebnis der Vermengung der beiden Begriffe, die wir gerade betrachten. Zwar gibt es Persönlichkeitsveränderungen sehr einschneidender Art, die uns zu Redewendungen greifen lassen wie »Er ist nicht mehr derselbe«, »Er ist ein anderer Mensch geworden« und dergleichen mehr. Es ist jedoch weder im Begriff des Menschseins noch im Begriff des Personseins angelegt, daß wir über eine menschliche Person sagen können, sie sei zwar noch derselbe Mensch wie gestern, aber eine andere Person. Wenn wir es mit einer menschlichen Person zu tun haben, dann ist es immer dieselbe Person, solange es derselbe Mensch ist, und umgekehrt: Es ist immer derselbe Mensch, solange es dieselbe Person ist. Der logisch ganz andersartige Begriff der Persönlichkeit ist dazu da und völlig ausreichend, das einzufangen, was sich an ein und demselben Menschen – an ein und derselben menschlichen Person – psychisch einschneidend ändern kann.

Zurück zur Sache. Wir hatten uns gefragt, ob das Gehirn eines Menschen die Person ausmacht, die er ist. Nach unserer kleinen Zwischenbetrachtung möchten wir diese Frage scharf unterscheiden von der ganz anderen Frage, ob das Gehirn eines Menschen die Persönlichkeit ausmacht, die er ist. Vieles spricht dafür, daß die zweite Frage eine vorsichtig eingeschränkte bejahende Antwort verdient. Wir kennen zahllose Beispiele dafür, daß bestimmte Veränderungen am Gehirn eines Menschen seine Gemütsverfassung, seine geistigen Fähigkeiten und seine gesamte Persönlichkeit verändern können. Niemand, der etwas über die Wirkungsweise von bestimmten Drogen oder über die Folgen von Split-Brain-Experimenten gehört hat, niemand, der Bücher von Oliver Sacks gelesen hat, wird ernsthaft bezweifeln wollen, daß die Persönlichkeit eines Menschen in eminenter Weise davon abhängt, welche Beschädigungen sein Gehirn erlitten hat oder welchen anderweitigen Einwirkungen es ausgesetzt war oder ist. Dennoch sollten wir beachten, daß es immer noch eine sehr starke – und zudem eine undeutliche – These ist, das Gehirn *mache* die Persönlichkeit eines Menschen *aus*. Wir kennen auch eine Vielzahl anderer, extrakranialer Faktoren, die Einfluß auf die Persönlichkeit eines Menschen haben: ob er unterdrückt ist oder nicht, ob er eine glückliche Kindheit hatte oder nicht, ob er in gesicherten Verhältnissen lebt oder nicht, ob er eine Reihe von Schicksalsschlägen zu ertragen hatte oder nicht; und so weiter. Auch solche Dinge und Tausende ihres Schlags mehr haben Einfluß auf die Persönlichkeit eines Menschen, und es ist angesichts dessen eine merkwürdig schrille These, das Gehirn mache die Persönlichkeit eines Menschen aus. Natürlich gibt es die Idee, daß all solche Faktoren nur vermittels ihrer Einwirkung auf das Gehirn Einfluß auf die Persönlichkeit des Menschen haben können. Aber was heißt das schon? Bei näherer Betrachtung ist dies selbst nur eine weitere schrille These. Lassen wir das.

Wenden wir uns nun der noch unbeantworteten Frage zu, ob das Gehirn eines Menschen die Person ausmacht, die er ist. Die Antwort ist meines Erachtens ein uneingeschränktes Nein. Zwar mag man darüber streiten, ob ein Mensch ohne Gehirn wirklich eine Person ist, und ich habe dazu nichts zu sagen. Aber selbst wenn die Fachleute, falls es zu dieser Frage überhaupt Fachleute gibt, sich darin völlig einig wären, daß Menschen ohne Gehirn keine Personen sind, so zeigte dies natürlich nicht, daß das Gehirn die Person ausmacht. Es gäbe uns bloß Grund zu der Annahme, daß es keine menschlichen Personen ohne Gehirn gibt. Man mag nun folgendes einwenden: »Aber wenn das Gehirn das einzige wäre, das einem Menschen nicht fehlen darf, um eine Person zu sein, würde dies nicht zeigen, daß das Gehirn eines Menschen die Person ausmacht, die er ist?« Nun, man bedenke: Ein menschliches Gehirn ist kein Mensch. Schon deshalb kann das Gehirn nicht das einzige sein, das einem Menschen nicht fehlen darf, um eine Person zu sein; es muß noch genug anderes nicht fehlen, damit wir es überhaupt mit einem Menschen zu tun haben.

Im gewöhnlichen Fall ist ein Mensch eine menschliche Person. Und in diesem Fall ist der ganze Mensch diese Person. Wenn etwas an einem Menschen die Person ausmacht, die er ist, dann ist er es insgesamt. Ich sagte »wenn etwas die Person ausmacht«, aber vielleicht gibt es ja gar nichts, daß die Person ausmacht, die er ist. Vielleicht ist die ganze Idee, es müsse etwas geben, das die Person – wohlgemerkt: nicht die Persönlichkeit – *ausmacht,* selbst nur eine unklare Idee. Lassen wir auch das.

Sowohl die Auffassung, daß ich mein Gehirn bin, als auch die, daß mein Gehirn mich – meine Person – ausmacht, haben sich in unserem ersten Überlegungsgang als wenig attraktiv herausgestellt. Es fragt sich dann natürlich, wie es zu erklären ist, daß Menschen, zumindest wenn sie philosophieren (oder etwas tun, das sie für Philosophieren halten), so gerne Dinge sagen wie »Ich bin mein Gehirn« und dazu manchmal auch noch ein düster feierliches Gesicht machen?

Nun, vielleicht denkt jemand, der so redet, ›ich‹ bedeute soviel wie ›mein Geist‹, und unterstellt, daß der Geist eines Menschen mit seinem Gehirn identisch ist. Zunächst einmal dies: Schon der erste Schritt ist hier ein Fehler. ›Ich‹ bedeutet natürlich nicht dasselbe wie ›mein Geist‹.

Mit dem Wort ›ich‹ spricht man über sich selbst, nicht über den eigenen Geist. Wer ist man selbst? Die Person, die man ist, der ganze Mensch. Würde mit ›ich‹ nur über den eigenen Geist gesprochen, so wäre sehr vieles – ja, vielleicht sogar das meiste –, was wir unter Verwendung des Wortes ›ich‹ sagen, flagrant falsch. »Ich habe im letzten Jahr ein paar gute Flaschen Wein getrunken«; das stimmt, aber es wäre falsch, wenn ich mit dem Wort ›ich‹ über meinen Geist spräche. »Ich war früher ein leidenschaftlicher Fußballspieler«; das stimmt, aber mein Geist war früher kein Fußballspieler, er war eben nur der Geist eines Fußballspielers.

Aber, so mag zu bedenken gegeben werden, beziehen wir uns denn nicht wenigstens manchmal auf den eigenen Geist, wenn wir ›ich‹ sagen? Zum Beispiel in folgendem Fall: »Ich denke oft an Harvey«? Heißt das nicht so viel wie »Mein Geist denkt oft an Harvey«? Nein, auch in den Fällen, in denen jemand über seine geistigen Eigenschaften, Vorgänge und Zustände spricht und dabei das Wort ›ich‹ verwendet, spricht er mit diesem Wort über sich selbst, nicht über seinen Geist. Das zeigt sich unter anderem an folgenden Beobachtungen. Eine Ausdrucksweise wie »Ich denke oft an Harvey« klingt normal; hingegen klingt »Mein Geist denkt oft an Harvey« merkwürdig geschraubt (und ist obendrein noch sachlich falsch, wie wir gleich sehen werden). Zum zweiten sollten wir folgendes beachten. Angenommen, das Wort ›ich‹ wäre mehrdeutig und würde manchmal dasselbe bedeuten wie ›mein Körper‹ und manchmal dasselbe wie ›mein Geist‹. Nun ist es bei mehrdeutigen Wörtern so, daß sie sich nicht zu Verknüpfungen eignen, in denen sie erkennbar in beiden Lesarten zugleich verwendet werden. Denken Sie an das Wort ›Bauer‹, das unter anderem eine Schachfigur und einen Landwirt bezeichnen kann. Es stimmt, ein Bauer darf eine Dame schlagen, und es stimmt auch, daß ein Bauer seine Steuererklärung fristgerecht einreichen muß. Aber stimmt auch folgendes: Ein Bauer darf eine Dame schlagen, aber auch ein Bauer muß seine Steuererklärung fristgerecht einreichen? Nein, das ist nur ein Scherz, und keine komplexe Feststellung über Bauern. Oder denken Sie an den alten Kalauer »Sie kam aus Liebe und Hamburg«, in dem die Mehrdeutigkeit von »kommen aus« ausgeschlachtet wird. Wäre das Wort ›ich‹ mehrdeutig, dann sollte folgendes ähnlich scherzhaft klingen: »Ich dachte den ganzen Abend über das Problem nach und trank dann ein Bier.« Tut es aber nicht. Wir haben nicht das Gefühl, daß in solch einem Satz das Wort ›ich‹ in zwei unterschiedlichen Bedeutungen verwendet wird. Wird es ja auch nicht. Das Wort ›ich‹ ist nicht mehrdeutig; mit ihm wird immer über den gesprochen, der es äußert. Und es bedeutet nicht dasselbe wie ›mein Körper‹. Und auch nicht dasselbe wie ›mein Geist‹. Auf Fragen vom Schlage: ›Wessen Geist ...?‹ wäre ›Ich‹

keine Antwort, und auf Fragen vom Schlage ›Wer?‹ ist die Antwort »Mein Geist‹ nur akzeptabel, wenn sie als Redefigur (*pars pro toto*) verwendet wird.

A propos, was ist das überhaupt: ein (menschlicher) Geist? Ohne damit eine Definition geben zu wollen, gebe ich folgende Erläuterung, die meines Erachtens einigermaßen gut einfängt, wie das Wort ›Geist‹ heutzutage in der Philosophie verwendet wird. Wohlgemerkt: in der Philosophie; in der Umgangssprache gibt es unüberschaubar viele Verwendungen des Wortes ›Geist‹, und das Spektrum dessen, was damit bezeichnet wird, reicht von Gespenstern bis zum Geistreichsein. Ich lasse hier all das beiseite, denn das umgangssprachliche Wort ›Geist‹ ist zu schillernd und in seinen Anwendungen zu vielfältig und zu wenig geregelt, um uns Aufschluß über den Begriff zu verheißen, der uns in der Philosophie des Geistes und in der Kognitionswissenschaft interessiert.

Zwei logisch verschiedene Begriffe von Geist müssen auseinandergehalten werden: zum einen der Begriff von etwas, das ein Geist *ist*, zum anderen der Begriff von etwas, das einen Geist *hat*. Ich erläutere zunächst den ersten dieser beiden Begriffe, also »X ist ein Geist«. Drei in der heutigen Philosophie leidlich unumstrittene Annahmen bilden den Hintergrund meiner Erläuterung. Erstens: X ist ein Geist, wenn X etwas ist, das geistige Eigenschaften hat; zweitens: X hat eine Eigenschaft E, wenn eine Zuschreibung der Art »So-und-so hat E« auf x zutrifft; und drittens: eine Zuschreibung der Art »So-und-so hat E« trifft auf X zu, wenn die Zuschreibung wahr ist und X ihr logisches Subjekt ist. Daraus ergibt sich folgende Erläuterung:

> X ist ein *Geist*: X ist das logische Subjekt einer wahren Zuschreibung einer geistigen Eigenschaft.
>
> (Zusatz: Das *logische Subjekt* der Zuschreibung einer Eigenschaft ist diejenige Entität, die sich nach logischer Analyse der Zuschreibung als dasjenige ergibt, dem die Eigenschaft letztlich zugeschrieben werden soll. Wenn es im politischen Kommentar heißt: »Berlin befürchtet, Paris könnte verstimmt sein, falls ...«, dann ist das logische Subjekt, von dem hier ausgesagt, es befürchte etwas, keine Stadt. Was genau es sein könnte, müßte eine logische Analyse ergeben, das heißt eine Analyse, aus der sich ergibt, wer genau eigentlich befürchtet, daß wer genau verstimmt ist, damit der erwähnte Satz, so wie er gemeint ist, wahr ist.)

Die Frage, was ein Geist sei, wird in dieser Erläuterung auf die Frage verschoben, was eine geistige Eigenschaft ist. Solch eine Verschiebung wirkt allzu leicht als etwas, das uns in der Sache nicht weiterbringen kann. Aber manchmal kann sie es doch. Zum Beispiel dann, wenn es sich um eine Verschiebung vom Exotischen zum leidlich Vertrauten handelt. Und das ist hier die Hoffnung. Die Frage »Ist Harvey ein Geist?« klingt exotisch. Man weiß nicht so recht, wonach man schauen und worauf man achten soll, um darauf ja oder nein zu sagen. Die Frage hingegen, ob Harvey das logische Subjekt der Zuschreibung »Harvey ist eingebildet« ist und ob diese Zuschreibung wahr ist, diese Frage bewegt sich im Bereich des leidlich Vertrauten. Wir können uns ohne weiteres Umstände vorstellen, die uns zeigen, daß Harvey eingebildet ist. Und wir können uns logische Analysen vorstellen, die zum Ergebnis haben, daß Harvey – die Person Harvey – das logische Subjekt solch einer Zuschreibung ist. Auf diesem Weg könnten wir dann zu folgendem Ergebnis gelangen: Eine Person, insofern sie geistige Eigenschaften hat, ist ein Geist. Der Begriff des Geistes wäre auf diese Weise im Begriff der Person verankerbar.

Was sind geistige Eigenschaften? Zunächst einmal: Was sind Eigenschaften? Von Eigenschaften spreche ich hier in einem weiten Sinn; Vorgänge, Zustände und Ereignisse sollen hier zu den Eigenschaften gerechnet werden. Das ist harmlos, weil wir Berichte über Vorgänge, Zustände und Ereignisse immer als Berichte über Eigenschaften reformulieren können. Statt »Sie befindet sich im Zustand so-und-so« oder »Sie durchläuft den Vorgang so-und-so« sagen wir dann einfach: »Sie hat die Eigenschaft, sich im Zustand so-und-so zu befinden« oder: »Sie hat die Eigenschaft, den Vorgang so-und-so zu durchlaufen.« Das klingt zwar überflüssig umständlich, macht unsere Ausdrucksweisen aber insofern einfacher, als wir von nun an mit dem Begriff der Eigenschaft auskommen, um alle Phänomene abzudecken, um die es uns zu tun sein muß. ›Eigenschaft‹ ist hier das Etikett einer ontologischen Groß-Schublade, in die jedes geistige Phänomen passen soll, nicht nur geistige *Eigenschaften* im engeren Sinn.

Auch das Wort ›geistig‹ möchte ich in dem sehr weiten Sinn verwenden, der inzwischen – in der Philosophie zumindest – üblich ist. ›Geist‹ oder ›geistig‹, das mag zwar in vielen Ohren vornehmlich nach Intellekt, Vernunft und Intelligenz klingen, weniger nach Sinneswahrnehmung, Emotion oder Trieb. Im folgenden soll aber jede Eigenschaft einer Person, die in den Bereich des Empfindens oder in den der sogenannten intentionalen Einstellungen fällt, als eine geistige gelten. Kitzligsein, Durst und sexuelle Begierde sind dementsprechend nicht weniger geistige Eigenschaften als Wissen, Rationalität und Erkenntnisstreben. Der zeitgenössische Begriff des Geistigen ist weit. Er soll das Mentale insgesamt erfassen, nicht nur das Intellektive.

Jetzt haben wir sie alle beisammen: Den Menschen, sein Gehirn, die Person, ihre Persönlichkeit, den Geist. Wie verhalten sie sich zueinander?

Betrachten wir ein simples Beispiel. Da ist Paul, ein gewöhnlicher Mensch. Er hat natürlich ein Gehirn, mit dem er aber nicht identisch ist. Er ist eine Person, und er ist identisch mit ihr; er ist diese Person. Paul ist die Person Paul, so wie Göttingen die Stadt Göttingen ist. Eine Person zu sein ist eine metaphysisch basale Eigenschaft von Paul; er könnte nichts sein, das keine Person ist. Das klingt übertrieben; wir wissen ja, daß ein Mensch aufhören kann, eine Person zu sein. Dennoch, es gilt folgendes zu beachten: Der Mensch Paul, selbst wenn er *nur* noch ein Mensch wäre, wäre immer noch etwas, das eigentlich eine Person sein sollte; und das heißt: Selbst wenn die Person Paul durch irreparable Beschädigungen zu etwas degenerierte, das nur noch ein kranker oder vor sich hin vegetierender Mensch, aber keine Person mehr ist, selbst dann wäre dieser arme Mensch immer noch etwas, das seinem Wesen nach auf die Eigenschaft, eine Person zu sein, bezogen werden muß. Bloße Menschen, die keine Personen sind, sind sozusagen gescheiterte Ansätze zu Personen. Der Begriff Mensch ist auf den Begriff Person wesentlich bezogen: Es ist nicht nur normalerweise so, daß Menschen Personen sind, sondern es gilt auch: Wenn ein Mensch keine Person ist ist das ein Unglück wider die Natur des Menschen.

Man bedenke bei alledem immer, was Identität ist: nicht eine interessante Beziehung zwischen zwei verschiedenen Sachen, sondern etwas, das nur eine einzige Sache allein betrifft. Identität ist etwas so Grundlegendes und Einfaches, daß jeder Versuch, etwas Erklärendes dazu zu sagen, sich unweigerlich wie leeres Gerede anhört. Ich tue es trotzdem. Warum ist Paul, der nach Voraussetzung eine menschliche Person ist, identisch mit der Person, die er ist? Er ist es, weil er (1) wesentlich eine Person ist, weil (2) jede Person genau eine Person ist und weil (3) alles, was es gibt, mit sich selbst identisch ist.

Ad (1): Es könnte nicht sein, daß Paul etwas ganz anderes ist oder geworden wäre, zum Beispiel ein Flugzeugträger. Und auch kein Storch. Das schöne Märchen vom Kalif Storch überstrapaziert unsere metaphysischen Möglichkeiten und Fähigkeiten, was Märchen und auch Religionen ja dürfen. Was wir hier aber nicht wollen. Wenn eine Person aufhört zu leben, bleibt sie – in einem gewissen Sinn, der mit Unsterblichkeit nichts zu tun hat – immer noch eine Person. Der Mensch als biologische Einheit, samt seinem Gehirn, ist, sobald er tot ist, eine Leiche; mit der menschlichen Person geschieht in diesem Moment etwas ganz anderes: Sie wird eine tote Person. Leichen verwesen, tote Personen nicht.

Sind hirntote Menschen tot? Eine Antwort fällt vielleicht deswegen so schwer, weil es Menschen sind, die als biologische Einheiten noch leben, aber schon keine lebenden Personen mehr sind. Sind sie schon tote Personen? Oder noch sterbende Personen? Oder Menschen, die im Übergang zwischen Leben und Tod für eine Weile ihr Personsein verloren haben? Sollen wir sagen: Vorher waren sie lebende menschliche Personen, in absehbarer Zeit werden sie tote menschliche Personen sein; als Hirntote sind sie aber schon tot als Person und noch am Leben als Mensch? Wir wissen nicht, was wir sagen sollen, und erst recht nicht, wie wir mit ihnen umgehen dürfen. Diese Fragen sind nicht zuletzt deshalb so schwierig, weil das Menschsein und das Personsein begrifflich aufs innigste miteinander verwoben sind. Ein rein zoologischer (und erst recht ein rein physico-chemischer) Begriff vom Menschen ist das Ergebnis einer Abstraktion, die wir an unserem grundlegenderen Begriff vom Menschen machen. Betrachten wir den Menschen – oder einen konkreten Menschen – ausschließlich als ein komplexes Zellgebilde, dann blenden wir mannigfache Aspekte dessen aus, was zu ihm als einem Menschen, dem gewöhnlichen Begriffe nach, wesentlich mit hinzugehört. Solche Abstraktionen sind beim wissenschaftlichen Theoretisieren vernünftig, aber sie sträuben sich geradezu gegen eine Anwendung in der Praxis: Könnte es denn überhaupt Umstände geben, unter denen es angemessen wäre, einen Menschen *ausschließlich* als ein komplexes Zellgebilde zu behandeln? Er würde dann nicht mehr als ein Mensch (im nicht-abstraktiven Sinn) behandelt – und damit nicht als das, was er ist.

Ad (2): Es könnte nicht sein, daß Paul – diese menschliche Person – mehrere Personen ist. Man wüßte nicht einmal, was das heißen könnte. (Wer die klinischen Symptome einer Persönlichkeitsspaltung aufweist, ist immer noch *eine* Person – eine kranke Person. Eine persönlichkeitszersetzende Krankheit, die ins Extrem der Zersetzung geht, macht nicht aus einer Person mehrere Personen, sondern beraubt einen Kranken seines Personseins.)

Ad (3): Hierzu ist nichts zu sagen.

Paul, unser gewöhnlicher Mensch, ist nicht dasselbe wie seine Persönlichkeit. Seine Persönlichkeit ist etwas, das er hat, aber nichts, das er ist. Die Person, die er ist, bleibt er, auch wenn seine Persönlichkeit sich ändert. Es ändert sich ja *seine* Persönlichkeit.

Soviel zu Paul, seinem Gehirn, seiner Person und seiner Persönlichkeit. Was ist mit dem Geist? Von Geist wird in vielerlei Weise gesprochen: zum Beispiel als von etwas, das eine Person haben und das ihr leider Gottes genausogut abgehen kann (»Paul hat Geist«: er hat *Esprit*, er hat *Witz*, er ist *geistvoll*). Lassen wir das Umgangssprachliche mit all seinen aufschlußreichen feinen Nuancen zum Thema ›Geist‹ (mit der hübschen Unterabteilung ›Gespenst‹) weiterhin beiseite. Aber auch die fachterminologische Verwendung des Begriffes ›Geist‹ in der zeitgenössischen Philosophie kennt mehrere Verwendungen. Die eine hatte ich bereits erläutert: »X ist ein Geist«; danach ist ein Geist ein Etwas, dem die Eigenschaft zukommt, ein Geist zu sein. In diesem Sinne von ›Geist‹ *ist* jede Person ein Geist. Es gibt aber auch die ganz andere Verwendung, in der ein Geist zu sein nicht eine einstellige Eigenschaft, sondern eine mehrstellige Beziehung ist. Es wird dann von *jemandes* Geist gesprochen; das grundlegende Prädikat ist »X hat einen Geist Y«. Das, was in der erstgenannten Verwendung selbst ein Geist *war* (eine Person), ist nun etwas, das einen Geist *hat.* Sein oder Haben, das macht allerdings einen Unterschied. Manchmal ist er einschneidend: Denken Sie an das Schuldner-Sein und das Schuldner-Haben, zum Beispiel.

In dem Sinne von ›Geist‹, in dem ich einen Geist habe, bin ich nicht mit ihm identisch. Und in dem Sinne von ›Geist‹, in dem ich ein Geist bin, bin ich genausowenig identisch mit dem Geist, den ich habe. Gehabter Geist und geseinter Geist sind kategorial verschieden. So könnte man sagen, wenn man sich gräßliches Deutsch erlaubte. Um den Unterschied, auf den es mir hier ankommt, verständlich werden zu lassen, werde ich zunächst erläutern, was es heißt, jemandes Geist zu sein:

X ist Y's Geist: X ist die Kollektion aller geistigen Eigenschaften, die Y hat.

Eine Kollektion, eine Zusammenfassung von Eigenschaften ist selbst kein Ding – jedenfalls kein Ding von der Art, wie eines es ist, das die zusammengefaßten Eigenschaften tatsächlich hat. Wir haben es hier, beim ›gehabten‹ Geist, also mit etwas logisch und metaphysisch ganz anderem zu tun, als wenn wir von einem Geist als von etwas sprechen, das geistige Eigenschaften hat. Achten Sie einmal auf folgenden Unterschied:

Paul war nicht nur ein großer Geist, sondern auch ein sinnenfroher Mensch.
Pauls Geist war nicht nur groß, sondern auch menschlich und sinnenfroh.

Mit dem ersten Satz wird über Paul selbst gesprochen, mit dem zweiten nur über seinen Geist. Es könnte ohne weiteres sein, daß der eine Satz wahr ist und der andere nicht. Der Unterschied zwischen diesen beiden Begriffen von Geist – Geist, der man ist, und Geist, den man hat – ist wichtig, denn nur Geist im ersten Sinne ist etwas, das denkt, fühlt und sonstige geistige Eigenschaften hat. Der Geist, den ich *habe* und der mit mir als Person nicht identisch ist, dieser Geist denkt nicht und fühlt nicht, er ist ja nur die Zusammenfassung meiner Gedanken, Gefühle und sonstigen geistigen Eigenschaften. Eine Eigenschaftszusammenstellung ist kein Subjekt, das etwas tut. Eine Bündelung von Eigenschaften ist zwar selbst auch etwas, das Eigenschaften hat – aber normalerweise eben ganz andere als die, die in ihm zusammengefaßt sind. Der Fuhrpark eines Unternehmens mag aus 50 Fahrzeugen bestehen; aber der Fuhrpark ist selbst kein Fahrzeug. Jedes Fahrzeug ist mit einem Dieselmotor bestückt; der Fuhrpark ist dies nicht. Zu meinem Geist gehört meine Fähigkeit, bis drei zu zählen; aber mein Geist kann nicht bis drei zählen; ich bin's, der das kann. Also: Als ›seiender‹ Geist kann ich zählen; der Geist, den ich habe, kann das eben nicht. Er kann gar nichts von dieser Art. Denn er hat die Fähigkeit nur als Element einer Bündelung, nicht als etwas, das er ausüben kann.

Noch ein Wort dazu, wie heutzutage von vielen – und auch von Autoren, die nicht zu Oberflächlichkeiten neigen – über das Gehirn und das, was es tut und leistet, gesprochen wird. Wir hatten gesehen, daß manchmal das Gehirn mit dem Menschen geradezu gleichgesetzt wird, zwar nicht immer in dieser grotesken Weise, wie wir dies eben im Rahmen des Höhlengleichnisses des Neuroinformatikers von der Malsburg erlebt haben, sondern zumeist in einer weniger platten, aber nicht weniger falschen Manier. Wir lesen immer häufiger Formulierungen, in denen dem Gehirn Eigenschaften (und insbesondere Tätigkeiten und Leistungen) zugeschrieben werden, die in Wirklichkeit solche des Menschen, der Person, sind. Selbst bei einem so umsichtigen Autor wie dem Hirnforscher Wolf Singer, dem gewiß keinerlei Neigung unterstellt werden kann, den Menschen mit seinem Gehirn zu verwechseln, treffen wir gelegentlich auf Formulierungen wie die folgende: Gehirne seien fähig, sich ihrer Empfindungen und Intentionen gewahr zu werden (»Ironische Züge im Gesicht der Wissenschaft«, FAZ vom 6.10.1999, S. 53). Fragen wir uns: Haben Gehirne Empfindungen? Haben sie Absichten? Werden Gehirne sich ihrer Empfindungen und Absichten gewahr?

Wolf Singer selbst schreibt an anderer Stelle, in einem Beitrag über den ethischen Konflikt der Tierexperimentatoren, daß »das Gehirn kein Schmerzempfinden besitzt« (»Das wichtigste Tausendstel unter den toten Tieren«, FAZ vom 20.11.1998, S. 36). Was ist nun richtig, fragt sich der Leser. Hat das Gehirn Empfindungen, deren es sich obendrein noch gewahr wird, oder besitzt das Gehirn kein Schmerzempfinden?

Klarerweise das letztere. Klarerweise, weil es zum Begriff des Empfindens gehört, daß der Mensch es ist, der Empfindungen hat, nicht sein Gehirn. Wer im Ernst behauptete, daß das Gehirn Empfindungen und Absichten hat, beginge damit einen Kategorienfehler. Das Gehirn ist kein Empfindungssubjekt; das ist eine begriffliche Tatsache. Wenn ein

Mensch Schmerzen hat, dann ist da etwas, das ihm weh tut, und dann ist es nicht so, daß seinem Gehirn etwas weh tut. Das Gehirn ist, nach allem, was wir wissen, auch kein Empfindungs*objekt*; das ist eine empirische Tatsache. Das menschliche Gehirn gehört nicht zu den Dingen, die einem Menschen weh tun können. Uns kann sehr vieles an unserem Körper weh tun, das Gehirn gehört, allerdings ist dies bestenfalls eine Erfahrungstatsache, nicht dazu.

Uns geht es hier um die begriffliche Tatsache, daß der Mensch es ist, der Empfindungen hat, und nicht sein Gehirn. Der Mensch denkt, fühlt und hat Absichten – nicht sein Gehirn. Wenn ich mir mein Gehirn vorstelle, liegt darin kein Paradox und keine Selbstbezüglichkeit; nicht mehr, als wenn ich mir mein Herz vorstelle. Das Gehirn ist nicht das, was geistige Eigenschaften hat. Die Person hat sie. Und der Umstand, daß Prozesse im Gehirn eine wichtige Rolle dabei spielen, wenn jemand Gedanken und Gefühle hat, ändert daran nicht das Geringste. Der logische Unterschied zwischen dem Subjekt, das geistige Eigenschaften hat, und denjenigen Organen des Subjekts, ohne die es diese Eigenschaften gar nicht haben könnte, ist kategorial. Solche Unterschiede lassen sich nicht verkleinern oder vergrößern. Denken Sie an den Unterschied zwischen dem Augenpaar einer Person und dem Blick, mit dem sie uns anschaut. Gewiß, dieser Blick wäre nicht da ohne jene Augen; es liegt an den Augen (und an ein paar anderen Dingen), wie die Person uns anblickt. Nehmen wir an, es ist ein belustigter Blick, der uns da zugeworfen wird. Dann ist der Blick belustigt; die Augen sind es nicht. Die Augen sind nur so, wie jemandes Augen sind, wenn *er* uns belustigt anschaut.

Aber wie steht es mit dem Rechnen und mit dem Informationsverarbeiten? Wäre es nicht hinterwäldlerisch, heute noch bestreiten zu wollen, daß das Gehirn Information verarbeitet und dabei Rechenprozesse durchläuft? Nun, seien wir einmal ein bißchen hinterwäldlerisch. Fragen wir uns zunächst, was genau das heißen soll, daß das Gehirn, zum Beispiel bei der visuellen Wahrnehmung, irgend etwas berechnet und durch diese Berechnungen Information verarbeitet. Es heißt, daß sich beim Sehen im Gehirn Prozesse abspielen, die in einer sogenannten ›computationalen‹ Theorie als Ausführungen von Algorithmen beschrieben werden. Das heißt: Die theoretische Beschreibung, die der Kognitionswissenschaftler von gewissen biochemischen Prozessen im Gehirn zu geben versucht, ist eine Beschreibung, durch die wir hoffen, verstehen zu können, wie eine Person, deren Netzhautrezeptoren in einer bestimmten Weise gereizt werden, durch eine mathematisch präzise beschreibbare Abfolge von Gehirnaktivitäten in den Besitz von Information über die räumlichen Eigenschaften (zum Beispiel Form und Position) von Dingen gelangt, die sich außerhalb dieser Person befinden. Das beeindruckende Vorhaben, ›computationale‹ Theorien kognitiver Leistungen zu entwikkeln, setzt an keiner Stelle voraus, daß das Gehirn rechnet oder Information verarbeitet. Die Mathematik steckt bei dieser ganzen Sache in der Theorie zur Beschreibung von Hirnvorgängen; nicht das Gehirn rechnet, sondern der Theoretiker, der es mit einer bestimmten Erklärungsabsicht zu beschreiben trachtet. Und selbst wenn eines Tages eine ›computationale‹ Theorie des menschlichen Rechnens unternommen wird, dann wird sie uns nicht zeigen, daß das Gehirn rechnet; vielmehr wird sie uns interessante Hypothesen darüber liefern, was im Gehirn abläuft, wenn ein Mensch rechnet. Man verliere nicht aus dem Auge, daß Rechnen ein Anwenden von Regeln ist, nicht einfach ein Verhalten, das im Einklang mit Regeln steht. Nur Personen wenden Regeln an, die Hirnvorgänge sind Regeln unterworfen, laufen nach Regeln ab.

Ein letztes Wort zum Informationsverarbeiten. Es gibt einen technischen Begriff des Informationsverarbeitens, der nichts weiter beinhaltet als Symbolmanipulation: das Hervorbringen und Verändern von Zeichenketten. Findet so etwas im menschlichen Gehirn statt? Jedenfalls ist dies die grundlegende Vermutung des kognitionswissenschaftlichen Ansatzes; es ist eine ungeheuer fruchtbare Arbeitshypothese, daß Vorgänge im Gehirn sich als Symbolprozesse beschreiben lassen, und zwar in einer Weise, durch die erklärlich wird, wie kognitive Leistungen (Sehen, Erinnern, Planen usw.) von Menschen im einzelnen erbracht werden. Die Annahme, daß im menschlichen Gehirn Informationsverarbeitung in diesem Sinne stattfindet, ist die Grundannahme eines der faszinierenden Forschungszweige unserer Zeit, zu der meines Wissens keine annähernd gleichermaßen fruchtbare Alternative in Sicht ist.

Es gibt allerdings einen untechnischen Sinn von ›Informationsverarbeitung‹, den man mit dem gerade erwähnten nicht verwechseln sollte. Ich gebe ein Beispiel: »Peter übermittelte Paul die neuesten Informationen über die Pferde, die im fünften Rennen an den Start gehen sollten; doch bevor der das alles verarbeitet hatte, war bereits die Wettannahme für dieses Rennen beendet.« In diesem Beispiel wird uns kein Bericht über symbolmanipulative Hirnprozesse gegeben, auch wenn – gemäß kognitionswissenschaftlicher Urhypothese – solche Prozesse stattgefunden haben, als Paul die Informationen zu verarbeiten versuchte. Aber was Paul tut, ist etwas ganz anderes als das, was sich in seinem Gehirn währenddessen abspielt. Er liest und versucht, rasch das Wesentliche zu verstehen; sein Gehirn könnte das gar nicht – Gehirne lesen und versuchen nichts. Aber natürlich könnte Paul keine Informationen verarbeiten, ohne daß sein Gehirn dabei aktiv ist.

Ich komme zum Ende. In der letzten halben Stunde bin ich auf ein paar Unterschieden herumgeritten, die manchen als zu fein und manchen hoffentlich als immer noch viel zu grob erscheinen werden. Mensch – Person – Gehirn – ›ich‹ – ›mein Gehirn‹ – ein Geist sein – einen Geist haben – ›mein Geist‹ – Informationsverarbeitung als personale Aktivität im Gegensatz zu Informationsverarbeitung als Hirnaktivität …, da gibt es reichlich Unterschiede. Wo kommen sie her? Und: Gibt es diese Unterschiede eigentlich wirklich? Und kommt es überhaupt auf solche Feinheiten an?

Die Unterschiede gibt es wirklich. Sie liegen in den erwähnten Begriffen selbst. Und dies sind Begriffe, die wir haben, um uns selbst und unseresgleichen in verschiedenen Nuancierungen zu thematisieren. Sind diese Begriffe aber vielleicht selbst falsch, so daß die Unterschiede, die sie mit sich bringen, dann womöglich doch nur scheinbare Unterschiede wären? Gibt es in Wirklichkeit vielleicht doch nur das Gehirn, mitsamt seinen Aktivitäten und Leistungen? Sind Begriffe wie ›Person‹ und ›Geist‹ letztlich nur philosophisches Tanderadei, das uns bei einem nüchternen Blick auf die eigentlichen Tatsachen nur behindert?

Im Gegenteil, der Versuch, genauer zu verstehen, welchen Beitrag das menschliche Gehirn zu den geistigen Leistungen des Menschen leistet, bezieht seine Faszination ja gerade daraus, daß wir damit die Hoffnung verbinden, es werde auf diese Weise möglich, erheblich besser zu verstehen, wie es, naturwissenschaftlich betrachtet, zugeht, daß ein Exemplar der Spezies *homo sapiens sapiens* eine menschliche Person ist. Wir werden es nicht dadurch besser verstehen, daß wir wichtige Begriffe durcheinanderwerfen und über das Gehirn so reden, als sei es eine Person, oder über Personen so, als seien sie Gehirne.

Bei der kleinen Auswahl von Begriffen, die wir heute abend im Schnelldurchgang höchst oberflächlich betrachtet haben, handelt es sich nicht um ein paar periphere Begriffsexoten, die wir mit einem Achselzucken (»Naja, so reden die Leute«) beiseite lassen können. Ohne diese Begriffe wäre es nicht möglich, unser Bild von uns selbst als denkende und fühlende Kreaturen, die für ihr Handeln verantwortlich sind, angemessen zu beschreiben. Unser Selbstbild hat viel mehr Schattierungen als die wenigen, an die ich Sie erinnern wollte. Wer dieses Bild durch ein ganz anderes ersetzen wollte, in dem die menschliche Person nicht mehr zu sehen ist, sondern nur noch ihr Gehirn, der müßte an noch grundlegendere Dinge erinnert werden als an die, von denen ich heute abend gesprochen habe.

# Über die Autoren

Eckart Altenmüller, Professor für Musikphysiologie und Musikermedizin an der Hochschule für Musik und Theater Hannover. Geboren 1955. Musikstudium mit künstlerischem Abschluß an der Musikhochschule Freiburg i. Br. Medizinstudium mit abschließender Facharztausbildung und Tätigkeit als Oberarzt an der Tübinger Neurologischen Universitätsklinik. Forschungsarbeiten auf dem Gebiet des musikalischen Lernens, der Sensomotorik und der Emotionalität des Musizierens.

Dietrich Dörner, Professor für Psychologie und Direktor des Instituts für Theoretische Psychologie der Otto-Friedrich-Universität Bamberg. Geboren 1938. Arbeitsschwerpunkte: Allgemeine Psychologie, Handlungstheorie, höhere kognitive Prozesse.

Norbert Elsner, Professor für Zoologie an der Georg-August-Universität Göttingen. Geboren 1940. Arbeitsschwerpunkte: Neuro-, Sinnes- und Verhaltensphysiologie, insbesondere Untersuchungen zur Bioakustik und zu den zentralnervösen und sensorischen Grundlagen des Verhaltens von Insekten. Daneben Beschäftigung mit wissenschaftshistorischen Fragen.

Jens Frahm, Wissenschaftlicher Leiter der Biomedizinischen NMR Forschungs GmbH am Max-Planck-Institut für biophysikalische Chemie und Professor für Physikalische Chemie an der Universität Göttingen. Geboren 1951. Arbeitsgebiete: Entwicklung und Anwendung räumlich aufgelöster Magnetresonanz-Verfahren, humane Neurobiologie, Hirnstoffwechsel und kognitive Informationsverarbeitung des Menschen.

Angela D. Friederici, Honorarprofessorin für Neuropsychologie der Sprache an den Universitäten Leipzig und Potsdam, Direktorin am Max-Planck-Institut für neuropsychologische Forschung in Leipzig. Geboren 1952. Arbeitsschwerpunkte: Neurokognition der Sprache, der Musik und des Gedächtnisses.

Martin Heisenberg, Professor für Genetik der Julius-Maximilians-Universität Würzburg. Geboren 1940. Arbeitsschwerpunkte: Genetisch unterstützte Gehirn- und Verhaltensforschung.

Gerald Huether, Professor für Neurochemie an der Georg-August-Universität Göttingen. Geboren 1951. Arbeitsschwerpunkte: Auswirkungen von psychischen Belastungen, Ernährungsfaktoren, Drogen und Psychopharmaka auf das Gehirn; Struktur, Funktion und Modulation monoaminerger Systeme.

Andreas Kemmerling, Professor für Philosophie an der Universität Heidelberg. Geboren 1950. Arbeitsschwerpunkte: Philosophie des Geistes, Sprachphilosophie und Entwicklung des repräsentationalistischen Bilds vom menschlichen Denken seit der frühen Neuzeit.

Gerd Lüer, Professor für Psychologie an der Georg-August-Universität Göttingen. Geboren 1938. Arbeitsschwerpunkte: Experimentelle Psychologie, kognitive Prozesse wie Gedächtnis- und Denkvorgänge; Genese, Aufbau und Nutzung von Wissen, Informationsverarbeitung beim Menschen.

Günther Patzig, Professor em. für Philosophie an der Georg-August-Universität Göttingen. Geboren 1926. Arbeitsschwerpunkte: Griechische Philosophie, Wissenschaftstheorie der Geisteswissenschaften, Geschichte der Logik, Ethik und Angewandte Ethik.

Walter Paulus, Professor für Neurologie und Klinische Neurophysiologie an der Georg-August-Universität Göttingen. Geboren 1953. Arbeitsschwerpunkte: Epilepsie, Morbus Parkinson, Kopfschmerz, Plastizität des Gehirns, visuelle Wahrnehmung.

Gerhard Roth, Professor für Verhaltensphysiologie an der Universität Bremen, Rektor des Hanse-Wissenschaftskollegs in Delmenhorst. Geboren 1942. Arbeitsschwerpunkte: Neurobiologische Grundlagen des Sehens und der visuellen Verhaltenssteuerung, Neurobiologie der Emotionen, Theoretische Neurobiologie und Neurophilosophie.

Wolf Singer, Professor für Physiologie, Direktor am Max-Planck-Institut für Hirnforschung, Frankfurt a. M. Geboren 1943. Arbeitsschwerpunkte: Neuronale Grundlagen der Wahrnehmung, Entwicklung, Plastizität und funktionelle Organisation der Großhirnrinde.

# Danksagung

Die Herausgeber sind der Universität Göttingen, dem Göttinger Universitätsbund und dem Förderkreis Göttinger Neurobiologentagung für die großzügige Unterstützung der Ringvorlesung »Das Gehirn und sein Geist« zu großem Dank verpflichtet. Daß die Vorträge zu einem annehmbaren Ladenpreis veröffentlicht werden können, ist durch einen erheblichen Druckkostenzuschuß der Akademie der Wissenschaften zu Göttingen ermöglicht worden. Und nicht zuletzt ist Frau Andrea Knigge und Herrn Thedel von Wallmoden vom Wallstein Verlag für ihre hilfreiche editorische Beratung und ihre umsichtige verlegerische Betreuung zu danken.

Der Umschlag ist unter Verwendung einer Abbildung gestaltet worden, welche der im Jahr 1506 in Basel erschienenen Ausgabe der *Philosophia naturalis* von Albertus Magnus (1193-1280) entnommen wurde. Sie zeigt in der im Mittelalter üblichen schematischen Weise die drei jeweils zweigeteilten Hirnventrikel. Näheres hierzu im Beitrag von Norbert Elsner »Die Suche nach dem Ort der Seele« (S. 29 ff.).

Die Deutsche Bibliothek – CIP-Einheitsaufnahme
Ein Titeldatensatz für diese Publikation
ist bei Der Deutschen Bibliothek erhältlich


www.wallstein-verlag.de
Vom Verlag gesetzt aus der Adobe Garamond
Umschlag: Ralph Hormes
Druck: Hubert & Co, Göttingen
ISBN 3-89244-421-8